Heinz Grill

Über die Einheit von Körper, Seele und Geist

Öffentliche Vorträge 1997 zu den Themen Angst, Seelsorge, Entwicklung der Individualität und Heilung

Heinz Grill

Über die Einheit von Körper, Seele und Geist

Öffentliche Vorträge 1997 zu den Themen
Angst, Seelsorge, Entwicklung der Individualität
und Heilung

Anschrift in Österreich:
Spirituelle Besinnungsstätte
Haus Wilhelmine
Dorf 63
A-6323 Bad Häring

Die Deutsche Bibliothek - CIP-Einheitsaufnahme
Ein Titeldatensatz für diese Publikation ist bei
der Deutschen Bibliothek erhältlich
Vortrag

Lammers-Koll Verlag e.K.
Leopoldstr. 1
D-75223 Niefern-Öschelbronn

ISBN 3-935925-84-0

(alte ISBN 3-9805742-2-9;
Verlag für Schriften von Heinz Grill, Soyen)

Vochezer-Druck
D-83301 Traunreut

Inhalt

Vorwort 9

Die Zunahme von Ängsten und ihre Heilung 11
Selbsterziehung und unterstützende Maßnahmen bei Ängsten
Utting, 16. Juni 1997

Für den Zuhörer dieser Vorträge ist eine aktive Gedankenbildung nötig. Die Angst ist ein Wesen. Die Ängste entstehen aus Überreaktionen der Organe. Der Verlust der natürlichen Schutzmechanismen. Die Berührungen der Sinne und der Schmerz. Zwei unterschiedliche Arten von Freude. Die Kinder Gottes und die Reinheit. Die Entwicklung eines reinen Gedankenlebens. Der reine Gedanke und der Logos. Der Arme im Geiste.

Die Ängste und ihre Zunahme in der heutigen Zeit 34
Gräfelfing, 2. Juli 1997

Die Ängste und ihre organischen Zuordnung zu Leber, Herz, Lunge und Nieren. Der Bewußtwerdevorgang als Grundlage zur Heilung. Die Angst ist nur ein irritierendes Wesen, das nicht identisch mit der Seele ist. Die Urteilsbildung und die Anlagen zu den Ängsten. Die Transformierung von pathologischen Störungen in eine heilsame Bewußtseinsbildung. Der ungeteilte Rock Christi.

Wie wirken die Medien auf Kinder und Jugendliche? 59
Traunreut, 23. April 1997

Die »Haben-Gesellschaft«. Der Fernseher wirkt wie eine Droge. Die Sensation des Geldscheines. Die Medien bilden die Gedanken der Gesellschaft. Die passive Unterhaltung. Ein Beispiel von bewußter Gedankenbildung mit Hilfe der Betrachtung der menschlichen Hand. Die modernen Musikarten stimulieren die Organe aber tragen keine bewußtseinsfördernden Elemente in sich. Die Schwächung der Urbildekräfte durch Reizüberflutung führt im ersten Lebensjahrsiebt zu einer inneren Haltungsschwäche und Mangel an Freiheitsgefühl. Der Verlust der natürlichen Empfindungen durch zu viel Fernsehen im zweiten Lebensjahrsiebt. Abweichungen in der Persönlichkeitsbildung im dritten Lebensjahrsiebt führt später zu materialistischer Einstellung.

Die Seelsorge in der heutigen Zeit 82

Zürich, 26. Mai 1997

Eine extreme Ansicht von der Seelsorge? Das Studium der Denkmuster führt zur Erkenntnis eines Seelischen. Zur Urteilsbildung ist die objektive Anschauung wegweisend. Die schizoide Angst. Die Depression und die dämonische Wesensbesetzung. Das Fernsehen hüllt die Kinder mit einer dunklen Wolke fremder Gedanken ein. Die Einhüllungen bei religiösen Veranstaltungen mit dunklen Gedanken. Der Wahrheitsanspruch einer Institution verhindert die Sicht zur Realität. Karl Barth und seine Sicht zur Kirche. Das Gebet früher und heute. Die Fürsorge für die verstorbenen Seelen. Die Opfergaben der verschiedenen Handlungen.

Praktische Perspektiven zur Seelsorge im esoterischen Bereich 108

München, 8. Juni 1997

Extremformen der Hingabe in unserer Zeit und die tiefe religiöse Hingabe. Das göttliche Mysterium im Ich-Wesen. Verwechslung von Emotionalität und Hingabe. Die Bedeutung östlicher Botschaften für den Westen. Das religiöse Singen. Trancezustände, Bibliodrama und Zungenreden. Über den Weg vom Geist zur Materie und die Versuchung von der Materie zum Geiste. Unterscheidungsschulung, Gedankenbildung und Entfaltung einer objektiven Wahrnehmung als Aufgabe der Seelsorge. Das Zeichen des »Tieres« in unserer Zeit. Das Studium heiliger Schriften. Der Standpunkt des Nichtwissens. Die Wiederholung und das Arbeiten der Seele in der Nacht.

Die Erscheinung des Engels und des Tieres auf den geistig-religiösen Wegen 131

Niederalteich, 7. Mai 1997

Die Einheit von Körper, Seele und Geist. Die Hinwendung an die Materie verbirgt ein himmlisches Wachstum. Die Freiheit und der Engel. Die Johannes-Apokalypse und die Malzeichen an der Stirn. Wie war der Engel früher sichtbar? Der Engel leuchtet durch den Gedanken. Die kritische Situation der Institutionen. Das Tragen der Ungerechtigkeit bei Pater Kentenich. Der höchste Yoga ist Ungerechtigkeit ertragen. Jene Menschen, die ihr irdisches Recht im Religiösen behaupten, haben ein schweres Gericht. Der Engel und seine Flügel.

Die Wirksamkeit des Heiligen Geistes in Sakrament und Wort 145

Vortrag vom 14. April 1997 in Fiecht bei einem Gespräch mit Priestern über die gleichnamige Broschüre

Die Einweihung in Yoga und der Vergleich zum Sakrament. Die Bedeutung des Todes in Bezug auf das Sakrament. Die Johannestaufe und die Christustaufe. Das Wesen des Engels geht bei einem Sterbenden nach vorne. Die exoterische Einordnung der Kirche wird für die Zukunft nötig, da das Sakrament ohne Heiligkeit nicht mehr wirkt.

Die Heilungen bei Christus 158

Bad Häring, 20. Juli 1997

Drei Aspekte über das Phänomen der Wärmeübertragung. Drei Ebenen des Glaubens: materiell, seelisch und geistvoll. Der Irrtum des Perfektionismus. Die Heilung der Tochter der Phönizierin. Das Festhalten am Kranksein. Das Pharisäerblut lebt heute durch Gespaltenheit in der Persönlichkeit. Das Fühlen von Reinheit bei Heiligen.

Die Heilkraft der Seele und das Reiki-Heilen 179

Bad Häring, drei Vorträge vom 17. Mai 1997

I Unterschiedliche Heilsansätze in den vergangenen Zeitepochen bis Christus

Die Dreigliederung unseres Wesens in ihrem innerem Sinn. Die verschiedenen Heilsansätze entsprechend der unterschiedlichen Seelenentwicklung zur Zeit der Bhagavad Gita, in der ägyptischen Hochkultur, vor und zur Zeit Christi. Das Wesensgesetz der Befreiung und Bindung.

II Über das lebendige Denken »von oben nach unten« im Lichte der Sonne. Die Problematik der Sukzession

Die südliche und die nördliche Sonnenwende – die Reflektion und die reine Natur des Denkens. Die Sukzession am Beispiel der Reiki-Einweihung und der Priesterweihe. Die Problematik der Sukzession. Die Heilung durch Erkenntnis und schöpferische Gedankenbildung.

III Die Einweihung des Dr. Usui durch eine buddhistische Seele und die Heilung durch Erkenntnis

Der Materialismus schirmt vom göttlichen Heilsstrom ab. Die Vereinigung nach dem Tod mit dem Objekt der Verehrung. Die Einweihung von Dr. Usui durch eine buddhistische Seele. Die Entwicklung des Reiki-Systems. Das christliche Heilszeichen der Erkenntnis.

Die Wirkung von materialistischen Religionsformen auf die Bewußtseinsbildung des Menschen 208

Trier, 19. September 1997

Über den Begriff Magie. Die weiße Magie erhebt das Leben, die schwarze Magie ertötet das Leben. Rudolf Steiner und die Logik, Augustinus und die Mystik. Die Institutionierung ist ein Gegensatz zum lebendigen Geist. Raffael. Charismatische Heilungen. Sathya Sai Baba und der indische Darshan. Die Wirkungen von Lügen und Manipulationen. Das Tier in der astralen Sphäre.

Hinweis zu den Vorträgen mit religiösen Inhalten 228

Vorwort

Dieses Buch enthält eine Auswahl von Vorträgen, die Heinz Grill von Frühjahr bis Sommer 1997 an verschiedenen Orten vor einem öffentlichen Publikum gehalten hat.

Die Vorträge sind ohne Konzept ganz frei gehalten. Von jedem Vortrag ist eine Bandaufzeichnung vorhanden, die so wörtlich wie möglich übernommen wurde, damit die Lebendigkeit der Sprachgestaltung erhalten bleibt. Da nur einige wenige Korrekturen erfolgten, mögen manchmal einige Formulierungen nicht ganz den Regeln der deutschen Sprache entsprechen.

Die Vorträge erscheinen in einer metaphysischen und zugleich offenbarenden Schau, wodurch die Inhalte oft als unmittelbar nahe empfunden werden und doch zugleich schwer zu fassen oder gar im Gedächtnis zu behalten sind, obwohl sie in einem äußerst präzisen Denken erfolgen. Die Gedanken sind in einer Folge entfaltet, was beim Zuhören und auch beim Lesen als eine faszinierende Logik erscheint. Gedanke baut auf Gedanke und bringt eine genaueste Beobachtung und Wahrnehmung zum Ausdruck. So entwickelt sich der gesamte Inhalt vom ersten Satz beginnend bis hin zum Ende wie eine Blume, die zuletzt ihre Blüte zeigt. Die Erfahrung hat gezeigt, daß es günstig ist, einen Vortrag in einem Stück zu lesen, damit diese Gedankenfolge erhalten bleibt. Werden einzelne Teile, einzelne Absätze oder gar Sätze für sich alleine herausgenommen, so fehlt ihr Zusammenhang. Leicht kann damit die tatsächliche Aussage verlorengehen und ein Mißverstehen der Inhalte oder des eigentlichen Anliegens des Vortrages entstehen.

Sicherlich erscheinen in den verschiedenen Vorträgen immer wieder ähnliche Gedanken, die aber jeweils von anderen Gesichtspunkten her beleuchtet sind. Durch diese Grundgedanken besteht trotz der äußerlich unterschiedlichen Themen eine Verbindung zwischen den einzelnen Vorträgen.

Die Vorträge eignen sich auch sehr gut zum Vorlesen in einer Gruppe, da sie in einer lebendigen Anrede und Interpretation erfolgen und beim Vorlesen etwas mehr die lebendige Sphäre des gesprochenen Wortes erhalten bleibt.

Hohenburg, 3. September 1997 — Der Verlag

Die Zunahme von Ängsten und ihre Heilung

Selbsterziehung und unterstützende Maßnahmen bei Ängsten

Utting, 16. Juni 1997

Ich darf Sie heute abend herzlich begrüßen zu unserem Vortrag über die Ängste und ihre Heilung.

Wir sind allgemein von unserer Kultur, von unserer Zeit, von unserer Erziehung, von unserer gesamten Prägung her in einer Weise zu einer Konsumhaltung ausgerichtet, die sich immer mehr in einer Erwartungshaltung nach außen gestaltet. Diese Erwartungshaltung zeigt sich auf den unterschiedlichsten Ebenen. Wir gehen zum Beispiel zu einem Vortrag oder wir gehen zu einer Yogastunde, wir gehen zu einer bestimmten Einrichtung, um etwas zu erhalten. Auf dem Gebiet der Spiritualität und in der Wirklichkeit der Seele, was Spiritualität ja auch bedeutet, gibt es diese Erwartungshaltung nicht. Deshalb ist die Grundlage für eine wirkliche Betrachtung immer in jener Form zu sehen, daß wir die Inhalte, die uns gegeben werden über ein Thema – wie beispielsweise heute über die Angst – denkend und fühlend ergreifen lernen. Die Gewohnheitshaltung unserer inneren Prägung sagt aber eher in uns selbst: »Ich gehe hin, wenn es mir einen Vorteil verschafft; ich gehe wieder weg oder ich gehe gar nicht erst hin, wenn es mir keinen Vorteil bringt.« Die Gewohnheitshaltung arbeitet nach den Prinzipien des Konsumierens und nach den Prinzipien der Erwartung. Diese Erwartung ist das Gegenteil aber des Glaubens, der Hoffnung und der Wirklichkeit des Geistes, in der Wirklichkeit der inneren Aktivität und der selbsteigenen Schöpferkraft.

Wenn ich jetzt Ausführungen über die Angst mache, so kann es tatsächlich sein, daß man diese Inhalte zunächst erst einmal schwer versteht und sich inhaltlich noch kein rechtes Bild von der Angst aneignen kann. Ich kann über die Angst auf zweierlei Weise sprechen: Ich kann die Angst beschreiben und gleich Rezepte geben und diese Rezepte damit mehr zum bloßen Konsumieren freistellen. Gerade das ist aber nicht der Sinn der Sache, denn so arbeitet mehr die Produktion unserer Wirtschaft oder unserer Industriegesellschaft. Damit Heilung oder damit ein Aufstieg in der Seele stattfindet, muß eine anregende selbstschöpferische Aktivität eintreten. Diese selbstschöpferische Aktivität in einem inneren Vermögen beginnt eigentlich schon, wenn wir einen Vortrag anhorchen oder wenn wir ein Buch lesen. Wir können ein Buch konsumieren oder wir können ein Buch tatsächlich denkend und fühlend erleben und damit verinnerlichen. Der Yoga, der von mir gelehrt wird in Form von Körperübungen, in Form von bestimmten Seelenaktivitäten und Seelenübungen, dient nicht dazu, die Übungen zum Wohl, zum Heil des Körpers und zum Heil der Psyche zu benutzen, sondern er dient mehr dazu, eine Möglichkeit, ein Mittel zur direkten Auseinandersetzung im Leben zu geben. Der Yoga ist mehr eine Konfrontation mit Inhalten und Worten, mit Übungen, die zum Wachstum der Seele führen, und er wird durch die anregende mentale Ausrichtung zu einem Gegenteil des konsumierenden Prinzips. Das ist ein erster Punkt, der heute erwähnenswert ist, weil er uns im Gemüte fremd ist. Wir gewinnen nur so viel, wie unser innerstes Vermögen und unsere innere Kapazität auch zu einer Beziehung fähig ist. Es ist ein tiefes Anliegen, diese innere Beziehung, diese Fähigkeit zur Beziehung zu stärken. Die Kraft, die Schöpferkraft unseres Menschseins sollte durch diese Inhalte und durch diese Ausführungen angeregt werden. Wenn das Wesen der Heilung angesprochen wird, kann ich keine Rezepte verteilen. Dies liegt im innersten Sinn und Geheimnis der Heilung selbst begründet, und dies liegt wieder darin, daß wir die Schöpferkraft unseres Wesens steigern lernen, unsere Fähigkeit steigern zur Hinwendung, zur Hingabe, zur Beziehung und unsere Fähigkeit steigern zur Erkenntnisbildung, zur Anschauung und zur Bewußtwerdung. Je mehr wir diese fundamentale seelische Fähigkeit zu steigern vermögen, um so mehr wächst auch die Persönlichkeit. Das ist ein erster Gedanke, der für die heutige Zeit sehr wichtig geworden ist, weil wir normalerweise nach dem Prinzip des Nutzwertes denken und von den Marktprinzipien aus auch die Vortragssäle besuchen.

Die Angst soll für den heutigen Abend einmal in den Mittelpunkt der Anschauung rücken. Zunächst ist es wichtig für uns, daß wir ein Bewußtsein entwickeln, um welche Dimension es sich bei dem Wesen der Angst handelt. Wir sprechen von Angst und wissen vielleicht von verschiedenen Formen der Ängste, von den unterschiedlichen Gemütskrankheiten und von den reaktiven Formen der Ängste. Wir wissen sicherlich aus Erfahrung, was Angst bedeuten kann. Es sollte aber die Angst jetzt, und das ist etwas sehr Wesentliches, von einem inneren Standpunkt, von einem, ich möchte sagen, metaphysischen Standpunkt aus betrachtet werden, von einem übersinnlichen Standpunkt aus die Anschauung erhalten. Die Angst ist eine unangenehme und schwer beschreibbare Bedrohung, die wir auf tausendfache Weise spüren können im Leben. Wir spüren Ängste, und so sind wir uns der verschiedenen Ängste zu einem gewissen Teil sicherlich bewußt. Die Angst hat aber nun tatsächlich eine übersinnliche Bedeutung, denn sie ist ein Wesen. Vom Geiste aus betrachtet oder von einer metaphysischen Warte aus, gewinnt die Angst das Zeichen eines Wesens. Es ist ein großes Wesen, das über die Erde ausgebreitet ist. Die Angst ist Realität und sie lebt in Fleisch und Blut, sie lebt in uns wie ausgebreitet als ein Zeichen unserer Zeit. In unserer Zeit lebt die Angst ganz besonders auf verborgene Weise. Die Angst ist die eigentliche unerkannte Grundstimmung unseres Menschseins. Die Angst ist ein beunruhigendes Wesen, das die Menschen früher als eine Art Dämon noch erblickt haben. Heute spüren wir die Angst, aber erblicken das Wesen in ihrer phänomenalen Ausdrucksreaktion nicht mehr. Hinter den Empfindungen, hinter den Gefühlen, die sich als ängstlich oder als tatsächliche Attacken der Angst zeigen, lebt eine verborgene Wesensnatur, ein geistiges Wesen, ein großes Wesen, das sich in den unterschiedlichsten Dimensionen äußert. Das sahen die Menschen früher noch, und deshalb sprachen die Menschen früher auch von Dämonen. Und die Heilungen praktizierten sie mit der sogenannten Dämonenaustreibung. In den Evangelien lesen wir von den verschiedenen Heilungen und von den Dämonenaustreibungen. Man sah nicht vordergründig die körperliche Reaktion oder die psychische Reaktion der Angst, sondern man sah damals noch, vor etwa zweitausend Jahren, dieses Wesen, das das Gemüt besetzt. Heute besetzt mit der Angst ebenfalls ein Wesen den Menschen. Wir spüren die Angst viel mehr als früher durch den Körper und durch die Psyche, aber wir sehen das Wesen nicht mehr. Das Wesen ist uns verborgen, während aber der äußere Sinn sichtbar oder spürbar für uns ist. Dieses Wesen betrachtet man in der indischen Kultur seit altersher als »Illusion«, und es wird mit dem großen Wort »māyā« bezeichnet. Sie sagten in einem Sanskritvers »māyā tatam idaṁ sarvam«, »Hier ist ein großes Wesen (über die Erde) ausgebreitet«.

Dieses Wesen der Angst besetzt uns Menschen verborgen im Blut und wird uns nur zu bestimmten Phasen im Leben bewußt. Es wird uns in erster Linie dann bewußt, wenn unsere Schutzmechanismen brechen, wenn unsere kompensatorischen Schutzschilder hinwegfallen und dieses Wesen sich direkt durch das Nervensystem äußern kann. Dieses Wesen ist auch sehr nahe verwandt mit dem, was wir »Sünde« nennen, aber es kann in ganzer Hinsicht nicht nur als Sünde bezeichnet werden. Es ist ein Wesen, das sich zumeist ausdrückt in dem, was wir auch alle kennen, in dem sogenannten Verlangen, in der Gier, in der Habgier, im Verlangen nach Zufriedenheit und weltlichem Wohlergehen. Dieses Verlangen nach Zufriedenheit in der Welt, das kam – symbolisch gesprochen – in die Menschheitsgeschichte sehr wesentlich mit dem »Sündenfall« herein, es wurde mit dem Ereignis des Sündenfalls in der Bibel beschrieben. Ein Verlangen nach Erkenntnis oder ein Verlangen allgemein kam in das Paradies, in die paradiesische Schöpfung herein. Und mit diesem Wesen, das da hereinkam, breitete sich tatsächlich eine Illusion aus, eine Maya, eine Täuschung, eine Realität, die in Wirklichkeit sich als Realität nur verkleidet und keine ist. So leben wir inmitten einer großartig zu schätzenden Kultur – vielleicht ist es auch eine Kultur, die wir nicht immer großartig schätzen können –, aber wir leben in einer hochentwickelten Kultur, und in dieser Kultur lebt inmitten unter uns die Täuschung, die Illusion und – wie viele Philosophen eigentlich auch herausgearbeitet haben – der Grundton der Angst. Dieser Tatsache, daß wir in uns die Angst schon tragen, sollten wir uns als erstes einmal bewußt werden. Die Angst kommt nicht nur zu bestimmten Augenblicken heran, sondern sie lebt in Fleisch und Blut, sie ist ein Teil unserer Persönlichkeit, ein Teil unserer Realität.

Es gibt nun verschiedene Ängste, so zum Beispiel die klassische Form der Angst, die Depression, jene Gemütskrankheit, die sicherlich mit am weitesten verbreitet ist. Es gibt dann die Angst, die wir als schizoide Angst bezeichnen, die eine Art Entfremdungsangst ist. Sie dürfte so ziemlich die häufigste Angst in unserer Kultur sein, und sie nimmt im extremsten Fall ihren Ausdruck als Schizophrenie, als den sogenannten Spaltungswahn an. Das Wesen der schizoiden Angst drückt sich aus in Entfremdung, Angst vor Nähe, Beziehungslosigkeit oder im wahrsten Sinne als Seelenarmut. Ich möchte sagen, diese schizoide Angst ist ein Grundton der westlichen Kultur, der Kulturen des Materialismus. Materialismus und schizoide Angst, Entfremdung, Angst vor Beziehung, die Angst vor Selbstaufgabe oder Hingabe ist in diesen Stimmungen der Zeit enthalten und lebt in uns direkt und ist als wirkliches Kraftpotential im Körper angelegt. Es gibt dann die Lungenangst, diese Lungenangst äußert sich in der Zwanghaftigkeit. Zwanghaft ist es beispielsweise, wenn man bestimmte Verrichtungen in verschiedenen Situationen immer wieder wiederholen muß. Dann gibt es die Hysterie, die emotionale Übersteigerung. Das sind insgesamt vier Formen von Angst, die wir auch den vier Hauptorganen zuordnen können. Die Depression ist die klassische Lebensangst und ist dem Organ der Leber zuzuordnen. Die schizoide Angst, die Angst vor der Entfremdung ist die Nierenangst. Die Angst, die einen zwanghaft reagieren läßt und in den verschiedensten Verkleidungen sich zeigt, ordnen wir der Lunge zu. Und wir haben noch die Hysterie, die typischerweise mit dem Herz, mehr mit einem feurigen, emotionalen Element in Verbindung steht.

Wir haben verschiedene Formen der Angst, die jetzt aber nicht in ihrer Verschiedenheit hier zur Sprache kommen sollen, sondern von mir einmal pauschal zusammengefaßt und damit in einen Kontext gestellt werden, um das Gegenbild der Angst besser charakterisieren zu können. Wir wollen jenes Zeichen den Ängsten gegenüberstellen, das frei ist von diesen Strömungen, von diesem Wesenhaften, das uns im Blute inneliegt. Dieses Wesenhafte äußert sich auf zweierlei Weise in unserem Leben: Diese Angst kann reaktiv unmittelbar zum Ausdruck kommen. Sie kommt in der Regel dann am heftigsten zum Ausdruck, wenn wir in einer Lebenskrise sind. Eine Lebenskrise ist eigentlich immer mit Depressionen oder mit Ängsten begleitet. Eine Lebenskrise kann bis hin zu einem sogenannten psychotischen Absturz führen, so daß vollkommene Irrationalität unser Nervensystem ergreift und uns damit für das normale, gewöhnliche Leben wirklich in der Vernunft schwächt. Diese Irrationalität kommt in der Regel scheinbar von außen herein. Richtig gesehen ist es aber so, daß die Schutzschilder, die wir normalerweise im Leben tragen, von uns fallen. Wir sind vielleicht an einem Punkt angelangt, an eine Spitze des Lebens, von der aus kein weiterer Erfolg mehr zu finden ist. Wir sind in unserem Leben an eine Wende gekommen, und an dieser Wende wollen wir den Neubeginn noch nicht richtig sehen oder wir erleben ihn noch nicht richtig. Dadurch entsteht allzuleicht ein Verzweifeltsein im eigenen Innenraum und der Glaube wie auch die Hoffnung und die natürliche Zielsetzung ist in Frage gestellt, und das Leben kommt entsprechend in die Krise. Es scheint sich dann unserer Persönlichkeit ein fremdanhaftendes Wesen zu bedienen. Das sieht, wenn wir das beschreiben wollen, bildhaft und ähnlich gesehen etwa wie folgend aus: Stellen wir uns einmal das Bild unseres Körpers vor. Betrachten wir einmal den Körper. Der Körper ist durch das Nervensystem normalerweise geleitet und geführt. Das Nervensystem bestimmt die Aktionen, bestimmt die Motorik, bestimmt die sensible Empfangsbereitschaft. Wir empfangen und wir reagieren mit Hilfe des Nervensystems. Unser Nervensystem ist aber im eigentlichen Sinne in den meisten Fällen bei der Angst gar nicht krank. In Wirklichkeit besteht eine Überreaktion oder eine Eigendynamik aus einem Organ, das sich aus dem Bauchraum heraus zu verselbständigen beginnt und nun in das Nervensystem hineinstrahlt. So können wir uns das Bild eines Menschen einmal vorstellen, der in eine Lebenskrise kommt – vielleicht kennen wir auch solche Situationen in mehr oder minderem Maße. Wenn wir uns dieses Bild vorstellen, dann scheint das Nervensystem von erheblichen Kräften attackiert zu sein. Wesen, Kräfte, unerwünschte Mächte, unerwünschte Kreationen, unerwünschte Einflüsse machen sich bemerkbar und verzerren das Antlitz, verzerren die Haut, verzerren den ganzen Menschen, schaffen eine Körperlichkeit, die sich entweder rigide äußert oder sich verschwommen und damit versunken zeigt. Dieses Wesen der Angst scheint tatsächlich an uns heranzukommen, aber in Wirklichkeit setzt es sich aus den Organen frei, weil es geistig bereits in uns anwesend ist. Bei der schizoiden Angst und bei einer schizoiden Krise, bei Angst vor Nähe, bei heftigen Reaktionen, die meistens in einer Aggression nach außen strahlen, kann es sein, daß die Nierenorgane bestimmte Kräfte äußern und in das Nervensystem hineinsenden. Oder bei der Depression ist es, wie gesagt, die Leber, die ein Eigendasein zu führen beginnt. Die Leber hängt mit dem Leben sehr nahe zusammen, die Leber ist auch das irdische Symbol für Leben und bringt in entsprechenden Situationen die Lebensangst mit sich. Wenn sich die Leber zu verselbständigen beginnt, wenn sie im Bewußtsein eine zu starke Eigenaktivität beginnt, dann werden wir von Leberwesen, von Kräften überschüttet, und diese machen sich im Nervensystem entsprechend bemerkbar. Diese organeigenen und vegetativen Kräfte dürfen normalerweise nicht aus dem Untergrund auftauchen. Sie sollten normalerweise in uns ruhen durch die Kraft der Rationalität, durch die Kraft unserer Persönlichkeit, durch die Kraft unserer Zielsetzungen, durch die Kraft unserer Weite im Mentalen, durch unsere Weite im ganzen Leben. Wenn aber diese Weite durch Erschütterungen von außen blockiert ist, kann es zu dieser dramatischen Situation kommen. Es fallen die Schutzschilder von uns, die Kompensationsmechanismen funktionieren nicht mehr und somit beginnt ein Organ sich zu regen und aus dem Untergründigen des vitalen Körpers das Nervensystem zu besetzen. Wir haben es dann mit einer mehr oder weniger unangenehmen Angstsituation zu tun. Diese Angst kann sich entsprechend dem Organ in den unterschiedlichsten Variationen zeigen. Wenn das Lungenorgan sich zu stark regt, macht sich mehr eine verstärkte Rigidität, eine starre Körperlichkeit bemerkbar und auch im Psychischen drückt sich eine mehr oder weniger sichtbare Form der Zwanghaftigkeit aus. Für den Therapeuten ist es nun in erster Linie angeraten, daß er die Zusammenhänge verstehen lernt und das betroffene Organ zu behandeln und zu stärken beginnt. Wir sind aber jetzt nicht in einem medizinischen Vortrag, und es nicht meine Absicht, Rezepte direkt für die entsprechenden Organe hier zu geben, sondern es liegt mehr in meiner Absicht, eine allgemeine Grundorientierung aufzuzeigen, wie das Gegenbild zum organisch strahlenden Leben aussieht. Wir haben tatsächlich zu diesen Strahlkräften, die wir in uns in Fleisch und Blut tragen, auch andere Fähigkeiten, die aber aus dem Geiste oder aus unserer Seele zu motivieren sind. Die Psychotherapie kann hier bisweilen vieles anraten, vieles vielleicht vorschlagen. Die Inhalte, wie sie jetzt von mir aber geschildert werden, gehen noch über die psychotherapeutischen Maßnahmen hinaus in den Bereich der Seele und der Seelsorge, der Entwicklung der Seele, der Entwicklung einer Kraft, die die Seele mehr mit Gott vereint oder mit den Bereichen vereint, die unserer Lebenszielsetzung naheliegen.

Wir sind von unserer Seele oder von unserer ganzen Entwicklung her so angelegt, daß wir einmal jene paradiesische und über die Zeiten verlorene Einheit wiederfinden werden. Es mag vielleicht im negativen Sinne unglückliche, fanatische Wege im Leben geben, die ein entstelltes religiöses Leben aufzeigen, und im glücklichen Sinne sind es Wege, die zu einem inneren Aufstieg und tatsächlich zu einem inneren Frieden, zu einer Warmherzigkeit, zur Seele und zum Seelenfrieden, und schließlich zu einer mehr oder weniger sichtbaren neuen Einheit mit der Schöpfung, mit Gott führen. Dieser Weg des Aufstieges führt auch aus der Organwelt, aus der Täuschung, aus der projektiven Welt aller Kreationen und Wesen mehr heraus. Vielleicht könnten wir es anders noch trefflicher ausdrücken: Der Weg der Seele, der Weg eines inneren Wachwerdens für Wahrheit und für die geistige Realität, für jene Dimension, die nicht Täuschung ist, überwindet die Täuschung, überwindet jene Realitätsebene, die nur projektiv ist. In der klassischen Form der Angst sind wir ein Gefangener unserer eigenen Organe. Wir leben eingeschnürt in unserem Gefängnis und sind innerhalb der eigenen Empfindungen, Wahrnehmungen, innerhalb der eigenen Projektionen eingeschnürt. Wir sehen damit nicht mehr die Wirklichkeit von einem reinen, weiten, unabhängigen Standpunkt aus. Die Angst macht uns abhängig, sie stürzt uns förmlich direkt in die Welt hinein nach innen, aber nicht in das geistige Innere, sondern in das organisch-sterbliche, in das leidende Innere des Körpers. Wir leben im allgemeinen mehr oder minder in diesem Gefängnis, und es steht an für unsere Entwicklung, daß wir langsam Möglichkeiten entfalten, die aus dieser Täuschung, aus dieser Maya herausführen. Diese Möglichkeiten will ich dann auch aufzeigen, vorweg aber will ich noch auf einen recht ketzerischen Hintergrund kommen.

Es ist eine Schwierigkeit, Inhalte von einem geistigen Standpunkt aus anzusprechen ohne zu schmeicheln, ohne abzuschwächen, der Realität entsprechend getreu sie aufzuzeigen, wie sie sind. Normalerweise, wenn wir in der Situation der Angst überrascht sind, dann wissen wir, daß wir krank sind. In einer Depression wissen wir, daß wir krank sind. Wir wissen in unserer Zeit aber normalerweise nicht, daß wir genauso krank sind, wenn es uns gelingt, die Angst mit entsprechenden Bewußtseinsformen, mit einem übersteigerten oder mit einem unangebrachten Selbstbewußtsein zu kompensieren. Diese Kompensationsmechanismen mögen für eine gewisse Zeit recht gut funktionieren, und vielleicht funktionieren sie sogar ein ganzes Leben lang. Dies sind aber Mechanismen, die nicht zum Aufstieg und zur Bereicherung der Seele führen, sondern tatsächlich mehr und mehr zur Abhängigkeit führen. Diese Abhängigkeit zeigt sich nur anders als die direkte phänomenale Reaktion der Angst. Ich möchte unsere Kultur sogar als eine abhängige Kultur bezeichnen, weil wir von uns selbst abhängig sind, weil wir anthropozentrisch orientiert sind, also von unserem Selbstbewußtsein abhängig sind. Diese Abhängigkeit vom Selbstbewußtsein ist ein gravierender Faktor, der mit der Angst zusammenhängt. Die Angst ist ein Wesen, das uns im Blute gegeben ist, das in uns pulsiert und das über die Generationen hinweg tiefer und tiefer hineingekommen ist und bis zum heutigen Tag in einer fast unbekannten Tiefe wütet und die Leiblichkeit von innen heraus besetzt. Und dort aus diesem Leiblichen strahlt die Angst hinaus durch unsere Gedanken, durch unsere Worte, durch unsere Handlungen, durch unsere gesamten Werke. Die Angst strahlt eigentlich täglich aus uns heraus. Wie dieses Wesen der Angst mit uns umgeht, das soll jetzt nicht negativ moralisierend dargestellt sein, es sollen nur einmal einige kleine anregende Beispiele aufgezeigt werden, wie dieses Wesen inniglich zu uns spricht:
»Mögen meine Kinder,« so spricht das Wesen der Angst in der Mutter oder im Vater, »möglichst nicht weit in die Welt hinausgehen, damit sie nicht zu schnell selbständig werden und damit ich nicht alleine bleiben muß. Deshalb

werde ich die Kinder versorgen, ich werde sie überversorgen, ich werde alles für meine Kinder tun, damit meine Kinder nicht in die Welt hinausgehen.« Das spricht das Wesen der Depression. Oder die schizoide Angst spricht in einem ganz anderen Grundton, sie spricht in einem Grundton, den wir oft wahrnehmen können. Wir schlagen ein Buch auf und wir lesen es, und dieses Wesen spricht: »Ich will dieses Buch lesen, um es zu beurteilen. Ich will wissen, ob dieser Autor oder diese Schriftstellerin richtig liegen oder nicht.« Das spricht das Wesen der schizoiden Angst, denn das Wesen der schizoiden Angst sitzt auf dem Richterstuhl. Es geht beispielsweise zu einer Yogastunde und sagt: »Ich gehe hin, weil ich von meinem Lehrer die Bestätigung haben möchte, daß ich schon nahe bei Gott bin. Diese Bestätigung will ich heute haben. Und wenn ich diese Bestätigung nicht bekomme, dann werde ich den Lehrer verwerfen.« Das spricht tatsächlich dieses Wesen inniglich, und es steigt eine unglaubliche Versuchungsmacht plötzlich aus den Organen empor. Oder – ich möchte mit dem folgenden Beispiel jetzt niemandem zu nahe treten – man geht auf einen Vortrag und man sagt sich: »Ich will nun wissen, ob ich dem Gehörten zustimmen kann oder nicht; ich will gar nicht hören, ob ich etwas Neues hier auch wahrnehmen kann, ob ich Inhalte wahrnehmen kann, die mir vielleicht auch wieder in meiner gesamten Orientierung eine Begleitung sind. Ich gehe hin, und wehe, es wird etwas gesagt, das mich selbst in Frage stellt.« So steigt die Entfremdungsangst aus den Nieren in das Gemüt empor. Diese Entfremdungsangst ist eine Angst vor Begegnung und vor Neuem, diese Angst über das eigene Selbstbewußtsein ist gegenüber dem eigenen Angesicht, das sich selbst bedroht fühlt. Und wir sehen, diese Angst breitet sich mit verurteilenden und heftigen Reaktionen aus. Jemand hat eine Begegnung, und drei, vier Tage später verurteilt er sein Gegenüber. Der menschlich beladene Verstand verurteilt sein Gegenüber, weil das Wesen inniglich plötzlich zu sprechen beginnt: »Verurteile du den anderen, sonst wird dir deine eigene Schwäche bewußt. Diese hohe Realität darfst du dir nicht anschauen, denn sie ist eine größere als die deinige. Das ist die Realität des Geistes. Schaue sie dir nicht an, diese Realität, verurteile, setzte dich auf den Richterstuhl.« Ich möchte sagen, das ist ein Zeichen unserer Kultur, denn wir haben eine anthropozentrische Gesellschaft. Wenn hundert Personen irgendwo zu einer Diskussion zusammenkommen, dann nehmen mindestens siebzig Personen für sich in Anspruch, recht zu haben, weil der Mensch heute durch diese Angst vom Blute her geleitet ist. Dieses Zeichen sollte man von einem geistigen Standpunkt einmal anschauen lernen, denn sonst schaffen wir uns damit immer weiter einen psychologischen

Materialismus, einen Materialismus des Selbstbewußtseins und immer mehr auch die Entfremdung. Diese Haltung lebt im Blute und ist uns von Generation zu Generation tiefer in den Leib eingeschrieben. So leben wir im Zeitalter des Selbstbewußtseins und müssen dieses Selbstbewußtsein oft hartnäkkig mit Rechtsanwälten und mit allen möglichen Begleithilfen verteidigen.

Mit den Ängsten stehen also sehr viele kompensatorische Mechanismen in Verbindung. Brechen die Schutzschilder, so lebt das Wesen in seinen bedrängenden Reaktionen spürbar und bringt eine psychische Krise. Dieses Wesen der Angst, um es noch weiter zu charakterisieren, bevor wir auf die Möglichkeiten der Seelenentwicklung zu sprechen kommen, zeigt sich in einem Verlangen, in einer Forderung, es zeigt sich in einer Abhängigkeit zur Sinneswelt. Die Angst zeigt sich in Form einer Begierde zur Welt. Die Begierde kam tatsächlich mehr und mehr in den letzten dreitausend Jahren herein in die Menschheit und sie gab der Menschheit einen gewissen Grundton. Diese Begierde gab aber auch ein Selbstbewußtsein, das für die Entwicklung des Bewußtseins notwendig ist. Dieses Selbstbewußtsein sollte aus diesem Grund nicht in Bausch und Bogen verdammt werden. Das Selbstbewußtsein gewinnt nur eine sehr heikle, sehr schreckliche Note, wenn es durch Identifizierung und durch ein Verlangen zur Welt seinen Aufbau und seine Gestalt erhält. Wir haben aufgrund dieses Selbstbewußtseins und dieses Verlangens großartige Errungenschaften hervorgebracht. Wir leben in einer hochindustrialisierten und hochtechnisierten Zeit. Diese technisierte Zeit zeigt ja unglaubliche Faszinationen, und diese Faszinationen müssen auch nicht unbedingt nur als negativ bewertet werden. Schwierig wird es nur da, wo wir in eine Abhängigkeit geraten und mehr und mehr die Errungenschaften unserer Zeit zum Erhalt des Selbststatus brauchen und auch mißbrauchen. Die Angst führt uns zum tiefen Absturz in die Sinneswelt. Die Angst ist wie ein Mechanismus, der eine Kettenreaktion freisetzt, und diese Kettenreaktion zwingt uns in die Materie hinein. Die Angst steht immer in Zusammenhang mit Bindung, mit Verhaftung, mit Abhängigkeit und schließlich sogar mit menschlichem Verfall. Die Angst bringt einen Verfall des inneren geistlichen Lebens, vor allem wenn sie auf unerkannte Weise ihre Untugend verströmt.

Nehmen wir einmal ein kleines Beispiel, um besser zu verstehen, wie uns die Angst in die Materie hineinzwingt. Stellen wir uns vor, wir gehen durch einen Raum, und in diesem Raum stoßen wir uns plötzlich kräftig. Wir spüren einen Schmerz über das Nervensystem. Der Körper wird von dem Stoß schmerzlich betroffen. Wenn es noch schlimmer kommt, brechen wir uns vielleicht den Arm, und der Körper ist noch schwerwiegender betroffen. Es geschieht tatsächlich eine Art Verlust im Körperlichen. Es ist für uns ein Schmerz und eine Art Deprimierung. Ähnlich ist es auch mit den Sinnesreaktionen. Die Sinne sind ja beständig in einer Berührung begriffen. Dieses Zeichen fällt uns nur nicht auf, weil es auf feinstofflicher Ebene stattfindet. Wir stoßen uns, wir spüren den Stoß über den Körper. Wir schauen zu unserem Gegenüber, wir schauen zu einem Gegenstand und berühren von unserem Sinneslicht aus diesen Gegenstand. Diese Berührung nennt man in Sanskrit »mātrā-sparśa«. Von dem indischen Kulturkreis spreche ich öfter, weil diese klassischen Merkmale so sehr im Yoga wurzeln. Die Berührungen der Sinne, so weiß man im Yoga, erzeugen unweigerlich Leiden. Diese Wahrheit über das Leiden ist etwas ganz Zentrales, und sie kommt auch im Buddhismus zum Ausdruck. Diese Berührungen der Sinne sind der erste Anstoß zur inneren Deprimierung, zur inneren Enttäuschung, zur Schwächung der Seele. Das merken wir vielleicht dann, wenn wir uns mit einem Buch verausgaben, oder wenn wir in eine Bibliothek gehen und von den ganzen Sinnesobjekten, die wir alle auf einmal ergreifen wollen, aufgesogen sind, wenn unsere Sinne nach außen gezogen sind und wir mit den Sinnen ständig Berührungen haben. In Wirklichkeit ist damit ein Schmerz verbunden, ein Schmerz, der unter der Schwelle des Bewußtseins bleibt, der sich aber in letzter Zeit durch die einseitigen nervlichen Überforderungen sehr häufig in allgemeiner Hinsicht als eine Art Dauererschöpfung im Menschen äußert. Es ist ein Schmerz mit den Berührungen der Sinne verbunden, denn die Sinne sollten eigentlich nicht wirklich berühren, sie sollten nicht wirklich hinausgreifen und das andere oder den anderen gefangennehmen. Vielleicht hat diese Berührungen der Sinne jemand von Ihnen schon einmal bewußt erlebt. Vielleicht, daß ein Vertreter zu Ihnen ins Haus gekommen ist, und dieser Vertreter – das ist jetzt ein sehr einfaches Beispiel – möchte seinen Staubsauger verkaufen. Und somit hat er eine Werbestrategie, er hat einen bestimmten Wortlaut, und er möchte jetzt sein Wort in den anderen überzeugend hineinbringen. Somit ist mit dem Wort eine heftige Berührung verbunden. Gegen diese Berührung ist man geneigt, sich zu wehren. Man möchte dies nicht so nahe erleben, wenn man den Gegenstand nicht kaufen will, man wehrt sich gegen den Einfluß des anderen. Oder allein der Blick eines Menschen kann einen Schmerz schon verursachen. Wenn ein Mann eine Frau sehr sinnlich betrachtet, sehr begierig in den Blick nimmt, so kann eine sensitive Frau einen Schmerz dabei empfinden. Tatsächlich, es ist wie ein kleiner Schlag. Es ist etwas, das wie ein Schlag auf die Seele ist und die Seele einschnürt, sie eindämmt. Es ist tatsächlich so, je projektiver und unbewußter wir durch das Leben schreiten, je emotionaler wir hindurchschreiten, um so mehr versetzen wir unserer Umgebung eigentlich pausenlos kleine Schläge. Das kann sich zum Beispiel darin zeigen, daß dort, wo viele Menschen versammelt sind, auch häufig eine sehr ungewöhnlich belastende Atmosphäre herrscht. Wir versetzen über unsere Sinne den Menschen oder der Natur kleine Schläge. Das ist mit der »Berührung der Sinne« gemeint.

Stellen wir uns einmal diese ganz modernen Musikarten vor, wie sie auf uns hereinwirken. Das sind tatsächlich Einflüsse, die nicht anregend auf das Bewußtsein wirken, nicht bewußtseinsfördernd und gestaltend sich zu uns in Beziehung bringen, sondern die wahrhaftig auf unsere Organe Einfluß nehmen, mehr auf das Unbewußte der Organwelt abzielen. Wenn wir jene moderne Musik hören und uns einmal ganz bewußt zu dieser Musik in Beziehung bringen, dann müssen wir im Hören dieser Musik – das geht fast nicht anders – einen Schmerz erleben. Wir können eigentlich gar nicht anders als einen Schmerz und eine Dumpfheit erleben, wenn wir uns wirklich und reiflich bewußt zu dieser Musik in Beziehung bringen. Das Element des Schmerzes ist in der sogenannten Alten Musik nicht enthalten. Die Gregorianik beispielsweise lebt durch ein ganz anderes Element. Es drückt sich nicht das Melancholische aus, sondern noch das feine Wissen der Engelswelt, und so lebt in der Gregorianik eine ganz andere Dimension des Erlebens, etwas Lichtes lebt in dieser Musik. Die wahre Freude in den Sinnen, die der Seele Eigentum ist, die ungeteilt und frei ist, die nicht aus den Organprojektionen entspringt, ist die Freude über den anderen. In Wirklichkeit ist eine Freude, die nur aus der Zufriedenheit unseres Wesens, aus der Befriedigung und Zufriedenstellung unserer eigenen Wünsche resultiert, ein Leiden. Die Freude aber über die Schöpfung, die Freude über das andere, das außerhalb von uns ist oder das keine Berührung findet, ist eine Freude, die frei von den Sinnesverhaftungen ist. In Bezug auf ein Beispiel mit dem künstlerischen Ausdrucksfeld des Musikalischen kann das folgendermaßen aussehen:

Wir hören einen angenehmen Gesang. Nehmen wir ein Bergsteigerlied, »La Montanara«, vielleicht kennen es manche, da lebt eine Naturverbundenheit und gleichzeitig eine innere Vornehmheit noch in diesem Lied. Es kann nun sein, daß wir gar kein Musikfreund sind und uns von »La Montanara« auch gar nicht bewegen lassen, gar nicht stimulieren lassen zum Bergsteigen, sondern daß wir einfach eine Freude haben an dem Trientiner Bergsteigerchor über dieses schöne Kunstwerk, das geschaffen wurde. Wir haben eine Freude, weil etwas Schönes in die Menschheit hereingeströmt ist. Oder wir haben ein tiefes Fühlen für ein Kunstwerk von Leonardo da Vinci, von Raffael beispielsweise, und wir freuen uns daran, ohne zu schwelgen, ohne mit den sinnlichen und rückwirkenden Berührungen der Organe teilzunehmen. Wir freuen uns eigentlich über die Seele von Leonardo, wir freuen uns über die Seele des anderen, über die Schöpferseite, die hereingekommen ist in die Menschheit. Solch eine Freude hat keine Berührung, denn sie ist nicht von innen heraus aus den Organen durch Zufriedenheit, durch Wunschbefriedigung entstanden, sondern sie kommt auf ganz andere Weise zustande. Man müßte sagen, die Freude kommt von außen an uns heran, wenn man die Richtung ihrer Bewegung aufzeigen wollte. Wenn wir eine Freude haben und in Staunen versetzt sind über ein großes Kunstwerk, so strömt aus diesem Kunstwerk oder aus der Seele des Kunstwerkes die Seele förmlich zu uns herab und sie ergreift uns. Wir sind entzückt. Die andere Freude ist diejenige, die auf Erfolg beruht. Wir haben Freude aus unserer organischen Stimmung, aus der emotionalen Zufriedenheit heraus. Wir haben Freude, weil wir uns sicher fühlen, vielleicht im schlimmsten Sinne, weil wir unseren Gegner besiegt haben. Das ist eine Freude, die in Wirklichkeit Leiden ist und die die Seele zersetzt. Jene Freude aber, die aus einer wirklichen Anschauung und Anerkennung, aus einem Bewußtsein für das Objekt, aus einem Bewußtsein für das Schöne, für das Große und Erhabene kommt, die strömt uns zu wie ein Labsal, wie eine wirkliche Seele selbst, und es ist eine Kraft, die die Seele emporhebt, sie durchlichtet, sie stärkt. Das ist die eine Art der Freude, und die von dieser ganz verschiedene Freude ist eine, die aus der Berührung kommt und die in Wirklichkeit wieder Schwäche und Leiden verursacht, eine Freude, die uns langsam in die Organwelt hineinzieht und die in Wirklichkeit auf dem Wesen der Angst beruht. Diese Freude schafft eine Grundstimmung des Wollens, des Wünschens, des Noch-mehr-Ergreifen-Wollens, des Zufriedenwerden-Wollens im sterblichen Leben. Es ist diese Freude in der Organwelt tatsächlich ein Zeichen der Leidenschaftlichkeit. Dieses organische Zufriedensein-Wollen lebt in unserer Kultur weit verbreitet, es wird uns durch die Werbeslogans wie eine käufliche Marktware angeboten und durch die vielen Eindrücke, denen wir tagtäglich ausgesetzt sind, wird uns das begehrliche Streben danach direkt einverleibt. Wir sehen gar nicht mehr das Schöne, das Einzigartige. Es wird auch ein anspruchsvolles Kunstwerk heute gar nicht mehr in dem Sinne geschätzt, wie es seinem Wert gebührt. Das ist in unserer Kultur der Fall durch den alles durchziehenden Grundton der Angst.

So kommen wir von diesem Beispiel nun zu dem Weg der Heilung. Dieser Weg der Heilung oder diese Möglichkeit eines ganzheitlichen, selbstschöpferischen Heilsansatzes können wir nun so langsam aus dem bisher Gesagten herleiten. Wir können uns vielleicht ein Bild machen – wenn wir bis jetzt einigermaßen haben folgen können –, welche Kräfte es sind, die wir in uns als seelische Kräfte ausprägen sollten, die wir fördern sollten. Welche Kräfte sind es, die wir in uns zur Entwicklung bringen müssen? Es hat das Evangelium in Analogie zu diesem Thema einen sehr schönen Ausdruck gefunden, einen Ausdruck, der hier sehr trefflich ist. Das Evangelium spricht von Leben und Tod. Und wenn wir vom Evangelium ausgehen, dann verstehen wir diese Bezeichnungen genau entgegengesetzt in unserer heutigen Kultur. Der Tod ist vom Evangelium her betrachtet jene Welt, die der Angst und dieser Grundstimmung der Organwelt entspricht. Er ist das Zurückfallen in das eigene Gefängnis, das Zurückfallen in das eigene innere Leben, in die Projektionen und Organstrahlungskräfte. Das ist der Tod. Während das Leben jenes weite, hoffnungsvolle Hinaufschauen ist, jenes weite Anerkennen einer Dimension, die nicht in Fleisch und Blut ist und sich doch durch das Fleisch und Blut und durch die Werke ausdrücken kann. Wenn wir nach den Schriften von »Tod« sprechen, dann meinen wir die Versuchung, in der Welt die Zufriedenheit finden zu können. Wenn wir von »Leben« sprechen, dann meinen wir im evangelischen Sinne, daß wir etwas finden wollen, das unberührt ist von allen sterblichen Sinnen. Was ist unberührt von den sterblichen Sinnen? Das können wir vielleicht ausdrücken mit einem Wort: Es ist das ewige Selbst, so wird es in der indischen Kultur bezeichnet, oder es ist der Christus Gottes, so bezeichnet man es im Christlichen, oder man bezeichnet es mit anderen, weiteren Begriffen. Es gibt ein Zeichen, das tatsächlich das Selbst ist, und dies ist unberührt von allen Wesensmächten. Das »Selbst-Bewußtsein« bestimmt unsere wirkliche Natur, unser Menschsein. Dieses Selbstbewußtsein und dieses Selbst, das das Bewußtsein leitet, ist nicht ein Wesen und nicht ein Engel und nicht ein vorübergehendes Zeichen. Das Selbstbewußtsein ist in Wirklichkeit das Bewußtsein Gottes, das Bewußtsein der Einzigartigkeit, das Bewußtsein einer immerwährenden Realität, die unberührt und frei von jeglicher Manifestation und Projektion lebt. Das Selbstbewußtsein ist ein heiliges Zeichen. Wir tragen dieses Selbstbewußtsein in uns, wir haben ein Selbstbewußtsein und erheben uns durch dieses Selbstbewußtsein aus dem Tierreich. Das Tierreich hat dieses Selbstbewußtsein nicht, während wir als Mensch das innere Bewußtsein über dieses Selbst haben. Dieses Selbstbewußtsein kann sich aber nun, vereinfacht gesprochen, auf zwei unterschiedliche Weisen entwickeln: Wir können es mehr hinabsinken lassen wieder in den tiefen Urgrund des Unbewußten und damit in das Tierische tendieren lassen, oder wir können es entwickeln zu einem lichten Dasein hinein in die Seligkeit des Geistes. Um der Angst zu entrinnen und um eine förderliche, gebende, reine, ästhetische und schöne Seite im Leben auszugestalten, müssen wir die inneren projektiven Verhältnisse überschreiten und jenes geistige Sein, jenes geistige Leben, gleich in welcher Form und in welchem Namen wir es verehren, tatsächlich real erkennen lernen. Je mehr diese Erkenntnis, je mehr diese Liebe, je mehr dieses Sein der Unberührtheit in die Bewußtheit rückt, um so mehr entfaltet sich ein Selbstbewußtsein, das wahrhaftig als Selbstbewußtsein auch erachtet werden kann. Man kennt dieses Selbstbewußtsein heute zu wenig, deshalb muß es einmal beschrieben oder kurz strukturiert dargestellt werden:

Wir sprechen von Selbstbewußtsein und wir wissen sicherlich auch, daß das Selbstbewußtsein uns vielleicht aus der Krise wieder emporhebt. Denn, wenn wir im Selbstbewußtsein gut gegründet sind, dann werden wir vielleicht von der Depression nicht so tief überrascht und so heftig überfallen. Wenn aber dieses Selbstbewußtsein durch auszehrende Einflüsse geschwächt ist, so sind wir den Projektionskräften der Organe mehr ausgeliefert. Das Selbstbewußtsein, wenn es innerhalb der ewigen Gesetze wächst und steigt, hat das wunderschöne Zeichen der Reinheit in unserem Menschsein. Es äußert sich auch in einer reinen, schönen Gestalt, in einem – fast möchte ich sagen – kindlichen Reinsein. Das Evangelium gebraucht auch einen wunderschönen Ausdruck dafür: Die Kinder Gottes. Es wird von den Kindern Gottes gesprochen. Wer zu diesem Selbstbewußtsein, das ein reines Bewußtsein ist, aufsteigt, der entwickelt immer etwas in seiner Wesensnatur, das sich kindlich anfühlt – nicht kindisch, nicht infantil – sondern rein und kindlich. Rein, unberührt, in einem Sinneslicht des großen, größeren Geistigen, von dem einzigartigen Licht eines Selbst, das wir nicht benennen können. Dieses Selbstbewußtsein steht im Gegensatz zu der

Vitalstruktur, zu jener mächtigen Struktur, die wir mehr durch äußeres Konsumieren entfalten. Dieses äußere Konsumieren macht uns mehr dem Unbewußten gleich, ich möchte sagen, es rückt uns dem Tierreich wieder näher. Es ist tatsächlich so, daß wir in der Evolution manchmal mehr zurück- als vorangehen. Das Seelensein aber des himmlischen, geistigen Lichtes, der Reinheit, rückt uns mehr dem unschuldigen Fühlen eines Kindes näher. Vielleicht kann man durch ein kleines Beispiel zum Ausdruck einmal bringen, wie dieses nicht-projektive und reine Bewußtsein sich anfühlt, damit wir die Unterschiede einmal beobachten lernen.

Wir können einmal die Depression, das depressive Erleben und die projektionsfreie Welt im Sinne eines mehr meditativen Fühlens gegenüberstellen. Wir wissen, daß es viele Formen der Meditation und viele Formen des Gebets gibt. Wir wissen, daß es viele Übungswege gibt. Aber trotz aller Verschiedenheit sieht man das depressive, man sieht das schizoide und man sieht das freie, lichte Zeichen. Und dieses lichte Zeichen sieht anders aus als das schizoide oder das depressive Zeichen und es steht in einem engen Zusammenhang mit dem Selbstbewußtsein und mit der Art und Weise, wie wir die Welt sehen und wie wir mit den Gedanken umgehen. Die Gedanken sind in Wirklichkeit jenes innere Fundament, auf dem sich unser Selbstbewußtsein gründet. Wir können projektiv mit den Gedanken umgehen und mit den Gedanken den anderen in Wirklichkeit ergreifen, oder wir können mit den Gedanken achtungsvoll, licht und somit auf eine souveräne, weite, unangetastete Weise umgehen. Wenn wir den Gedanken betrachten, dann schauen wir ihn wie etwas real Existentes an, und wir sind darin in einem Schweigen begriffen. Das Schweigen, die Fähigkeit zu diesem Schweigen in Wachheit, das niemals Versunkenheit bedeuten kann, ist Voraussetzung. Wir schauen den Gedanken an, und wir wissen, da ist etwas Geistiges anwesend. Das ist aber nur in der Wachheit möglich. In der Depression sind wir meistens zu tief in den Körper hineingedrückt, wir sind im Willen gelähmt, aber in Wirklichkeit auch im Wachsein des Gedankens herabgelähmt. In der Depression wollen wir den Gedanken anschauen, aber wir können ihn nicht anschauen, weil uns das Wesen eines Schlafes umhüllt. Man ist in der Meditation, sinkt in den Schlaf zurück, und die ganze Körperhaltung drückt diese träumerische Versunkenheit auch aus. (Anmerkung: Es wird demonstriert.) In der schizoiden Form dagegen greifen wir aus den Organen heraus auf die Gedanken zu, und das bringt den Intellektualismus hervor. Der Intellektualismus ist ein Ergebnis der schizoiden Veranlagung. Der typische Intellektualismus, der starre, harte Intellektualismus, zeigt sich beispielsweise in der Bemühung um eine Betrachtung oder Aufmerksamkeit dann in einer auch körperlich sichtbaren Anstrengung und Unruhe. Wir sind nicht in einer Ruhe, in einem Schweigen, in einer wirklichen Betrachtung, sondern wir greifen hinaus. Das schizoide Wesen möchte etwas gewinnen über den Intellekt. Der Intellekt ist wie eine über den Körper gestülpte Starre. So zeigen sich, wenn wir es betrachten, diese Wesen, die uns begleiten. (Anmerkung: Es wird demonstriert.)

Abschließend will ich nun über die allgemein heilende Übung sprechen, die auf sehr vielseitige Weise ausgestaltet werden kann. Sie kann ausgestaltet werden, gleich in welcher Konfession, in welcher Kultur, in welcher Art des Denkens wir eingebunden sind. Sie ist unabhängig von einem tatsächlichen Zugehörigsein zu einer bestimmten Glaubensrichtung. Eine Übungsweise in diesem Sinne mag mehr als Fundament, als grundsätzliche Vorbereitung allgemein für jeden Glauben gelten.

Wir müssen uns damit auseinandersetzen – in aller Kürze kann das nur aufgezeigt werden – was der Gedanke eigentlich ist. Der Gedanke ist eine freie Wesensnatur, ein unberührtes Wesen. Der Gedanke ist ein schöpferisches Wesen. Dieser Gedanke, wenn er in aller Reinheit lebt, ist paradiesisch, ist selig. Der Gedanke ist aber sogar noch mehr. Der Gedanke ist nicht etwas Intellektuelles, durch den Intellekt wird er nur ergriffen und gebunden, sondern er ist in Wirklichkeit frei, eine lichte Leuchtkraft, die zur Verfügung steht. Der Gedanke entsteht aus dem Urbeginn der Schöpfung selbst, aus dem Licht und aus dem Geist des Urbeginns selbst, und er ist aus den Uranfängen des Menschseins herausgewoben. Er ist, wie der Johannes-Prolog sagt, sogar das Wort selbst. Und wie Anselm von Canterbury das noch so wunderbar im Mittelalter erkannt hat, der Gedanke ist in seiner reinsten Natur sogar Gott selbst. Er ist Gott selbst. Er ist das Heilige Wort, er ist der Logos. Er ist Gott selbst in seiner reinsten, ursprünglichsten Form. Aus dieser ursprünglichsten Form des Logos ist die Schöpfung entstanden. Der Gedanke hat Wege genommen durch viele Wesen der Verdichtung hindurch und ist hineingegangen bis in die innerste Leiblichkeit. Der Gedanke selbst aber ist etwas rein Geistiges, deshalb können wir den Gedanken nicht besitzen. Die erste Versuchung, die uns begegnet, ist, daß wir glauben, ein Selbstbewußtsein besitzen zu können. Wir glauben irrtümlicherweise durch die Täuschung der Angst und durch die Versuchung der Maya, die ausgebreitet ist über uns, wir könnten einen Gedanken besitzen. Wir können einen Gedanken leben, denken, erfahren, aber wir können ihn nicht besitzen. Wir werden jeden Gedanken und jedes Besitztum, gleich ob es auf physische oder psychische Weise ist, wir werden es mit dem Tod wieder verlieren. Wir können mit dem Gedanken uns anfreunden, und wir können den Gedanken weiten, wir können ihn modellieren, wir können ihn strukturieren, wir können ihn erbauen, aber wir können ihn letztlich nicht wirklich als eine Identität und als ein Besitztum für uns nehmen. So sind wir in diese Schöpfung eingebunden, und wir können in dieser Schöpfung wahrhaftig nichts Physisches und nichts Psychisches für uns behalten. Das freie Gedankenlicht ist unser Wesensgrund, und wir leben in einer tief in uns verborgenen Beziehung zu diesem Gedankenlicht. Damit wir einen Sinn hierfür entfalten und damit wir eine stärkere Kraft im Persönlichen erbauen, in diesem Selbstbewußtsein, das den Gedanken etwas weiter leben läßt, das den Gedanken nicht mehr gefangennimmt, damit wir ein Selbstbewußtsein entwickeln, das nicht auf Besitztum gegründet ist und nicht auf Parteilichkeit angewiesen ist, damit wir ein Selbstbewußtsein entwickeln, das das Bewußtsein dieses Selbst, das Bewußtsein des Gedankens, das Bewußtsein einer Göttlichkeit in der Schöpfung selbst ist, müssen wir eine Schulung durchgehen. Es ist notwendig, daß wir uns in diesen Dingen üben, weil wir normalerweise nicht so vollkommen geboren sind und durch die Erziehungseinflüsse mehr in die Abhängigkeiten hineingezwungen sind. Es läßt sich auch das Ideal dieser vollkommenen Freiheit nicht durch Erziehung erreichen oder wahren, wenn auch bestimmte Möglichkeiten der Förderung gegeben sind.

Damit wir diesen Gedanken freier erleben lernen, bedarf es der Hinwendung zu den heiligen Texten, zu den heiligen Quellen, was letztlich eine Hinwendung in vereinfachter Gleichung zu Gott ist. In jeder Religion ist die Rückverbindung zu Gott entscheidend. Sie kann kombiniert werden mit Psychotherapie, aber sie sollte im Zielpunkt immer diese Hinwendung, diese Erkenntnisfindung und diese Liebe zu Gott beinhalten. Es sollte nicht einseitig ein nur kompensatorischer Mechanismus aufgebaut werden, der wieder Schutzschilder schafft, sondern es sollte im besten Sinne eine Dimension zur Entwicklung kommen, die immer mehr diesen schöpferischen Sinn in den heiligen Urgründen – ausgedrückt durch die Schriften, ausgedrückt durch verschiedenste Offenbarungen in unserer Welt – in das Bewußtsein und in das Licht einer Anschauung rückt. Dieses Licht der

Anschauung können wir entfalten durch Disziplin, durch Hinwendung, durch Studium von Texten auf bestimmte Weise. Als Beispiel möchte ich einmal aufzeigen, wie dies praktiziert werden kann im Sinne des Yoga.

Für den schizoiden Menschen werden möglichst viele Körperübungen, Yoga-Asanas, vorgeschlagen. Warum wird das so vorgeschlagen? Die Antwort mag jetzt schikanös erscheinen: Weil dem Menschen mit einer schizoiden Betonung dies am schwersten fällt. Er sollte sich mit dem auseinandersetzten, wozu er am wenigsten Nähe hat. Er sollte sich mit dem Körper auseinandersetzen, mit der Materie, denn er neigt von seinem Intellekt her dazu, ein Selbstbewußtsein zu erbauen, das der Materie fremd gegenübersteht, deshalb sollte er hineingehen in die Körperarbeit und intensiv Übungen machen. Und derjenige, der mehr an der Depression leidet, sollte dagegen vorsichtig sein mit diesem Hineingehen in die Materie, denn er neigt von seiner Leberanlage her zu einem Hineinsinken. Er versinkt allzuleicht in die Körperwelt und beginnt zu träumen und zu schwelgen in der Entspannungslage und in den Energien der Leber, in den projektiven Energien des Leibes. Deshalb sollte er seine Mentalität auferbauen, er sollte eine bestimmte Art von Bewußtseinsübungen, von Seelenübungen, von Konzentrationsübungen machen, denen er sich meistens sehr ungern widmet, die er meistens als sehr schwer empfindet. Er sollte sie aber verstärkt üben, damit er seine Mentalität aus dem Leibe zu einer größeren Wachheit emporhebt. Diese Wachheit ist etwas ganz Wichtiges für den Depressiven. Der Schizoide soll Beziehung entwickeln, der Depressive soll mehr Wachheit entwickeln. Auf die Yoga-Übungsweise bezogen ist aber das gesamte Praktizieren auf eine bestimmte mentale Grundhaltung ausgerichtet. Diese mentale Grundeinstellung lautet etwa: Man nimmt die Übung nicht, um gesundheitlichen oder psychischen Erfolg zu gewinnen, man führt die Übung aus, um sich mit ihr auseinanderzusetzen. Die Übung ist nur das Mittel der Auseinandersetzung. Die Übung sollte in ihrem imaginativen Sinn erkannt werden, die Übung sollte erfahren werden, sie sollte studiert werden, die Texte zu den Übungen sollten gelesen, studiert werden. Dieses Lesen wiederum geschieht auf folgende Weise:

Man hat einzelne Abschnitte, Absätze, verschiedene Paragraphen, und diese Paragraphen verinnerlicht man mehrmals am Tag. Man liest am Morgen den Absatz oder die Seite, man wiederholt, reflektiert mittags und prägt sich bis zum Abend den Wortlaut genauer ein. Indem man sich die Worte einprägt, beginnt man einen Sinn für diese neuen und ungreifbaren Gedanken auszuprägen. Die Hintergründe, wie sie niedergeschrieben sind zu den Übungen – sie werden Imaginationen von mir genannt –, haben eine geistige Bedeutung, ein geistiges Fundament, sie sind aus dem Wesenhaften des Geistes herausgeschaut und herausgearbeitet. Man wird sie also nicht auf Anhieb verstehen. Der Erfolg bei der Sache ist, daß man keinen Erfolg hat. Das ist beabsichtigt. Denn wir sollten nicht weiter konsumieren, wir sollten nicht weiter ein Mittel benützen, um uns selbst materiell zu fördern. Wir sollten uns konfrontieren, und daran soll die Seelenkraft, das Gedächtnis, das Bewußtsein reifen; das Denken und das Fühlen und der Wille sollen reifen. Indem der Wille, das Denken, das Gedächtnis und das Fühlen reifen, reift unsere Personalität. Wann ist ein Reifeschritt im Leben gewährt? Wir reifen um so mehr, je mehr wir uns mit etwas auseinandersetzen und konfrontieren, das uns fremd ist, das uns nicht vertraut ist, das für uns eine Anforderung ist. Wir wissen sicherlich, daß wir mehr reifen, wenn wir einen schwierigen Berg besteigen, als wenn wir uns durch die Gondelbahn hinaufbefördern lassen und somit das Bergerlebnis ohne Anstrengung und ohne Selbstüberwindung genießen. Wir wissen, daß wir durch Spannungen, durch Entwicklung von Spannkraft, durch Entwicklung von Bewußtseinskräften im Willen, im Denken, im Fühlen reifen. Dieses Reifen setzt uns langsam über die bindenden Organwelten hinaus. Das ist eine Art der Seelsorge, die wir angehen können.

In unserem Kulturkreis sind uns mit dem Christentum die Evangelien gegeben als die tiefsten geistigen Schriften. Zu diesen Evangelien könnten wir uns auf ähnliche Weise in Beziehung setzen. Wir lesen morgens, reflektieren mittags und abends wieder. Es wird jetzt von mir aber vorgeschlagen, nicht sogleich das Evangelium zu studieren, sondern eine Schrift oder eine Persönlichkeit, die uns eine Brücke dazu sein kann. Beispielsweise können wir uns Meister Eckehart hinwenden. Zuerst studieren wir diese Persönlichkeit, und dadurch, über diesen Menschen, finden wir den Zugang zum Evangelium. Oder man studiert das Leben des Benediktinermönchs Bede Griffiths, und studiert seinen Ansatz, der von dem indischen Gedankengut inspiriert ist. Man studiert, man lebt sich hinein und wird wieder einen Aspekt des Evangeliums entdecken. Das Evangelium ist weit von unseren Gedanken entfernt und es liegt zweitausend Jahre zurück. Es ist nicht nur eine zutiefst mystische Schrift, sondern eine geoffenbarte Schrift. Das Evangelium ist schwer zu verstehen. Indem wir aber systematisch das Leben eines initiierten Menschen studieren, eines heiligen Menschen, eines Menschen, der den Geist gekannt hat – und darauf kommt es an – eines Menschen, der die Grundprinzipien verstanden hat, der als Vorbild und als Kapazität wirkt und wirken kann, der in der geistigen Sphäre auch noch weiterwirkt, indem wir solch ein Leben studieren, nehmen wir erst die Seelengrundlage auf, um tiefer in den Glauben hineinzukommen. Es gibt verschiedenste Möglichkeiten, wir können innerhalb der kirchlichen Bereiche, innerhalb der außerkirchlichen Bereiche oder innerhalb des östlichen Weltanschauungslebens studieren. Ein Beispiel hierfür ist, wenn man Sri Aurobindo, den tiefsinnigen indischen Philosophen studiert, der seine Jugendzeit im Westen verbracht hat und wieder zurückgekehrt ist nach Indien und den Integralen Yoga niedergeschrieben hat, dann findet man zu der tiefen Schrift der Bhagavad Gita hin, denn er wußte um deren innewohnende Geheimnisse. Wenn man jetzt aber zum Sinngehalt der Bhagavad Gita unmittelbar hindurchstoßen möchte aus sich selbst heraus und die Bhagavad Gita mit den hinzugegebenen Kommentaren studiert, dann ist dies meist nicht möglich, man wird die Schrift kaum annähernd in einem richtigen Erleben ertasten und somit vielleicht auf Dauer deprimiert werden. Das Studieren eines heiligen und eingeweihten Lebens, eines tiefsinnigen Philosophen, eines tiefsinnigen Menschen, der die geistige Wahrheit erschaut, der die Gesetze im Geistigen gekannt hat, gibt uns die Brücke wieder in die Nähe, zu dem Fühlen des Geistes, er gibt uns die Brücke hinüber zu Christus. Dazu ist ein Studium in Form eines disziplinierten Trainings notwendig.

Ein Studium muß man unter Umständen über ein Jahr hinweg gezielt einmal durchhalten, vielleicht verbunden mit entsprechenden Übungen. Das Grundschema ist, daß damit das Denken und der reine Gedankensinn aufgebaut werden. Wir lesen beispielsweise in einer Schrift von Meister Eckehart oder Jakob Böhme oder auch Rudolf Steiner, es gibt viele Möglichkeiten, wie wir diese Brücke finden können, wir müssen nur den Originaltext des Autors studieren. Wenn wir Sri Aurobindo nehmen und zur Bhagavad Gita uns hinwenden wollen, wenn wir das Evangelium nehmen und Teresa von Avila oder Meister Eckehart oder Jakob Böhme studieren, dann werden wir über diese Brücke langsam immer mehr erst den heiligen Sinn des Gedankens erschauen. Liest man beispielsweise in Jakob Böhme oder liest man in tiefsinnigen philosophischen Texten, wirklich tiefgründigen Texten, die die Welt dieses Heiligen Gesetzes gekannt haben, wird man diesen freien Gedankensinn bemerken. Je mehr man sich konfrontiert und je mehr man solch ein Leben studiert, um so mehr gewinnt man das Selbstbewußtsein in der reinen Form, denn das, was man studiert, nimmt man in sich auf. Das heißt, man studiert ein tiefsinniges Leben und schafft die Brücke zum Evangelium, und man nimmt immer mehr die geistige Kraft zu einem projektionsfreien Leben auf. Man nimmt dadurch eine Gnade, die herabgeströmt ist über verschiedene Dimensionen und hineingedrungen ist in verschiedene heilige Menschen, in sein Gemüt auf, und man nimmt jene Inspirationen aus den heiligen Schriften wie ein lebendiges Feuer auf. Dazu ist aber jene mutige Disziplin des nach Wahrheit strebenden Herzens notwendig, und es ist jene feine empfindende und mentale Hinwendung eines andächtigen Hauptes notwendig, und es ist durchaus ein Durchhalten über Durststrecken und über immer wieder auflodernde Strecken des Mißerfolges hinweg unabdingbar. Denn es wird wahrhaftig eine neue Erkenntnis vorbereitet. Der Aspirant oder Heilsuchende wird im Eifer lesen und studieren und wird über das Gelesene reflektieren, nachsinnen, meditieren, und kontemplieren und wird bei sich selbst feststellen mit einiger Übung, daß sein Verstand die wirkliche Wahrheit nicht versteht. Der eifrige Aspirant wird aber mit Gewißheit bemerken, wie sein Gemüt langsam immer mehr auf diese Weise freier wird. Denn, wahrhaftig, wir sind Gefangene von unserem Wissen, wir sind Gefangene von dem Schauspiel des Materialismus, der mit dem modernen Informationswissen verbunden ist. So ist dieses Studium, dieses Lesen in solchen Texten eine Art Reinigung und gleichzeitig eine Entwicklung des Gedankensinnes, eine Entwicklung des inneren Bewußtseins für das, was herabströmt in verschiedenen Ausatmungen, in verschiedenen manifesten und unmanifesten Zeichen aus einem göttlichen Urgrund. Über diese Bewältigung von spannungsreichen Möglichkeiten stärkt sich das Selbstbewußtsein, das ein Bewußtsein für den Geist ist. Es stärkt sich das Selbstbewußtsein, das Bewußtsein für das, was Gott in der Schöpfung ist, was Leben selbst ist, das Leben, das im Gegensatz zum Tode steht. Hierzu ist ein innerer Aufstieg und eine innere mutige Disziplin und progressive Auseinandersetzung notwendig.

Diese Inhalte bedürfen immer wieder der Wiederholung und des ausdauernden Studierens, damit die Mentalität sie im Bilde mehr und mehr als Realität erleben kann. Wenn man noch nicht gleich einen tiefen Zugang findet und noch nicht gleich im Greifbaren sich hier verwurzelt, so soll man deshalb nicht deprimiert sein, denn je mehr wir verstehen, desto mehr werden wir unsere Besitzlosigkeit bemerken. Wir können nichts im Leben besitzen. Aber mit der psychischen Disziplin des Nichtbesitzens wird uns eine Freiheit aus einer viel größeren Welt zuteil. Denn es heißt im Evangelium so schön: Selig sind die Armen im Geiste, selig sind die Bettler im Geiste, die noch nicht das Wissen haben und erst um das Wissen betteln müssen, die ringen um dieses Wissen. Das ist wahrhaftig eine Form der Seligkeit. Dagegen töten wir die Seele und wir leben den Tod, wenn wir schon alles wissen, wenn wir schon alles bei uns fertig haben und damit glauben, wir haben das Ziel des Lebens schon nahezu erreicht. Selbst für den tiefsinnigsten Menschen wird es hier niemals ein Ende geben, und er wird Bettler im Geiste bleiben müssen.

Die Ängste und ihre Zunahme in der heutigen Zeit

Gräfelfing, 2. Juli 1997

Wir haben das Thema der Angst für den heutigen Vortrag ausgewählt. Dieses Thema ist ein sehr aktuelles Thema für unsere gegenwärtige Zeit. Unsere Kultur lebt in einer beständigen Situation der Angst. Wir sind inniglich aufgebracht, was wir beispielsweise daran bemerken, wenn wir die Wirtschaft einmal beobachten und die wirtschaftlichen Verhältnisse, wie sie im Wege der Steigerung noch die letzten Möglichkeiten und utopischen Höhen des materiellen Wachstums erringen wollen. Wir sehen in diesen Prinzipien der irrationalen Steigerung ein Zeichen der Angst. Auch in den ausschweifenden, den emotionalen und sinnlichen Tendenzen der Religionen sehen wir die Angst. Die Angst möchte ich heute abend von einem Standpunkt darlegen, der nicht der psychosomatische Standpunkt ist, sondern einer, der vom Kosmos oder von einem seelischen Sein ausgeht und ein Licht auf die Psyche und auf den Körper wirft. Wenn wir die Angst hauptsächlich vom psychischen Element und vom Körperlichen aus betrachten, so bemerken wir mit der Angst immer ein für unseren Verstand unfaßbare, erschreckende Bedrohung. Es ist schon eine nahezu große Zumutung, über diese Türme eines psychologischen Phänomens zu sprechen, weil sie uns eine gewisse innere Bedrängnis zum Bewußtsein rücken, die wir vielleicht ungewollterweise aufwühlen. Von seiten der Psyche betrachtet ist die Angst tatsächlich ein Schreckensgespenst. Von seiten einer kosmischen Anschauung gewinnt die Angst aber eine ganz andere, erbauende und sinnvoll logische und notwendige Bedeutung.

Wir können in der Angst, vor allem wenn sie einmal ausgebrochen ist – in den meisten Formen kennen wir die Angst in Form der Depression, in der klassischen Melancholie, in der Schwermut –, eine dramatische Entwicklung bemerken. Diese dramatische Entwicklung ist von seiten eines höheren Standpunktes, eines geistigen Standpunktes aus sehr positiv zu werten. Sie zeigt eine Art Übergangszeit an, die uns zu einem feineren, weiteren, höheren, edleren und reineren Bewußtsein hinüberhilft. Es ist sogar vom geistigen Standpunkt aus gesehen eine tiefe Wahrheit, daß wir jene schmerzliche oder belastende Dimension von Angsterlebnissen, von Ängsten, vielleicht von Depressionen oder schweren psychischen Krisenzuständen zu einem gewissen Grad durchleben müssen, um zu einem weiteren und größeren Bewußtsein zu gelangen, um zu einer vollkommeneren inneren Seite im Selbstwerden – wie man es im Yoga ausspricht – in der Individualität, in der Einzigartigkeit der Individualität zu reifen. Von diesem kosmischen Standpunkt ausgehend möchte ich die Angst hier ansprechen, und von diesem Standpunkt sollte ein Licht auf den Körper, auf das Befinden, auf die Gefühle und somit auf die Psyche gelenkt werden. Wir dürfen nicht dem Fehler verfallen, daß wir hierin jetzt sogleich eine vergleichbare Darstellung zur Wissenschaft, wie sie mit dem Phänomen der Angst umgeht, versuchen zu finden. Die Angst, vom kosmischen Standpunkt aus betrachtet, hat einen sehr förderlichen Charakter, und die Heilungsweise der Angst hat somit auch einen ganz anderen Ansatz als man von der schulmedizinischen und psychologischen Methodik her gewohnt ist. Es soll jetzt jedoch nicht eine Alternativform zur Schulmedizin aufgezeigt sein, sondern es sollte hier ein ganz anderer Standpunkt eine Charakterisierung erhalten, der uns zu mehr selbstschöpferischer Aktivität verhilft und vor allem zu einem Verstehen des Weges der Seele. Die Seele steht im Mittelpunkt dieses Betrachtungsfeldes und von einem ersten Verstehen dieser Seele, die ein geheimnisvolles Mysterium in uns ist, erfolgt dann die Betrachtung erst der Psyche, der Gefühle und der körperlichen Umstände.

Wir wollen diese Empfindungen einmal begutachten, die in einer Situation der reaktiven Angst vorherrschen. Wir wollen einmal diese Empfindungen auch zuordnen zu den Organen. Alle Empfindungen, alle Eindrücke, alle psychischen Umstände, die durch uns einen Ausdruck finden, haben auch eine organische Grundlage. Diese organische Grundlage mag nur schwerlich in der somatischen Medizin nachweisbar sein, da das Organ nicht unbedingt krank ist. Es gibt vier Hauptängste. Die vier Hauptängste entsprechen den vier klassischen Elementen von Feuer, Wasser, Erde und Luft. Es gibt auch von Fritz Riemann ein Buch mit dem Titel »Grundformen der Angst«, und es sind vier Ängste, die er in seinem Buch benennt. Diese vier Ängste verdeutlicht er in ihrer unentrinnbar zum Menschsein zugehörigen Dimension, indem er sie in einen bildhaften Vergleich mit der Revolution, der Umkreisung der Erde um die Sonne, der Rotation, der Eigendrehung der Erde, und den zwei weiteren, daraus resultierenden zentripetalen und zentrifugalen Bewegungskräfte stellt. Diese vier Ängste haben auch nach der Einteilung wie wir sie heute besprechen vier Hauptorgane, über die sie zum Ausdruck kommen. Diese vier Hauptorgane kennen wir alle. Vom Namen her kennen wir sie sehr gut, das sind zunächst die Leber, dann die Lunge, schließlich das Herz und die Nieren.

Diese vier Organe sind die blutreichen Organe und sie sind die eiweißbildenden Organe. Sie sind nicht die eiweißproduzierenden Organe, aber die bildenden Organe für den Eiweißstoffwechsel. Das ist eine Anschauung, die zum Teil mehr in der Naturheilkunde bekannt ist und die mehr durch geistige Forschungsarbeiten entstanden ist. Es ist ein subtiler Prozeß, wie das Eiweiß aufgebaut wird in uns, und dieser subtile Prozeß bestimmt auch weitgehendst über unser Bewußtsein, über unser Wohlbefinden und über die Ausstrahlungen des Körpers. Je nachdem, wie die Eiweiße aufgebaut werden, so wirkt auch eine bestimmte vorherrschende Kraft in uns, die sich vor allem durch die Art und Weise des Selbstbewußtseins äußert. Grundsätzlich ist aber zu bemerken, daß jene eiweißbildende Kraft in den Organen nicht primär und ausschließlich durch die Organe kommt. Die eiweißbildende Kraft ist vom Atem abhängig, und der Atem ist wieder vom Kosmos abhängig. Und diese ganze kosmische Seinswelt, die durch uns hindurchwirkt, hängt wieder davon ab, wie wir unsere Gedanken bilden und wie wir unsere Empfindungen entwickeln. Wir sind nicht ein Bürger, der nur in der Erde seinen Platz gefunden hat, sondern wir sind ein Bürger des gesamten Weltensystems, und wir leben aus dem Kosmos und der Kosmos wirkt mit seinen verschiedenen Kräften, geistigen Substanzen oder Wesen durch uns hindurch. Diese Kräfte äußern sich durch das Organ auf eine spezifische Weise, je nach der Konstitution des Organs, nach der Anlage und den Grundbedingungen dieser inneren Welt.

Wenn wir die vier Ängste einmal charakterisieren und sie zuordnen, so können wir sehr leicht erkennen, daß die Depression, die Lebensangst, mit der Leber verwandt ist. Diese Lebensangst ist tatsächlich eine Angst – vielleicht kennt sie so mancher – vor dem Leben, vor dem Hineingehen in das Leben, es ist eine Angst, die sich in einem Mangel an Selbstvertrauen und in einer Schwermut oder Melancholie, in einer Traurigkeit, in einer Willenslähmung, in einer sehr starken Einschnürung in der eigenen Körperlichkeit ausdrückt. Das eigene Innenleben wie auch das Leben außen erscheint traurig, das Leben erfüllt sich nicht mehr in einer rechten Sinnfreude. Die Depression ist ein sehr häufiges Zeichen unserer Zeit. Die Empfindungen der Depression wollen wir an späterer Stelle im Vortrag dann noch klarer herauskristallisieren, aber ich will jetzt die vier Ängste einmal in der Summe nennen.

Eine andere Angst ist die Herzensangst. Die Herzensangst ist die klassische Hysterie. Die Hysterie ist durch Ausschweifung oder durch Weltflucht, durch Emotionalität oder durch eine irrationale Anlage im Realitätsempfinden gekennzeichnet. Wer von der Hysterie geleitet ist, neigt zum fluchtartigen Ausschweifen vor der Realität. Die Hysterie ist mehr der progressive Typus der Angst, wenn ich es so einmal bezeichnen darf. Im Gegensatz zu diesem progressiven Typus der Angst steht der konservative Typus der Angst. Dieser konservative Typus der Angst ist die Lungenangst, und man nennt diese Angst die Zwangsneurose oder die zwanghafte Angst. Sie ist die Kontaktangst oder die Umweltangst, sie ist gekennzeichnet durch einen starken Rückzug auf die eigenen Strukturen durch Fixierungen an das eigene Denken, durch Enge, durch Rigidität, sie ist gekennzeichnet durch ein sehr typisches – was man vielleicht im negativen Sinne benennt – konservatives Element. Nun sollte aber niemand denken, wenn er konservativ ist, daß er dann zwanghaft und damit lungenkrank, lungendefekt ist, und wenn er progressiv ist, sei er damit hysterisch. Die Vergleiche sind nur einmal so gewählt, weil sie recht typisch den Formen entsprechen.

Die vierte Angst ist die schizoide Angst, die einen sehr schrecklichen Unterton aufweist durch die klassische geistige Krankheit, die die Psychiatrie Schizophrenie nennt. Die schizoide Angst und die Schizophrenie sind aber noch zwei verschiedene Dinge. Man könnte vielleicht die schizoide Angst schon als eine gewisse Vorstufe oder harmlosere, noch nicht wirklich schwerwiegende Form der Krankheit bezeichnen, sie ist die trennende Angst, die Angst vor Nähe, sie ist wohl die häufigste Angst in unserer Kultur. Warum ist diese schizoide Angst so häufig? Ein kleines Beispiel soll einmal hier zur Beleuchtung dienen. Die schizoide Angst kennzeichnet sich durch Intellektualismus und durch den Versuch, mit dem Intellekt Steigerung und Wahrheit zu finden. Es ist unsere Kultur ja gekennzeichnet durch viele Spezifikationen und unendliche Bestrebungen nach größtmöglicher Leistung auf allen Fachgebieten. Wir haben beispielsweise die Wissenschaft von der Kunst getrennt und die Kunst von der Religion getrennt und die Philosophie von der Theologie getrennt. Alle Gebiete haben einen Einzelcharakter übernommen und einen isolierten Anspruch für sich gewonnen. Darin zeigt sich eine verhängnisvolle Tendenz zum Materialismus. Der

Materialismus ist eine Art dekompensierte Form für diese innere schizoide Angst, die als ein Grundton in unserer ganzen Kultur schwingt. Nun sollte aber in diesen Ausführungen, wenn sie so einmal benannt werden und auf eine mehr oder weniger pauschale Summe geraten, nicht nur ein sehr negatives und kritisierendes Element gesehen werden. Es ist wahr, unsere Kultur besteht aus dem Wesen der Angst, und wie tiefe Philosophen auch herausentwickelt haben, ist die Einsamkeit die Grundstimmung, die innere Stimmung unseres Menschseins, die immer von dieser Melodie der Angst begleitet ist. Die Angst ist die schattenhafte und wegbegleitende Realitätsform für uns geworden. Das sollte uns aber nicht erschrecken. Wir haben mit der Angst einen Bürger in uns wie ein mächtiges Wesen oder wie eine große bestimmende Macht, die uns auf der einen Seite wie ein Schreckensgespenst begleitet und mit vielen Schwankungen, mit vielen Belastungen überlädt, und wir haben aber mit dieser Angst eine großartige Möglichkeit zu einer förderlichen Bewußtseinsentwicklung. Die Angst ist der aufregende Wegbegleiter unseres Daseins, und gleichzeitig ist diese Angst als ein beunruhigendes Wesen, als ein versuchendes und belastendes Wesen, derjenige Pol, der uns zur höheren Entwicklung motiviert. Die Angst ist jener widersprüchliche Faktor, der uns durch seine eigene Stimmung mehr aus den verschiedenen Bindungen und Abhängigkeiten, aus dem noch tieferen Fall in die Materie herausbringen möchte. Eine Frage ist es: Ist es nun positiver, wenn wir mehr in der Kompensation des Materialismus leben und die Angst übertönen durch Anklammerung an die Materie, durch Konsum, durch Steigerung, durch ein Immer-mehr-Wollen, durch immer mehr Befriedigungsgier, oder ist die Angst, wenn sie in Form von Depression, in Form von direkt reaktiven Ängsten, in Form von pathologischen Erscheinungen ausbricht, hier positiver zu werten? Vom Kosmischen, vom Geistigen aus, von einem höheren Standpunkt aus ist sicherlich die reaktive Form der Angst, wenn sie ausgebrochen ist, positiver als die dekompensierte Angst, die sich nur zudeckt, die sich nur verschleiert. Aber wie dem jetzt auch sei, woher wir auch den Standpunkt ansetzen und welchem Standpunkt wir das Gewicht verleihen, wir wollen gleich auf eine Möglichkeit, auf einen Weg der Heilung übergehen und dann die Empfindungen in den Ängsten näher betrachten innerhalb dieser vier erwähnten Grundformen.

Der Weg der Heilung wird von mir aufgezeigt im Yoga durch ein gezieltes Training, das sehr nahe verwandt ist auch mit dem Schulungsprinzip des Yoga. Jetzt mögen wir vielleicht erschrecken, wenn wir eine bestimmte Vorstellung von Yoga haben. Es gibt ja bekanntlich die unterschiedlichsten Vorstellungen von Yoga. Der Yoga hat ein sehr breites Pensum an Wegen entworfen, die oftmals sehr konträre Aussagen vermitteln. Es existiert über den Yoga die weit verbreitete Meinung, daß man durch bestimmte Techniken und Übungen furchtfrei und angstlos wird oder werden könne. Und es gibt die Geschichten über Yoga – dies bereits seit den Zeiten Alexanders des Großen –, wo durch bestimmte Pioniersfahrten und bestimmte Eroberungszüge das Land Indien aufgesucht wurde, und man dort Menschen vorfand, die sich in der Askese übten, die eine Fähigkeit der Körperbeherrschung erlangt hatten, die kaum für unser Bewußtsein hier vorstellbar ist. Die fremden Eroberer sahen Menschen, und sie wollten die Menschen töten, und diese Menschen boten sich ihnen noch an, damit sie von ihnen erschlagen werden. Sie hatten keine Angst, sie zeigten keine Spur der Aufregung, und so waren selbst die großen Feldherren überrascht von dieser Ausstrahlung, von dieser ungemeinen Gelassenheit und Opferbereitschaft, die so manche der älteren Yogins hier vor den Augen der Eroberer demonstrierten. Diese Vorstellung aber ist für uns nicht gültig, und es braucht niemand zu fürchten und auch nicht zu hoffen, daß er solch ein Yogin durch diese Möglichkeiten, die ich ansprechen werde, werden wird. Der Yoga, wie er verstanden werden soll und wie er in einem mehr zeitgemäßen Aspekt heute auch seine Integration finden kann, ist im Sinne eines reinen Bewußtseins- und Bewußtwerdeweges. Der Yoga erfordert nicht ein Glaubensbekenntnis. Unter den Begriff »Yoga« fällt durchaus sehr viel, aber es fällt alles einmal darunter, das in jenes Schulungsprinzip hineinführt, das unser Denken mehr in eine Einheit mit dem gesamten Weltenprinzip bringt. Wir haben ein Denken, das mehr in eine Isolation oder mehr in eine Spezifizierung gekommen ist, in eine trennende Abstraktion und damit nicht mehr in der kosmischen Weite begriffen ist, nicht mehr mit den seelischen Qualitäten eins ist. Durch den Yoga will man das Denken entwickeln. Man will das Denken entfalten, man will den Gedanken entfalten in seine kosmische Weite. Ebenso ist es mit den Empfindungen. Die Empfindungen sollten nicht nur projektive Muster unseres Herzens sein, Launen, Gefühle und Stimmungen, die wir je nachdem, wie die Atmosphäre vorliegt, nach außen senden. Die Empfindungen sollten durch eine spezielle Schulung zu immer mehr Wahrheitsbewußtsein, sie sollten zu einer Wahrheitsempfindung werden, zu einer Empfindung in Melodie und Übereinstimmung mit den Zusammenhängen der Schöpfung. Und ebenso verhält es sich mit der Schulung des Willens. Der Wille sollte zu einem kosmischen, zu einem weiten

Willen werden, in letzter Konsequenz zu einem Willen, der mit Gott geeint ist. So ist Yoga nicht ein spezieller Weg eines Glaubensbekenntnisses, einer Konfession, einer Kirche, einer Weltanschauung vom Osten oder vom Westen, sondern Yoga wird von mir so verstanden, daß er ein Weg der Individuation ist zu einem tieferen Einssein, zu einem Fühlen des Weltenzusammenhangs und zu einem Werden hinein in den Weltenzusammenhang.

In der Angst liegt eine außergewöhnliche Situation vor, die uns im Gemüte schwankend macht. Die Situation der Angst ist immer ein mehr oder weniger reaktiver Krisenzustand, der sich belastend äußert und der sich vor allem gegenüber uns und auch vielleicht gegenüber unserer nahen Umwelt sehr schmerzhaft bemerkbar macht. In dieser schmerzhaften Situation ist ein tatsächliches grenznahes Umstimmungsverhältnis gegeben. Wir wollen von innen heraus etwas Höheres schon erklimmen, wir wollen schon eine höhere Stimmung oder ein größeres, weiteres Selbstbewußtsein in uns entfalten, sind aber durch bestimmte hostile und widersachende Kräfte oder Machenschaften des Fleisches gehindert, und somit geraten wir erheblich ins Schwanken. Unsere Organe sind tatsächlich in diesem Sinne unser Feind. Aber es ist nicht das Organ, es ist nicht die Leber oder die Lunge oder das Herz oder die Nieren, sondern es sind jene astralen Kräfte, die auf heimtückische Weise plötzlich frei werden und sich äußern durch die Organe. Diese Kräfte, die sich im Tumult der Angst äußern, könnte der um das Dasein Ringende jetzt vielleicht fälschlicherweise für seelische Kräfte halten. Sie mögen ein Teil eines gesamten seelischen Seins sein, aber sie sind von der Seele sehr deutlich zu unterscheiden. Darin liegt ein ganz wesentlicher Unterschied und ein ganz wichtiger Schritt zur ersten Heilung. Wir müssen auf diesem Weg von einer unbedingten Unterscheidung ausgehen, so daß wir uns mit den Ängsten und mit den Erscheinungsformen, mit den gemütshaften Reaktionen nicht zu sehr identifizieren und ihnen nicht zu viel Macht geben. Das ist natürlich nur möglich, wenn es sich nicht um sogenannte Psychosen, um wirkliche heftige Störungen, die man unter dem Begriff »Geistige Krankheiten« zusammenfaßt, handelt. Der Weg der Bewußtwerdung, Heilung und Selbsterziehung ist aber möglich, wenn es sich um gewisse Krisenzustände handelt, die heute fast überall vorzufinden sind. Die Nichtidentifikation kann gelernt werden. Wir können beispielsweise schmutzige Kleider anhaben. Diese schmutzigen Kleider mögen ja nicht unbedingt auf ein schmutziges Seelenleben hindeuten. Die Seele ist von den schmutzigen Kleidern zunächst einmal vollkommen unberührt.

Und wenn wir gewisse Organkräfte, ausstrahlende Mächte durch unsere Stimmungen, durch unsere Launen, durch unsere Gedanken aufwallend spüren, so ist dies auch ein Äußeres. Es mag sein, daß wir es schwerlich als Äußeres erkennen, und es mag sein, daß uns diese Reaktionen der aufwallenden Angst in eine Tiefe der totalen Krise und des Nervenzusammenbruches hineinziehen möchten. Und es mag sein, daß uns eine Angst wahrhaftig krank macht. Wir werden aber auf dem Weg der Heilung immer mehr, wenn wir diesen Aspekt des Yoga integrieren und von diesem Standpunkt ausgehen und von einer selbstschöpferischen Aktivität beginnen, lernen müssen, diese Bereiche und diese Reaktionen durch unsere Gedanken oder Gefühle, durch unsere Stimmungen, durch unser ganzes Gemüt hindurch nicht mehr als wichtig zu erachten. Die Angst ist tatsächlich eine äußere Realität, so wie schmutzige Kleider eine äußere Realität darstellen. (Anmerkung: Dies gilt auch für die Formen der sogenannten endogenen Angst.)

Diese Organkräfte sind nicht die Seele. Die Seele ist eine andere Dimension, die Seele hat in Wirklichkeit mit der Depression und mit diesen hochwallenden Schwermutsgefühlen nichts zu tun. Es ist sogar so, daß diese Schwermutsgefühle von einem geistigen Standpunkt aus die Seele fördern. Sie fördern ein geheimes Leben des Unsterblichen. Sie bringen durch ihre eigene zerstörende oder belastende Auswirkung in unser Leben etwas unnennbares Neues herein. Dieses unnennbare Neue mag der Aspirant im Moment nicht bemerken, und es mag dieses Neue sogar wie in einer dunklen Nacht völlig verschattet sein. Es mag sein, daß wir nicht einmal eine Wintersonne mehr erahnen. Aber in der Nacht gedeiht ein Wachstum, wie wir wissen. In der Nacht wachsen wir, und wir wachsen in der Nacht tatsächlich vom inneren, seelischen Sein ausgehend. Dieses Wachstum in der Nacht findet bei jedem Menschen statt, nur lenken wir normalerweise die Aufmerksamkeit genau auf jene gegensätzlichen Aspekte und klammern uns vielleicht an diese gegensätzlichen Verhältnisse des ersehnlichen Wohlbefindens im Leibe. Indem wir uns zu lange an das sterbliche Wohl klammern und nur Alternativformen oder nur Möglichkeiten suchen, wie wir diese Ängste auf schnellste Weise unterdrücken können, wie wir nur kompensatorische, neue Strategien entwickeln, geben wir dem Alten mehr Macht, oder wir geben unseren Organen und damit dem Körperlichen zu sehr eine Berechtigung, was auf Kosten des Seelischen geht. Diese Nichtidentifizierung sollte tatsächlich mit der Zeit gelernt werden. Diese Wege dorthin beschreibt der klassische Pfad des Yoga, die Wege beschreiben die verschiedenen Meditationspfade, die Wege sind oftmals aber auch an ein langes Schulungsprinzip, an sehr viel Ausdauer, Geduld und an sehr viel Disziplin geknüpft.

Wir könnten vielleicht auch einen Vergleich aus dem Alltag für das Gesagte und für den Weg der Heilung anführen. Wir tragen uns beispielsweise mit dem Gedanken, ein Auto zu kaufen. In der Regel betrachten wir, wenn wir ein Auto kaufen wollen, unser Objekt sehr genau. Und dieses Objekt, das wir uns aussuchen – ob es nun ein Opel, ein Mercedes, ein VW oder ein anderes Modell ist – das wägen wir nun zunächst gegen die anderen in Frage kommenden Modelle ab, und irgendwann entscheiden wir uns dann vielleicht für einen VW. Nach einem halben Jahr stellen wir die Tatsache fest, daß der VW nicht so gut ist wie der Opel oder nicht so gut wie der Mercedes, und wir wollen ihn wieder abgeben. Es mag ja auch sein, daß der Verkäufer ein Schlawiner war, und wenn der Verkäufer ein Schlawiner war, dann haben wir mit Sicherheit auch Ärger mit dem Auto. Dies haben wir vielleicht noch nicht genügend beachtet. Das sei aber nur zu diesem trivialen Beispiel eine kleine scherzhafte Bemerkung, die aber durchaus für die Realität auch zutrifft. Wir haben aber diesen Gegenstand kennengelernt. Wir haben das Auto kennengelernt und gehen damit objektiv um. Deshalb brauchen wir uns um dieses Auto nicht grämen und brauchen uns um diesen Gegenstand nicht unbedingt so sehr eine innere Spannungssituation schaffen.

Jedenfalls, eine wichtige Aufgabe ist es: Wir müssen, um etwas abgeben zu können, die Sache auch erkennen, begutachten, identifizieren und sie schließlich von unserem Sein, von unserer Seele unterscheiden. Je mehr diese Unterscheidung in unserem Leben über die Jahre hinweg gesehen reift, desto mehr können wir die Angst und die Verhältnisse, die durch unser Gemüt mit Stimmungen und Launen, mit Besorgnissen und Grübeleien hindurch wirken, als etwas Äußeres wie etwas Gegenständliches annehmen, wie etwas, das vorübergehend nur einen Wert hat, wie beispielsweise im trivialsten Sinne ein Auto. Wenn wir dies so als etwas Äußeres nehmen können und unseren Standpunkt, unsere Sicht zu erweitern vermögen und die Seele im Mittelpunkt unseres Daseins unberührt von all diesen einströmenden Mächten erkennen, so ist es uns möglich, auch Frieden »santoṣa« zu finden. Es ist die Unterscheidung eine Substanzkraft der Seele, und es ist die Unterscheidung Seele selbst. Die Unterscheidung wird in Sanskrit »viveka« genannt. »viveka« ist nicht ein intellektuelles Unterscheiden, es beruht nicht auf einem reflektierenden Denken. »viveka« ist tatsächlich die hohe Fähigkeit und Personalität, den sterblichen, vergänglichen Sinn vom unsterblichen, ewigen Sein tatsächlich real zu differenzieren. Mit dieser weit gewordenen Kraft der Unterscheidung erkennen wir diese Verhältnisse, die in unseren eigenen Gedanken leben und sich ausdrücken durch die vielseitigsten vielleicht schönen, aber auch häufig verworrenen und ungünstigen Stimmungen, als vergänglich oder als Zeichen der Zeit. Die Kraft wird ausgeprägt werden zur Unterscheidung vom Sterblichen zum Unsterblichen. Das ist ein Ansatz, den wir bei uns selbst leisten müssen und der nicht durch die Schulmedizin und auch nicht durch die Naturheilkunde entwickelt werden kann. Das ist der Teil, der uns selbst betrifft. Das ist jener Teil, der nur durch unser mutiges Vorgehen, durch unser progressives Aufschwingen, durch unser aspiriertes Suchen nach Wahrheit und nach dem innersten Sinn des Daseins erwacht.

Von diesen Grundgedanken der Unterscheidung können wir diesen Heilsweg nun weiterhin etwas präzisieren und ihn auf die Verhältnisse der Ängste übertragen. So wie wir einen Gegenstand kennenlernen, so müssen wir diesen Gegenstand der Angst auch kennenlernen oder diese Wirkungsmechanismen, die Wirkungsdimensionen, diese geistigen Substanzen oder diese Kräfte, die sich durch unsere Innenwelt bemerkbar machen. Wir sollten diese Seite, diese innere Dimension, die täglich auf uns hereinströmt oder die aus uns herausströmt, identifizieren. Wir können eine Angst noch nicht überwinden, so lange wir in der Gefangenschaft der Angst sind und so lange wir vor allen Dingen diese Angst noch nicht als Angst und als etwas Äußeres erkannt haben. Dieser Weg der Erkenntnis mag vielleicht lange Zeit erfordern. Es ist der Weg von einer Loslösung zu einem Neubeginn. Es ist der Weg von einer niedrigeren oder vergangenen Lebensform in eine höher entwickelte Lebensform, in ein Bewußtsein, das sich als edler und reiner erweist.

Die Angst müssen wir erkennen, und wir können sie von einigen verschiedenen Warten aus einmal betrachten. Wir wollen einmal diese Stimmungen, die durch uns wirken, näher beleuchten. Wie zeigt sich die Depression? Beginnen wir einmal mit dieser häufigen Form der Angst. Die Depression äußert sich in einer Willenslähmung. So wird es normalerweise auch in den medizinischen Büchern beschrieben. Der Wille scheint gelähmt zu sein, die ganze Antriebskraft, die Motivation zum Leben, die Begeisterungsfähigkeit zum Leben, das Interesse nach außen, die Bewegungen nach außen sind wie gelähmt und eingeschnürt im eigenen Innenraum. Das Fühlen in der Depression ist aber gar nicht so sehr diese Willenslähmung, sondern es ist, wenn wir sie einmal ganz genau betrachten, mehr eine Gedankenlähmung. Sie wird bezeichnet als Willenslähmung oder als Willensmangel. Der Wille wäre aber in der Depression bereit, vieles zu tun, jedoch scheint sich eine negative Macht, eine sehr schwere, grübelnde Tendenz durch uns so blockierend zu äußern, daß wir nicht weiterschreiten können. Es scheint sich hier etwas Fremdes, etwas Wesenhaftes durch uns bemerkbar zu machen. Dieses Wesenhafte ist eine Art Zeichen des Schlafes. In der Depression haben wir die typische Stimmung des Schlafes. Wir können mit den Gedanken noch nicht erwachen, wir sind, wenn wir es bildhaft beschreiben wollen, in der Depression mit dem Kopf im Leibe versunken. Wir könnten uns die Depression bildhaft so vorstellen, daß der Kopf hineinstürzt nach innen und sich einschnürt in diesen Innenraum. Das zeigt sich beispielsweise an jenen Verhältnissen des Denkens. Das Denken in der Depression ist meistens sehr, sehr schwer zu begeistern, sehr, sehr schwer in ein lichthaftes, in ein freudiges, in ein feuriges Bewußtsein zu führen. Das Denken ist in der Regel versunken im Leibe, und es ist für den, der in solch einer Krise gefangen ist, fast immer eine nervliche Erschöpfung spürbar, in der er einen längeren Satz gar nicht im richtigen Zusammenhang behalten kann. Er vergißt seine Gedanken. Er beginnt einen Satz und ihm geht, wie man sagt, der Faden verloren, ihm geht der Zusammenhang verloren. Er kann sich schwer in die Gedankenebene und in das weite, freie, lichte und natürliche Bewußtsein hineinlassen. Der Kopf begibt sich zu tief in den Leib. Das ist das Empfinden, das man in der Regel in der Depression hat. Dadurch äußert sich die Schwermut, die Melancholie, die Grübelei, das Klagen und das Jammern. Dieses Jammern ist ein Versuch, aus diesem mehr versunkenen Schlafzustand doch in das Licht zu kommen. Normalerweise ist unser Denken ganz automatisch in einem natürlichen Zusammenhang. In der Depression stürzt es aber nach innen hinein, zu stark nach unten, und es ist versunken im Leibe.

Eine andere Angst und ein anderes Beispiel wollen wir nun als nächstes betrachten: Wenn wir einmal nach oben zum Herzen gehen, zu der Herzensangst, zur Herzneurose oder zur Hysterie, dann haben wir hier durchaus ein sehr manisches Zeichen, das der Depression vielleicht auch sehr nahe verwandt ist, aber nicht unbedingt eine Depression ist. Die Manie ist eine Form der Depression, die Hysterie ist jetzt nicht eine Form der Depression. Sie mag sehr nahe verwandt sein mit dieser Lebensangst, aber sie ist doch eine eigene Gruppe von Wesen, und sie ist mehr dem feurigen Element zugeordnet. Dieses feurige Element äußert sich in einer ganz bestimmten Grundstimmung. Derjenige, der von dieser Kondition oder Konstitution geleitet ist, neigt zu überschießenden Reaktionen. Es ist gleichsam die Empfindung sehr real zutreffend, es ist nicht nur ein Bild, sondern es ist eine sehr reale Empfindung, es ist fast wie wenn das Herz und die Systole nun in den Gedanken hineinpulsiert, und diese Systole aus dem Herzen äußert sich im feurigen Übermut. Der, der in der Hysterie liegt, neigt dazu, daß er nicht auf den Fersen geht, sondern er geht auf den Zehenspitzen, er möchte die Welt fast verlassen, das Feuer bewegt ihn nach oben. Und es neigt auch ganz besonders jener Typus zum Ausgleiten zu sehr in Utopien und zu sehr vielleicht in gnostische, kosmische Welten, die aber keinen realen Zusammenhang mehr zur Erde nehmen. Die Hysterie mag sich auch durch sehr unmögliche und sehr belastende emotionale Ausbrüche äußern. Sie sind aber ein Zeichen des funkelnden Feuers, ein Zeichen der überschießenden Reaktion. Diese Hysterie liegt nicht so sehr im deutschen Blute, sie liegt mehr im österreichischen Blute. Aber nicht, daß sich jetzt die Österreicher damit etwas benachteiligt fühlen. Es ist wahr, jedes Land hat eine bestimmte Organbezugsrichtung und dadurch auch eine bestimmte psychologische oder in diesem Sinne eine Zugehörigkeit zu diesen Kräftewirkungsfeldern, die in Wirklichkeit auch astrale, kosmische Wirkungsfelder sind. Die Deutschen neigen weniger zu der Hysterie. Frauen neigen leichter zur Hysterie als Männer, dafür neigen Männer mehr zu der Lungenangst, zur pulmonalen Angst, zu dieser Angst, die sich in Zwangsmechanismen, Zwangskrankheiten, in Einschnürungen und Engetendenzen bemerkbar macht. Es mag sein, daß wir diese Angst gar nicht so sehr auf dem Plan treffen. Es ist aber die zwanghafte Angst diejenige, die das deutsche und vor allem das bayerische Volk sehr stark leitet.

Die Lungenangst äußert sich in einem sehr konservativen Zeichen, und sie äußert sich von der Empfindung mehr in einer Vitalstruktur des Körpers. Was bedeutet eine Vitalstruktur des Körpers? Wir neigen hier in unserer Kultur zum Eiweißkonsum. Der Eiweißkonsum mag uns auch eine gewisse Sicherheit und Festigkeit im Leiblichen geben. Eiweiß gibt Zusammenhalt von Leib und Seele, Eiweiß mag uns fest machen, stabil machen und in der Muskulatur auch mehr von den sensitiven Einflüssen abschirmen. Diese Angst, diese zwanghafte Angst äußert sich beispielsweise in pathologischer Hinsicht in einem unwiderstehlichen Drang nach fortwährendem Händewaschen. In einem weitergefaßten pathologischen Sinn äußert sie sich aber im Psychischen in einem Festhalten, in einem starren Festhalten an begrenzten Dogmen, an begrenzten Inhalten, an Glaubenssätzen oder an begrenzten Auffassungen, die wir uns errungen haben. Die Lungenangst ist typisch in diesem Sinne konservativ, wenn wir das vom negativen Merkmal her benennen. Sie ist auch die Angst, nicht lernen zu wollen. Der, der an dieser Angst leidet, der wird allzuleicht ein formelhaftes Denken in seinem Bewußtsein pflegen. Er wird bei sich sagen: »Wenn ich heute zu einem Vortrag gehe oder wenn ich heute ein neues Buch lese, oder wenn ich heute mit einem Menschen eine Begegnung habe, so kann doch mir dieser Vortragsredner oder dieses Buch oder dieser Mensch nichts Neues erzählen. Ich weiß schon alles. Ich werde nur diese Dinge beurteilen, weil es mir zusteht zu beurteilen.« Er wird sich in dieser Angst auf einen Standpunkt des Leiblichen, des Fixierten und damit auf den Standpunkt des rein materialistischen Prinzips festsetzen. Er wird sagen: »Für mich gibt es nichts mehr zu lernen, ich habe im Leben schon alles gelernt.« Das ist ein Standpunkt, der sich in pathologischer, in sehr schwerer pathologischer Hinsicht dann so äußert, daß man nichts mehr aufnehmen will und nicht mehr essen möchte. Denn die geistige Nahrung ist unser Brot. Die geistige Nahrung, das Lernen, dauert bis zu unserem Lebensende. Selbst in ältesten Jahren lernen wir noch, und durch dieses Lernen erfahren wir Leben, Verwandlung und psychische Transformation. Wir lernen täglich, – und selbst wenn wir uns sehr vollkommen fühlen, selbst wenn wir einen Meistertitel auf irgendeinem Gebiet oder in der Religion beanspruchen – dann werden wir doch täglich lernen. Dieses Lernen ist aber für den, der durch diese Angst geleitet ist, abgeschnitten. Er sagt sich: »Was gibt es für mich noch zu lernen?« Und diese Angst äußert sich mit den Gefühlen: »Ich will in meiner Welt nicht mehr teilnehmen, ich will nichts mehr in der Welt erfahren«, und dieses psychische Eingeschnürtsein äußert sich in pathologischer Hinsicht in einem: »Ich will nicht mehr essen«. Der Ausdruck dieses Nicht-Essen-Wollens, der Ausdruck einer Magersucht, einer Krankheit, die ja bei jungen Menschen eine sehr krasse Verbreitung findet, kommt durch jene Wesen, die hauptsächlich – nicht nur, aber hauptsächlich – durch das Lungenorgan einen Einzug finden. Sie sind Kräfte, es sind bestimmte organaktive Ausstrahlungen, die durch den einzelnen ihren Ausdruck finden. Es ist aber gerade dies ein gravierendes Zeichen unserer Kultur und unserer Zeit: Wir wollen eigentlich die Kontakte nicht mehr, wir wollen nicht mehr essen, wir wollen nicht mehr lernen, und so verarmen wir zunehmend seelisch.

Wenn wir nun von dieser Lungenangst noch zur vierten Angst übergehen, zur schizoiden Angst, zur nierenbedingten Angst, so kommen wir zu einem sehr ähnlichen Merkmal, das aber doch von der Empfindung her anders ist. Diese Wesen, die sich durch die Niere ausdrücken und durch das Luftelement gekennzeichnet sind und diese schmerzlich und trennenden Empfindungen hervorrufen, sind prädestinierend für den Materialismus. Unser Materialismus, der ja als die eigentliche Krankheit unserer ganzen Kultur gilt, ist so dominierend geworden, daß er scheinbar für alle Wirtschafts- und Sozialsysteme, ja für alle Kirchen und für alle Einrichtungen kaum mehr einen Ausweg bietet. Wir wissen um die Krankheit des Materialismus und sehnen uns nach der einsamen Berghütte, aber wir können diesem Materialismus nicht mehr entfliehen. Es ist ein gewaltiger Mechanismus, der sich durch bestimmte Kräfte, organisch gesehen durch die Nieren, wieder durch uns bemerkbar macht. Diese Kräfte äußern sich durch unsere Art und Weise des Denkens, durch unsere Art und Weise des Fühlens und vor allem auch durch unsere Art und Weise des Handelns. Es ist nicht nur die einzelne Handlung, sondern es ist die ganze Art und Weise, wie die Handlung und wie der Gedanke und wie die ganze Aktion damit in den Zusammenhang tritt. Die Empfindung in der Niere oder die Empfindung, die wir eben besitzen, ist eine Angst, die wir bezeichnen können als eine Angst vor Verlust, vor Selbstaufgabe oder vor einem Zerbrechen des Leiblichen. Wir haben diese Angst, die eine sehr sensible Angst ist, und die eine Angst vor der Selbstaufgabe ist, in Form von einer wirklichen existentiellen Grund- und Leibesangst in uns. Es ist wahrhaftig auch eine tiefe Wahrheit, wir können uns nicht in eine Freundschaft hineingeben, in eine größere Nähe und vielleicht in eine Hingabe an die Welt und uns mit der Schöpfung in Beziehung bringen, weil wir daran zerbrechen würden. Das ist eine Wahrheit, die sich vom geistigen Standpunkt äußert. So ist der Materialismus auf der einen Seite eine Art Heilsmission, damit wir nicht zerbrechen oder damit wir uns nicht aufgeben müssen in unserer Individualität, aber auf der anderen Seite wird er zu einem »Tier«. Er wird wahrhaftig zu dem Wesen, das uns ganz in die Vitalität des Körpers zurückwirft und somit bindet an den Intellekt und bindet an ein unendlich ausschreitendes und zerstörendes Steigerungsprinzip.

Ein Beispiel wollen wir einmal für diese schizoide Angst herausgreifen, dann können wir sie vielleicht leichter nachempfinden. Vielleicht ist sogar mancher Bergsteiger unter uns, es ist bei jeder Sportart ähnlich, aber beim Bergsteigen ist es mir aus der Erfahrung am geläufigsten. Beim Bergsteigen findet man heute ein isoliertes Erleben. Betrachtet man die Zeitschriften, die über das Bergsteigen verfaßt werden, vor allen Dingen über das sportliche Klettern, dann gewinnt man sehr schnell den Eindruck, wie das Erleben aus dem Gesamtzusammenhang herausgelöst ist. Der einzelne sucht seine Zufriedenheit und Befriedigung, seine Selbstbestätigung, Selbstgenügsamkeit, Selbstgefälligkeit und seine Selbstwerdung im Prinzip der Steigerung. So ist man auf utopische Leistungen geklettert, auf Leistungen, bei denen man mit einem Finger einen Klimmzug an einer winzigen Leiste macht und sogar noch an dieser Leiste für eine Minute sich zu halten vermag. Aber für den Bergsteiger heute ist es schon fast einerlei geworden, ob er nun an einem Berg hängt oder an einer künstlichen Kletterwand. Das Erleben hat sich herausgelöst aus der Schöpfung. Da sich dieses Erleben immer mehr herauslöst, wissen wir nicht mehr Bescheid über das Dasein nach dem Tode. Wir empfinden nicht mehr unsere Integration in die gesamte universale Welt. So leben wir dieses große Paradoxon. Wir leben in der Materie und sind der Materie und der Natur und unserem eigenen Körper fremd geworden. So ist der Materialismus ein Zeichen der Entfremdung und drückt sich als das Zeichen der Einsamkeit durch uns aus; durch eine Angst vor der Materie und vor dem Zerbrechen unserer Leiblichkeit und schafft in sich aber wieder den Drang nach einer pausenlosen Steigerung. Wir müssen uns steigern, um zu überleben. Das ist eine Form der Angst.

Die Angst arbeitet aber, wenn sie reaktiv wird, an unserer Befreiung. Sie ist jenes Zeichen, das uns insgeheim auffordert: »Du gehörst nicht nur dieser Welt und diesen sterblichen Steigerungen des Selbstbewußtseins an. Schaue auf diese Welt, wie sie noch weiterhin gegeben ist, denn wenn du einmal durch die Todespforte schreitest, dann wird dir nicht dein Hab und Gut und dein Erfolg bleiben, und es wird dir auch nicht jenes bleiben, was du an schönen und leidenschaftlichen Gefühlen im Leben gelebt hast, sondern es wird ein anderer Wert für dich übrigbleiben.« Es ist wahr, ein anderer Wert bleibt übrig. Jener Wert aber, den wir uns durch einen materialistischen Drang in pausenloser Steigerung des Selbstbewußtseins durch ein Wollen über die Materie hinaus aneignen und zum Besitztum schaffen, der wird wieder verschwinden. Es wird damit alles Besitztum von uns weichen. Die

Angst ist in Wirklichkeit auch immer, gleich in welcher Form sie sich zeigt, die Angst vor diesem Unnennbaren, vor dem Tode, es ist die Angst vor einem Nichts.

Nun will ich noch auf zwei weitere Hintergründe kommen, wie wir mit dieser Heilung besser zurechtkommen können oder wie wir einen vielleicht ersten Gedanken zur Heilung finden und vielleicht auch einen ersten praktischen Aspekt zur Heilung umsetzen. Es ist ja so, daß wir gewisse Äußerungen durch unsere Sprache und durch unsere ganzen Bewegungen nach außen machen, und in diesen Bewegungen nach außen können wir schon die Angst identifizieren, wie sie durch uns auf ihre kompensierte Form, ihre versteckte, verschleierte, verschattete Form spricht. Wir können, wenn wir die Zeichen einmal etwas besser lesen lernen, direkt diese Fixierungen oder Abhängigkeiten oder diese falschen, irrtümlichen Richtungen, die beständig durch uns hindurchwirken, erfahren. Es ist wahr, die Angst, wie sie auftritt, ist ein versuchendes phänomenales Irrlicht, sie ist ein nächtliches Tagesphänomen, das nicht wirklich der Seele angehört, und deshalb bezeichnet sie der noch ältere und weise Geist im Yoga wahrhaftig als einen Irrtum. Die Wirklichkeit der Seele ist innerhalb den unruhigen Tumulten der Ängste weit überschattet und verborgen. Nun wirkt wie ein grotesker Widersacher diese Angst durch uns hindurch und sie äußert sich – wenn wir einmal beginnen – durch die Leber, und sie äußert sich in einem klagenden Ton, in einem jammernden Ton. Sie äußert sich aber auch in einem Urteil. Das Urteil liegt uns normalerweise schon, bevor wir überhaupt eine Angst spüren, im Blute. Es ist ja so, daß unsere Urteile, ich möchte sagen fast in allen Fällen, immer ein Ausdruck sind für dasjenige, was wir nicht besitzen oder für dasjenige, was in uns als Konfliktsituation arbeitet. Wir verurteilen immer dasjenige beim anderen, was wir bei uns selbst insgeheim hegen. Es gibt eine kleine Geschichte, die in Indien aus dem großen Epos des Mahabharata erzählt wird.

Diese Geschichte aus der Zeit der Bhagavad Gita liegt etwa dreitausend Jahre vor Beginn unserer Zeitrechnung zurück. Es war zu jener Zeit, als die zwei großen Völker, die Kauravas und die Pandavas, um das Recht auf der Erde kämpften. Die Kauravas galten zu dieser Zeit als der Ausdruck für böse und materialistische Tendenzen, während die Pandavas als der Ausdruck für fromme und reine Menschen galten. Diese beiden Sippschaften bekriegten sich. Jene Geschichte handelt von Duryodhana und Yudhishthira, den Anführern der beiden sich gegenüberstehenden Heere. Beide gingen zu Krishna, und jeder bat um eine Aufgabe. Krishna galt zu dieser Zeit als die persönliche, inkarnierte Gottheit, das heißt, als eine besondere Gestalt, die nicht von der Erde, sondern ganz aus Gott geboren war. Zuerst fragte Duryodhana, der zu der Sippschaft der übelgesinnten Kauravas zählte, Krishna um seine Aufgabe. Dieser sagte zu ihm: »Gehe hinaus und suche mir in der Welt einen guten Menschen.« Duryodhana suchte gemäß des Auftrages Krishnas in allen nur erdenklichen Teilen des Landes Indien nach einem guten Menschen. Und er mußte feststellen, daß nirgendwo ein guter Mensch zu finden war. Er kam zurück zu Krishna und sagte ihm: »Leider, Krishna, habe ich nirgendwo einen guten Menschen gefunden. Alle diese Menschen haben Makel und waren von Sünde befleckt. Die einen konnten die Wahrheitsrede nicht hervorbringen, die anderen waren in ihrer Gesinnung betrügerisch. Andere lehnten den Gottesdienst und die Gottesverehrung ab und hatten nur materialistische Interessen und wieder andere waren gleichgültig gegenüber ihren Mitbrüdern. Schließlich fand ich auch welche, die die Arbeit und die aufrichtige und selbstlose Haltung im Dienste am Nächsten scheuten. Jeder hatte schlechte Eigenschaften. Nirgendwo fand sich ein wahrhaftig guter Mensch.« Dann sandte Gott Krishna den Sohn der Pandavas aus, den frommen Yudhishthira. Dieser bekam aber eine andere Aufgabe. Ihm wurde aufgetragen, einen bösen Menschen in der Welt zu finden. Yudhishthira ging durch die Welt. Er nahm sich Zeit, kam aber nach langem Suchen zurück zu Krishna und sagte zu ihm: »Krishna, ich habe nirgendwo einen bösen Menschen finden können. Die Menschen sind so fromm. Sie beten, sie lieben einander, sie tun Gutes, und wenn tatsächlich einmal jemand dabei ist, der etwas Schlechtes in seiner Gesinnung trägt, so bereut er es schon nach kurzer Zeit und wendet sich wieder dem Guten zu.«

Diese Geschichte ist eine tiefsinnige Geschichte, wenn sie vielleicht auch nur als Geschichte hier dasteht, aber sie drückt eine sehr tiefsinnige Wahrheit aus. Wir verurteilen das, was in uns lebt, oder wir sehen dasjenige, was in uns lebt. Wir sehen eigentlich dasjenige gar nicht, was in uns noch nicht lebt. So trifft es auch zu, wenn es auch nicht ganz der Sinn der Evangelienstelle ist, es wäre dahinter ein noch tieferer Sinn, aber es trifft doch in einer recht guten Weise zu: »Wenn wir den anderen verurteilen, verurteilen wir uns selbst.« Denn es ist ein Ausdruck unserer eigenen Innenwelt. Und so wird der Depressive, der in seinem Klagen liegt, immer die Welt mehr als böse verurteilen und er wird sich beklagen bei Gott, daß er ihm nicht hilft. Derjenige in der depressiven Stimmung – man achte auf die feine Melodie der Gedankenäußerung – verurteilt vor allem auch die Moralität oder die Unkollegialität der anderen. Er verurteilt den anderen, weil er nicht den entsprechenden freundschaftlichen Verhältnissen oder den nötigen Bedingungen nachkommt. Er verurteilt aber gerade dasjenige, das in ihm selbst als noch sehr unglückliches Ideal der Anbetung ruht. Es ist in diesem mehr depressiven, klagenden Ton immer ein Wollen vorhanden, ein Trachten nach weltlicher Harmonie und Zufriedenheit. Es ist ein sinnliches Wesen in dieser Depression. Derjenige möchte eine unendliche Einheit finden, die man nicht finden kann. Die wahre Einheit müßte aus dem Geiste beginnen und unabhängig von den leidenschaftlichen Wünschen von Gott aus ihren Anfang nehmen.

Wenn wir diagonal gehen in unserem Viereck mit den Ängsten, dann kommen wir auf die Hysterie. Und die Hysterie hat auch ein Urteil nach außen, aber der Hysteriker wird am leichtesten geneigt sein, den anderen zu verurteilen, daß er keine Verantwortung hat. Das liegt nun leicht auf der Hand, denn der Hysteriker kennt am wenigsten ein Verantwortungsgefühl. Er wird den anderen verurteilen, weil er selbst keine Verantwortung hat.

Das Urteil des Lungentypus, der am meisten von diesen Kräften konstitutionsgemäß geleitet ist, wird darin liegen, daß man den anderen und seine Parteilichkeit verurteilt. Man wird also den anderen in seiner Parteizugehörigkeit verurteilen, ihn als Sektierer oder ihn einfach als bösen Menschen, in einer bösen Partei befindlichen Menschen, bezeichnen. Warum wird er dieses Urteil sprechen? Weil er selbst der Parteibildner ist. Denn durch diese Kräfte äußert sich die Parteilichkeit. Die Angst treibt den Menschen zur Parteibildung, und so wird derjenige geradewegs beim anderen die Parteilichkeit verurteilen.

Beim schizoiden Menschen liegt das Urteil wieder entsprechend in einem Sinne des vergleichenden Wettkampfs. Der, der von diesen Kräften geleitet ist, wird am leichtesten bei dem anderen zu dem Urteil neigen, sein Gegenüber oder seinen Bruder oder seinen Angehörigen, seinen Gesprächspartner als abhängig zu bezeichnen, denn er strebt in seinem Intellekt und in seiner Art des Werdens zu einem Selbstbewußtsein und einer totalen Emanzipation nach Unabhängigkeit. So ist das Urteil hin zum anderen aus der

Abhängigkeit zur Abhängigkeit gerichtet. Man verurteilt den anderen wegen Abhängigkeit. In Wirklichkeit aber spricht hier ein Paradoxon eines Urteils, es ist so, wie wenn jemand aus dem Gefängnis des Selbstbewußtseins den anderen in seinem Käfig des Bemühtseins bewerten möchte.

So äußert normalerweise der Mensch – es muß nicht immer sein, aber häufig und in vielerlei Hinsicht äußert der Mensch, und man kann darauf aufmerksam werden – seine Innenwelt durch das Urteil nach außen. Er äußert das Urteil und sieht dabei nicht, daß es sich in Wirklichkeit um eine Projektion handelt, um ein Wesen, das durch unsere Organe spricht und nicht aus der Seele kommt. Eine Projektion ist eine organabhängige Gedankenkraft. Eine Projektion äußert sich immer aus uns selbst und aus unserem Erbe und unserer Innenwelt. Eine Projektion liegt immer wie ein Schleier um die Wirklichkeit herum. Aus diesen Projektionen müssen wir heraustreten. Diese Projektionen müssen wir überwinden lernen durch geeignete Schulungen, durch geeignete Konzentrationsübungen und durch unendliche Mühe um Selbsterziehung und Selbstverantwortung. Denn die Projektionen nehmen uns gefangen, und die Projektionen sind organabhängige Zeichen der Gefangenschaft im Leibe.

Diese Überwindung könnte aber vielleicht jetzt in einer Art Vereinigung von verschiedenen Grundsätzen und Prinzipien liegen. Wir könnten vielleicht annehmen, wir könnten die Depression heilen, indem wir etwas von dem Nierentypus in uns aufnehmen, und wir könnten vielleicht die mehr ausschweifende Tendenz der Hysterie heilen, indem wir etwas mehr von dem konservativen Element der Lungenangst in uns aufnehmen. Die Lunge gibt die Erde, die Hysterie gibt das Feuer, und wenn wir beide etwas zueinanderbringen, dann kommt vielleicht, so könnten wir annehmen, ein ganz gutes Gleichgewicht heraus. Dem ist aber nicht unbedingt immer eine Rechenschaft zu geben. Es mag sich in vielerlei Fällen sehr günstig erweisen, und es mögen sehr gute Ausgleichstendenzen geschehen, wenn wir uns so manche Verhaltensweise von unserem Gegenüber abschauen und ein mangelndes Selbstbewußtsein vielleicht durch ein durchaus einmal strengeres und fixierteres Auftreten ausgleichen. Das mag durchaus sehr hilfreich im Leben sein. Ein Heilung dürfen wir aber darin noch nicht sehen. Jedes Temperament, jede Organanlage trägt in sich den mysteriösen und ursprünglichen Keim der Heilung. Diese sehr anspruchsvolle Möglichkeit soll einmal als ein letzter Punkt noch hier angeführt werden.

Diese Heilung ist jetzt zunächst einmal noch theoretisch, aber wir können uns eine Vorstellung bilden, was damit gemeint ist. Beginnen wir wieder mit der Depression. In der Depression liegen Empfindungen vor, die uns sehr stark öffnen für unser Gegenüber. Es wird der, der eine depressive Anlage hat, auch zur Religion sich hingezogen fühlen und sehr leicht hingebungsvoll, auch durchaus unterwürfig sein, er wird sehr viel um Rat fragen. Er wird sich leicht in fremde Hände begeben, und er wird auch gerne den anderen beachten, er wird dem anderen gerne Geschenke machen, er wird wissen, wann der andere Geburtstag hat. Der Depressive möchte sich um den anderen kümmern, und er erwartet in sich auch, daß sich der andere um ihn kümmert. Aber das ist sein Verhängnis. Denn dies führt zur Erwartungshaltung und nicht zu Hoffnung und zu Weite im Geben. Deshalb muß er das Grundprinzip entfalten, das ihm am wenigsten eigen ist; er benötigt die weite und klare Disziplin eines wachsamen, entwickelten und konkreten Denkens. Wir haben gesagt, daß in der Depression der Kopf in den Leib hinabgestürzt ist. Der Gedanke ist damit auch zu stark von den Gefühlen und dem Leibhaften aufgesogen. Das Gedankenprinzip ist das Wichtigste, das der Depressive in seiner gesamten Natur entfalten muß. Indem er mehr und mehr einen Sinn für den konkreten Gedanken und für ein klares, reines Denken entwickelt, ein zielgerichtetes Denken und Wahrnehmen, um so mehr gewinnt er vielleicht auf mühsame, aber auf doch sichere und langsame Weise eine Kraft der Anschauung, eine Kraft der Zuversicht und Weite, eine Kraft, die ihn heraushebt aus dem Schlafe und aus der Müdigkeit des ganzen Lebens. Vielleicht muß er es über Jahre hinweg üben, aber das Gedankenprinzip wäre der Mittelpunkt, und wenn wir von der Weisheit des Yoga ausgehen, dann sagen wir, er muß die Kräfte des Hauptes entwickeln, die sonnenhaften Kräfte, die im Haupte lokalisiert sind und die in einem Energiezentrum ausstrahlen, dem »ājñā-cakra«, das als das sogenannte dritte Auge zwischen den Augenbrauen lokalisiert ist. Dieses Zentrum, das mit dem konkreten Denken und mit den Gedankenbildekräften, mit der Fähigkeit zum plastizierenden Denken, zur Gedankenkraft und Gedankenmodellierung einhergeht, dieses Haupt muß er entwickeln, er muß seine Gedankenkraft in die Weite entfalten.

Anders nun ist es bei dem, der von der hysterischen Angst begleitet ist. Der Hysteriker mag nicht gerne auf die Vergangenheit schauen. Für ihn ist die Vergangenheit immer eine sehr unangenehme Realität, die für ihn am besten gar nicht in das Bewußtsein rücken soll. Er will gar nicht daran denken, wenn er Schulden hat, er will lieber denken an den morgigen Tag und er denkt in die Zukunft. Das Realitätsprinzip ist für ihn etwas sehr Unangenehmes, deshalb geht er auch auf den Zehenspitzen auf der Erde. Und er wird sich auch gar nicht festlegen mögen auf einen bestimmten Plan und auf bestimmte Verpflichtungen. Nun könnten wir sagen: Dann soll endlich der Hysteriker lernen, Verantwortung zu übernehmen. Es ist richtig, aber wenn wir von einem Druck oder von einem Zwang ausgehen, dann hat das Gesamte noch nicht den richtig wegweisenden Wert für die wirkliche innere Entfaltung. Das, was die Tendenz in der Hysterie ist, ist das Fliehen; das Hinwegfliehen hinein in eine andere Welt, und das drückt sich aus in der ständigen Zukunftshoffnung oder Zukunftsvision. Er braucht Ziele, er darf sich nicht mit der Vergangenheit beschäftigen, er braucht immer und fortwährend Ziele. Und diese Ziele muß er nun auf eine bestimmte Richtung lenken. Das Ziel ist etwas Tragendes, etwas Wesentliches, aber das Ziel darf nicht im Materiellen alleinig wurzeln, und es darf nicht zu sehr emotionale Ausschweifungen in den Mittelpunkt stellen. Das Ziel sollte deshalb auf ein ganz anderes Element, das uns im Leben einmal begegnen wird, gelenkt werden. Uns begegnet einmal der Tod, das Todeserlebnis. Das Herz ist auch ein Zeichen für Leben und gleichzeitig ein Zeichen für Tod. Im Herzen und auch in der Hysterie, in dieser Angst oder in der Herzneurose, auch im Herzinfarkt, der zwar ein vollkommenes Gegenteil jetzt zur Herzneurose ausdrückt, ist eine Urangst vor dem Tod verborgen. Diese Urangst ist mit dieser ausschweifenden Tendenz verbunden, die uns wegzieht von der Erde. Der, der an einer Hysterie leidet oder so sehr diesen emotionalen Ausschweifungen unterliegt, sollte sich einmal mit den Stimmungen vertraut machen, die aufkommen, wenn jemand abgeschieden ist. Mit dem Tod vielleicht eines nahestehenden Menschen tritt auch der Tod in das Bewußtsein näher heran. Wir werden mit dem Tod konfrontiert, wenn einer unserer Nächsten stirbt. Mit diesem Tod sollte sich gerade jener konfrontieren, wenn er zum Ausschweifen neigt. Durch diese Konfrontation mit dem Tod und mit dem Bewußtsein des Todes gewinnt der Hysteriker dieses feine Realitätsbewußtsein, das ihn mehr öffnet zur Erde. Es ist in jeder Angst der Keim verborgen, der wunderbare und wundersame Keim zu einer innersten Entfaltung. Normalerweise sind wir der Erde fern und normalerweise gehen wir gar nicht wirklich praktisch in unserem Denken zur Erde und sehen nicht diese Welt. Der, der ausschweift und zu Ausschweifungen neigt, hat aber gerade dieses Erlebnis des Todes schon in einer gewissen Spannung in sich, und wenn er sich damit auseinandersetzt, gewinnt er ein ganz anderes Denken, das ihn für die schöpferischen Geheimnisse und für das Mysterium unseres Daseins öffnet. Er sollte sich mit dem Tod auseinandersetzen.

Wieder eine andere Keimanlage oder eine andere innere Forderung liegt in dem Lungentemperament und in dem Menschen, der gerne zur Parteibildung neigt. Der, der sich gerne fixiert auf starre Ideen und der sich nicht gerne in eine Teilnahme, in den Dialog hineingibt, der glaubt, schon zu wissen, schirmt sich dadurch aus dem Kosmos ab. Er will nicht atmen, er will nicht wirklich teilnehmen, er will sich in seiner eigenen Partei zufrieden wissen. Hier liegt ein tiefer innerer Wert für die Werke und für die Arbeiten. In dieser Angsttendenz ist deshalb die Kraft verborgen, große Werke zu vollbringen. Diese großen Werke aber geschehen dann am leichtesten und am besten, wenn sich der einzelne einmal öffnet zu dem, wo er sich am wenigsten öffnet, und das ist das Lernen. Das Lernen von etwas Neuem, denn dieses Lernen macht ihn zu einem kosmischen Bürger, das gliedert ihn in den Weltenzusammenhang ein. Er sollte gerade jene Bereiche studieren, die mit so etwas zusammenhängen wie Metaphysik, also übersinnliche Welten, kosmische Welten. Er sollte sich vertraut machen mit diesen Geheimnissen, die aus dem Kosmos hereinwirken und doch einer ungreifbaren Dimension angehören. Denn durch diese Auseinandersetzung wird er vertraut mit der rechtschaffenen Arbeit, die einen Weltenzusammenhang hat. Mit diesem Lernen wird er auch mit hohen Künsten, mit hohen Ausdrucksformen, ja, mit edlen Ausdrucksformen vertraut.

Wieder ein ganz anderes Heilselement liegt in dem schizoiden Temperament, in demjenigen Wesen, das sich in Wirklichkeit scheut vor Berührung und vor Nähe, das Angst hat, es könnte das Fremde oder der andere zu nahe herantreten. Hier liegt ein unglaublich heftiges, aggressives Element vor, wenn der andere uns hier nahetritt. Die Aggression ist hier ein Schutzmechanismus. Es liegt aber die Keimanlage in uns gegründet, die uns im Gedankenleben weit öffnet. Es liegt auch die Keimanlage in uns, ganz verborgen und tief in der Seele, nach Sehnsucht, nach Einswerdung. Dieses Einswerden liegt nur an der falschen Stelle. Dieses Einswerden sucht der einzelne durch das Prinzip der Steigerung oder durch einen Intellektualismus zu kompensieren. Das schizoide Temperament wird meistens sehr vital und sehr leibgebunden, sehr erdig oder sehr fixiert. Es ist ein Prinzip der Trennung. Diese Trennung ist dem einzelnen meistens schon seit langer

Zeit bewußt, und meistens leidet der einzelne unter nichts mehr als unter seinem eigenen Intellekt. Dennoch scheint der Intellekt der einzige Ausweg zu sein, mit dem er seinem Leben die Richtung, das Ziel, die Perspektive gibt. Hier nun liegt die innerste Sehnsucht verborgen – aber eben nur verborgen – nach Hingabe, nach einer Hinwendung zum Geiste, zu größeren Ideen, zu größeren Idealen. Es liegt diese Hingabe, diese Hinwendung im verborgensten Wunsche und sie will eigentlich gelebt werden, aber sie kann nicht gelebt werden, weil der Intellekt dominiert und weil die Nieren gewisse Kräfte – die Nieren gehören zum Willenspol – aus dem Willen in das Denken hineinstrahlen und das Denken starr halten. Wir haben in der schizoiden Angst eine Kondition vor uns, die uns tatsächlich willentlich im Gedanken fixiert. Wenn der schizoide Typus zu meditieren beginnt, dann wird er sich immer intellektuell fixieren und diese Fixierung wird mit einem starren Ausdruck begleitet sein. Er wird eine grazile Haltung aufbauen, aber eine fixierte Haltung. Nun muß er sich mit einem Leben beschäftigen, das er vielleicht erstmals mit schweren Tönen annehmen kann, mit heftigen Widersprüchen annehmen kann, aber er muß sich mit einem Leben beschäftigen, das er nicht begreifen kann und nicht gedanklich in seinem Denken analysieren kann, das heißt, er muß sich mit Inhalten, die geistiger Natur sind, beschäftigen. Er muß sich mit einem heiligen Leben, mit einem initiierten Leben beschäftigen, mit einem Leben, das ganz andere ungreifbare Bewußtseinsformen besitzt, das nicht zu konsumieren ist, das nicht vom Intellekt zu erfassen ist. Das ist eine Aufgabe, die diesem schizoiden Temperament entspricht.

Vielleicht wissen wir, daß die Nieren zusammenhängen mit dem Wesen der Beziehung. Eine stille Beziehungssehnsucht liegt in uns. Diese Beziehungssehnsucht arbeitet heraus aus diesem innersten Temperament, das mit dieser sensitiven Anlage des Nierenfühlens und des Nierenempfindens einhergeht. Die Nieren empfinden ganz sensitiv und trachten nach einer Liebe. Sie sind dem Luftelement zugeordnet. Dieses Luftelement will eigentlich atmen, und dieses Luftelement ist ein Ausdruck der Bewegung und des Austausches. Dieses Luftelement ist allen Menschen gemeinsam, es ist der gemeinsame Rock um die Erde, der nicht zerschnitten werden kann. Denn dieser Rock ist unteilbar, es ist dieser Rock der Rock Christi der bekannten Evangelienstelle, der nicht zerschnitten wurde bei der Kreuzigung, denn diese Luft ist allen Menschen gemeinsam. Und so sind die Organe, die Nieren mit diesem Luftelement in Verbindung, und sie tragen in sich die

Sehnsucht nach Austausch, nach Beziehung. Und sie kann gelebt werden, indem wir uns hinwenden an ein Leben, das anderer Natur ist, das aus einer heiligen Dimension spricht, aus einer Dimension, die ungreifbar ist. Die Hingabe bringt den Intellekt in eine Sanftmut und führt langsam die Nichtigkeit des Materialismus vor Augen. Die Hinwendung führt den Wert der inneren Beziehung, der inneren Achtung und damit das wirkliche Selbstbewußtsein nahe. Ein inneres Selbstbewußtsein entwickeln wir, wenn wir diese schöpferischen Anlagen in uns entfalten. Diese schöpferischen Anlagen sind mit der Nierenanlage keimhaft in uns verborgen als das, was wir als Hingabebereitschaft, als innere, verehrende Gefühle leben wollen. Die Hingabe liegt in uns, und es ist dies das, was das indische Denken auch als Bhakti bezeichnet, als die Kraft der Liebe und die Sehnsucht nach der Liebe.

Wenn wir uns mit diesen metaphysischen und offenbarenden Gedanken auseinandersetzen, dann werden wir mehr und mehr die Kraft entwickeln zu einem Erkennen von sterblichen Zeichen und damit zu einem rechten Zuordnen dieser sterblichen Zeichen. Das ist der Weg einer allgemeinen Heilung. Wir können etwas loslassen, wenn wir es auch erkennen als etwas nicht Zugehöriges. Wenn wir in unserem Denken, unserem Fühlen und unserem Willen all die Verschrobenheiten und all die Machenschaften, wie sie uns täglich vielleicht immer wieder begegnen, erkennen, wenn wir sie erkennen im rechten Verhältnis, dann können wir sie lenken und leiten, und wir müssen uns nicht mit diesen Schwankungen, Ablenkungen, kleinlichen Sorgen und irrationalen Wünschen, die durch unser Gemüt wirken, ständig identifizieren. Dieser Weg der Stärkung geschieht durch eine weite Anschauung, er geschieht durch anhaltende und wohlgeordnete Disziplinierung und eine ganzheitliche geistige Entwicklung, der Weg geschieht durch eine hoffnungsvolle und auf ein idealeres Menschsein ausgerichtete Auseinandersetzung und schöpferische Zielsetzung, er geschieht durch ein mutiges Wachwerden für eine größere Wahrheit, die geheimnisvoll in uns liegt und um uns herum existiert, für die Wahrheit der Seele, die unberührt ist von all diesen Phänomenen.

Ich hoffe, daß ich Sie mit diesen Ausführungen nicht zu sehr gefordert oder überfordert habe. Sie sind aus einem kosmischen Standpunkt herausgearbeitet und zeigen die Verhältnisse in der Einheit eines Seelischen und eines Leiblichen auf, die durch die Mitte des ewigen Geistes getragen sind.

Die Ausführungen sind mehr einfach zu einer ersten ganzheitlichen und spirituell gewählten Anschauung gegeben. Sie sollen einmal dasjenige beleuchten, das in unserer Seele liegt und von dem heute leider so wenig gesprochen wird. Sie sollen einmal das Selbstbewußtsein von einer anderen Seite anregen, sie sollen uns eine Gegenwart vor Augen rücken, die wir normalerweise nicht beachten. Das Ziel dieser Ausführungen ist die Stärkung des rein religiösen, unantastbaren Selbstbewußtseins, das auf eine hoffnungsvolle Weise von innen heraus, von einem wirklich geistigen, unendlichen und von einem nicht sterblichen Standpunkt erwacht. Auf die erste Stärkung des Vertrauens und der Seele erfolgen schließlich dann die Schritte der Realisation, die von innen heraus durch uns selbst geschehen.

Wie wirken die Medien auf Kinder und Jugendliche?

Traunreut, 23. April 1997

Am heutigen Abend wollen wir besprechen, wie die Medien wirken, wie sie Einfluß nehmen auf die Entwicklung von Kindern und Jugendlichen. Sie werden bemerken, daß ich mit leeren Händen vor Ihnen stehe und keine Materialien mitgebracht habe. Normalerweise ist es so, daß bei einem Vortrag immer mit Dias und anderen Anschauungsmitteln gearbeitet wird. Ich habe aber ganz bewußt darauf verzichtet, weil wir in unserer Zeit ohnehin mit Materialien, vor allem mit psychisch wirkenden Materialien oder Informationsträgern nahezu überschüttet sind.

Wir haben ja in unserer Kultur das große Problem des Materialismus. Wenn wir unsere Kultur betrachten, so fehlt es uns eigentlich an nichts anderem als an der einigenden und beruhigenden Natur der Seele. Materielle Mittel haben wir genügend, so haben wir eine materialistische Einstellung mehr denn je mit den verschiedenen Zeichen einer rein konsumierenden Lebenshaltung. So stellt sich gleich am Anfang dieser Ausführungen die Frage – und das ist durchaus schon gleich eine schwierige Frage: Was ist eigentlich das Gegenteil von dieser materiell ständig expandierenden Kulturentwicklung, die durch die Medien geradewegs gekennzeichnet ist? Was ist das Gegenteil zu dem, das uns auf dem ganzen Plan des Lebens begegnet, das Gegenteil von Konsum, Materialismus, von dieser mehr erwartenden, nehmenden Haltung, die Erich Fromm auch so treffend bezeichnet hat mit dem Wort »Haben-Gesellschaft«, die ein Immer-mehr-Habenwollen beinhaltet und den Versuch, die Erfüllung in diesem Haben zu finden? Das Gegenteil von dieser Kultur, wie wir sie haben, ist – um es einmal direkt anzusprechen – die schöpferische Sinnentwicklung. Es fehlt uns an nichts mehr als an Seele und an schöpferischer Sinnentwicklung. Ich glaube, daß niemand unter uns ist, der im Innersten nicht weiß, daß der Materialismus uns krank macht. Wir stehen dem Materialismus machtlos gegenüber, er wächst weiter und nochmals weiter, und wir können aus dem sich mehr und mehr verselbständigenden Geschehen eigentlich gar nicht mehr heraus.

Die schöpferische Sinnentwicklung bildet den Mittelpunkt meiner Ausführungen, wenn ich jetzt auch auf die Medien – und das ist in erster Linie der Fernseher, vielleicht als nächstes das Radio, Zeitungen und Illustrierte – zu sprechen komme. Das Hauptgewicht soll aber auf diese schöpferische Sinnentfaltung gelegt werden, denn es ist tatsächlich eine Gefahr, wenn wir hier über die Wirkung der Medien sprechen, wie sie auf die Kinder und auch auf uns Erwachsene wirken, daß wir uns erschrecken, denn sie haben eine – ich möchte sagen – verheerende Wirkung.

Ich kann – auch bei aller Toleranz – nicht viel Gutes am Fernseher lassen. Je mehr man sich mit dem Medium des Fernsehers im Hinblick auf die seelische Gesundheit beschäftigt, um so weniger kann man wirklich Gutes an ihm finden. Er ist wahrhaftig eine Droge, die bei uns im Wohnzimmer steht. Und er nimmt mit seinen gesendeten Szenerien, mit seiner uns manipulierenden Geschicklichkeit und seiner gesamten Reizaussteuerung unser Gemüt enorm gefangen. Darauf werde ich dann im einzelnen zu sprechen kommen und auch darauf, wie das vor sich geht. Aber es soll auch sehr viel Gewicht auf die schöpferische Sinnentfaltung gelegt werden, die das Leben grenzt von Konsumieren und von materiellen Expansionen, die wir alle eigentlich als das krankmachende Zeichen unserer Zeit erkennen.

Es ist die schöpferische Sinnentfaltung ein Problem, das zuallererst uns selbst angeht, nicht unsere Kinder, denn unsere Kinder sind eigentlich dem ganzen Geschehen hilflos ausgeliefert. Wir selbst müssen eine gewisse Unabhängigkeit, eine Schöpferkraft oder eine Seelenkraft ausprägen oder, wenn ich es direkt so bezeichne, eine tiefere Sinnerfüllung im Leben finden, denn andernfalls sind wir ausweglos diesem gesamten Geschehen, wie es durch die Zeitentwicklung geprägt ist, ausgeliefert. Ich will in diesem Vortrag das Gewicht auf das Fernsehen lenken, denn wir können uns am Fernsehen ein doch recht genaues Bild machen, wie wir selbst in Bezug zur Materie oder zum Leben ganz allgemein stehen. Die Ausführungen mögen vielleicht für manchen gar nicht so einfach greifbar sein, weil wir gewohnt sind, nach bestimmten Kriterien einzuteilen, denen normalerweise eine Klassifizierung in »gut« und »böse« oder in »nutzvoll« und »unbrauchbar« zugrundeliegt. Meine Ausführungen folgen nun aber nicht diesen dualistischen Einteilungen, und so wird auch der Fernseher nicht als das absolut Schlechteste bewertet und auch nicht gefordert, daß wir dafür ein neues Medium benötigen, sondern von mir wird mehr die Beziehungsebene aufgezeigt, in der wir stehen als Mensch, als Erzieher oder als Lehrer, allgemein zum Leben und allgemein zu den ganzen Entwicklungstendenzen des Lebens.

Diese Beziehungsebene spricht man in der Regel sehr wenig an. Normalerweise fragen wir, wenn Kinder in der Schule Lernschwierigkeiten haben, nur nach den Möglichkeiten, die das Was betreffen: Was kann dafür verantwortlich sein? Welche Faktoren sind es? Und man wird vielleicht auf diese Antwort kommen: Es sind die Fernsehsendungen, und es sind gerade die verschiedenen Reizangebote, die ständig auf die Kinderseelen einwirken. Aber man wird weniger die Frage stellen, wie wir selbst in Beziehung stehen zu diesem Leben.

Man fragt sich – vielleicht noch an einem anderen Beispiel verdeutlicht – was kann man tun, damit man eine noch bessere Ernährung findet, oder was kann man tun, damit man noch eine bessere Pädagogik findet? Selten fragt man sich, welche Beziehung haben wir zur Nahrung oder welche Beziehung haben wir wirklich als Erzieher zu unseren Kindern? Und welche Beziehung haben wir von Seele zu Seele?

Aus diesem Grunde sind manchem diese Ausführungen etwas befremdlich, weil unsere Zeit und unsere Kultur immer an den Prinzipien der Produktion orientiert ist oder an dem, was der forschende Intellekt wieder Neues anbieten kann. Der geschäftige Drang des Verstandes fragt sich nicht nach dem inneren Kern, der in der Seele ruht. Und gerade dieser Kern in der Seele ist ja das Wichtigste unseres Menschseins, denn wenn es uns an Seele fehlt, entfremden wir uns von einander, entfremden wir uns im Sinne des Gemeinschaftlichen, wir entfremden uns aber auch tatsächlich von der Materie. Das ist das Paradoxe am Materialismus: Wir werden nicht mit der Materie versöhnt, sondern in Wirklichkeit ist die ganze Konsumhaltung und die ganze materialistische Tendenz geradewegs eine Entfremdung von der Materie, so daß wir mit der Materie immer schlechter umgehen können, und aufgrund des Mangels in der Seele noch mehr das Konsumprinzip ermöglichen und benötigen, etwa als Ersatz für unser unerfülltes oder für unser so schwer in die Materie hineingestelltes Leben. Wir entfremden uns von der Materie, und einige Beispiele sollen dies einmal beleuchten. Der Fernseher wird jetzt nicht gut abschneiden, aber das bedeutet nicht, daß Sie glauben müßten, der Fernseher sollte mit einem schwarzen Tuch verdeckt werden.

Der Fernseher wirkt als ein sehr intensives Medium, und es sind ja meistens Stunden, die schon die Kinder, die Jugendlichen und auch die Erwachsenen vor dem Fernseher verbringen. Es sind oft schon ganze Lebensinhalte, die in dieses Bezugsfeld hineingelegt werden. Zuerst will ich einmal auf die Erwachsenen zu sprechen kommen, und wie das Fernsehen auf uns Erwachsene wirkt, denn wir sind ja als Erwachsene wieder der eigentliche Schlüssel für die geistig-seelische Entwicklung der Kinder. Wenn wir als Erwachsene einigermaßen eine Linie und eine Auseinandersetzung im Umgang mit den Medien finden, dann wird es auch leichter sein, mit den Kindern entsprechend in einer sinnvollen Führung und Gestaltung umzugehen. Deshalb ist es interessant, zunächst einmal ganz allgemein zu fragen: Wie wirkt das Fernsehen – und zwar inhaltlich – wie wirkt es? Und da wissen wir, daß gerade durch das herrschende Konsumprinzip – das durch die verschiedenen Sendungen ganz besonders eine Anregung erhalten soll – bestimmte Tendenzen geradezu geschürt oder ganz besonders in das Licht hineingedrängt werden müssen. Es geht eigentlich, und man kann in etwa so siebzig bis achtzig Prozent der Sendungen darunter einstufen, fast immer um Reize, Sinnlichkeit und um gewisse Machtaspekte, die sehr viel auch mit dem Geld zu tun haben: Es geht um Macht und Reichtum. Sehr selten nur werden wir ein gutes, ein hohes Ideal durch die Sendungen widergespiegelt finden.

Dessen können wir uns ganz leicht vergewissern, wenn wir einmal darauf achten, wie der Fernseher oder auch allgemein die Medien wirken und bestimmte Aspekte ganz besonders herausarbeiten. Um Ihnen dafür ein Beispiel zu geben – ich bin zwar nicht auf dem Laufenden, weil ich so gut wie keine Illustrierte lese – ich weiß nicht, welcher Prinz gerade wen heiratet oder wer gerade wieviel Geld verdient hat, aber es geht eigentlich fast immer um solche kommerziellen, reizintensiven Aspekte, die den Geldschein und damit den Reichtum, den Wohlstand, ja, ein Ideal des Wohlstandes in den Mittelpunkt rücken. Und so wird durch die ständige Attackierung durch die Medien in uns eine Gedankenbildung angeregt, die wir vielleicht gar nicht unbedingt haben wollen. Es wird heute so im allgemeinen kaum mehr jemand an das Ideal des Geldscheines glauben, aber wenn der durchschnittlich konventionelle Bürger irgendwo heute hingeht, wovon redet er eigentlich? Seine Stimme redet davon, wie man mehr Geld verdienen kann, ja, die belanglosen Stimmen reden pausenlos über den Geldschein. Vielleicht ein ganz kleines lustiges Beispiel hierzu: Man sitzt im Lokal und wartet auf sein Essen. Da kann man es doch nicht ganz unterlassen, daß man auch etwas von dem mitbekommt, was am Nebentisch geredet wird, denn es wird ja meist ganz impulsiv und mit bestimmten Reizworten gesprochen. Da sagt einer: »Ja, die ist schon ungeheuerlich, diese Geschichte. Läßt der seinen Juwelierkoffer in dem weißen Golf! Ja, da haben die Diebe sich schon sehr leicht getan! Siebzehn Millionen Schilling auf einen Schlag! Da fällt ihm der andere ins Wort: Nein, nein, nicht siebzehn, sondern einundzwanzig Millionen Schilling! Und ein Dritter ergänzt: Und versichert war er auch nicht!«

Wenn sich die etwas bewußtere Erinnerung dies einmal ganz einfach vorstellt, worum die Gedanken täglich so kreisen: Was haben sie für einen Wert? Unsere Gedanken werden ständig gelenkt, weil wir nichts anderes sehen, weil wir uns ständig unter dem Einfluß befinden von Schlagzeilen. Und im Fernsehen wird uns natürlich ein besonderes Ideal von Macht und Reichtum vorgemacht, und so wird unser Bewußtsein ständig stimuliert, so daß wir gar nicht mehr zu einem richtigen klaren und weiten Gedanken kommen können. Die Gedanken und damit die Ideale werden schon durch das Medium für uns gebildet. Dies ist eine inhaltliche Angelegenheit. Es ist natürlich schon so, daß auch positive Inhalte oder wertvolle Informationen durch die Medien vermittelt werden. Betrachtet der kritische Verstand aber einmal verschiedene Zeitschriften genau, besonders die Illustrierten, oder geht das Auge einmal diese Sendungen inhaltlich nach, die angeboten werden, da wird man mit Erschrecken feststellen, daß kaum mehr ein wirklicher Informationsinhalt gegeben wird, sondern zu siebzig Prozent oder noch mehr, nur Reiz, Sinnlichkeit und Sensation. Aber schwerwiegender ist eigentlich ein anderer Faktor, den man nicht so sehr beachtet. Den will ich als zweites einmal ansprechen.

Die Medien bilden unsere Gedanken. Jetzt ist aber die Frage, wie unsere Gedanken gebildet werden. Es ist einmal die Frage »Was?« und dann die Frage »Wie bilden wir unsere Gedanken?« Und das ist etwas, das wir viel zu wenig beachten in der gesamten Pädagogik, eventuell überhaupt in der gesamten Entwicklung, in die wir hineingestellt sind von der Kindheit und Jugend bis ins Erwachsenenalter. Wie bilden die Medien unsere Gedanken?

Wir haben ja ein Wort, das heute vielleicht nicht ganz zu Unrecht höchst modern geworden ist, nämlich das Wort von der individuellen Freiheit. Die Freiheit des Menschen steht an erster Stelle. Warum steht dieses Wort und die Bemühung um Freiheit an erster Stelle? Vielleicht – um dies in einer etwas allgemeinen Aussage zu beantworten – weil wir Menschen sicherlich noch nie so unfrei waren wie in gegenwärtiger Zeit. Weil wir so sehr abhängig sind von der Materie und vom Konsumieren und von fremden Kräften und Angst vor dem Tod besitzen wie noch nie, ja, überhaupt Angst vor dem Leben besitzen und deshalb immer mehr abhängig werden und abhängig auch schon sind. Deshalb ist die Freiheit heute wohl einer der größten Werte, und deshalb ist der Ruf nach Freiheit in jedem Bereich des Lebens zu hören. Wir rufen nach Freiheit, aber wir wissen wahrhaftig kaum, wie diese Freiheit wirklich aussieht.

In Bezug auf den Fernseher gibt es hier wohl eine der größten Problematiken. Der Fernseher wirkt auf eine ganz bestimmte Weise auf unser Gemüt, auf unser Denken, auf unsere Empfindungen und auch auf unsere Willensbildung oder Willensentfaltung ein. Er ist wohl die Unterhaltung Nummer eins. Und wir benötigen die Unterhaltung heute vielleicht zu einem gewissen Grad berechtigterweise, weil wir abschalten müssen oder weil wir ständig gefordert sind während der Arbeit, während der Tätigkeiten, und dann sind wir froh, wenn wir einmal mental nicht mehr arbeiten müssen und uns nur noch in den großen Ohrensessel hineinlehnen brauchen und dann den Fernseher für uns arbeiten lassen. Aber gerade in dieser passiven Lebenshaltung besteht das Hauptproblem, denn stellen wir uns einmal vor, wir schauen fern – und hier bitte ich Sie, daß Sie ganz besonders aufmerksam werden: Was geschieht denn eigentlich mit unseren Gedanken, wenn wir in den Fernseher hineinschauen? Beobachten Sie einmal, wie die Kinder oder wie auch wir Erwachsene zu dem Bildschirm hin ausgerichtet sind. Wenn man sich das Bild einmal vorstellt, wie wir ausgerichtet sind, wenn wir auf diesen Mittelpunkt des Fernsehers hinschauen, dann können wir wahrnehmen: Wir sind nicht in uns. Wir sind nicht in unserer eigenen inneren Standposition, sondern wir sind mit unserer Aufmerksamkeit ständig in den Bildschirm hineingezogen. Dort, wo die Aufmerksamkeit lebt, dort lebt auch momentan unsere Gedankenbildung und unsere Empfindungswelt. Dort lebt auch unser ganzes Wesen. Wir sind durch das Fernsehen immer aus uns selbst herausgezogen. Gegenüber einem lebendigen Gesprächspartner, von Mensch zu Mensch, sind wir in einer ganz anderen Spannungsebene. Wir sind aktiv in der Beziehung zu einem Menschen. Aber beim Fernsehen sind wir passiv. Das heißt – ganz konkret gesagt – der Fernseher ist der Alleinunterhalter, und wir bleiben passiv. So muß natürlich der Fernseher, beziehungsweise die verschiedenen Programme müssen immer stärkere Reize anbieten, damit sie uns aus uns selbst herausziehen können. Das können wir uns direkt bildhaft einmal vorstellen. Wir sitzen im großen Sessel, schalten vom Tag ab, sind vielleicht ganz froh, daß wir abschalten, erhoffen uns ein bißchen Entspannung, was aber letztlich – ich komme gleich darauf zu sprechen – Illusion ist, was auf Dauer gesehen Illusion ist. Wir erhoffen uns Entspannung, und nun zieht uns der Reiz, der fremde Reiz mit unserer ganzen Aufmerksamkeit aus uns selbst heraus. Das hat eine sehr, sehr ungünstige Wirkung auf unser ganzes Wesen, auf unsere Wesensentfaltung, auf unsere gesamte Charakterbildung und vor allem hat es eine verheerende Folge, – gleich ob wir jetzt gute Filme sehen oder solche, die wir als schlechte Filme bezeichnen, gute Filme sind ja heute selten – wenn wir ständig aus uns herausgezogen sind, mit unserer Aufmerksamkeit mehr außer uns sind, denn so verlieren wir unsere eigene Individualität. Wir können unsere Individualität in dieser Bezugsebene zu dieser Bildschirmmaschinerie gar nicht entfalten. Wir können gar keine wirkliche Beziehung aufbauen. Die Beziehung wird bestimmt, sie wird von außen bestimmt, der Bildschirm saugt uns förmlich auf mit unserer Individualität. So verlieren wir letzten Endes durch diesen Versuch der Entspannung oder eben durch die Unterhaltung, die wir uns gönnen – ich möchte es nicht zu streng ausdrücken – aber wir verlieren unsere eigene Willensnatur, unsere eigene Gedankennatur, ja, wir verlieren unsere eigene Empfindungsseele. Das sollten wir einmal noch näher anschauen, damit wir diesen Sachverhalt kennenlernen, denn dies ist eine große Hilfe für unsere konkrete Bewußtseinsentwicklung.

Wir verlieren unsere Individualität oder wir verlieren unsere Kraft zur Aufmerksamkeit, denn wir werden bestimmt durch die Sendung und dies in meistens vollkommen überreizten Spannungsmomenten, begleitet mit übersteigerten Figuren und mit übersteigerter Szenerie. Damit wir uns eine eigene Meinung bilden oder damit wir überhaupt lernen und im richtigen Sinn zu einem Bewußtsein, zu einer Bewußtseinsentwicklung oder auch zu einer inneren schöpferischen und kreativen Gestaltung kommen, benötigen wir eine eigene Haltung, eine sogenannte eigene Standposition. Wir benötigen die Kraft zur Gedankenbildung und zur Empfindungsbildung. Die Gedanken und die Empfindung können wir uns aber nur bilden, wenn wir ein Gegenüber haben, das uns nicht aufsaugt, das uns nicht aus uns herauszieht, und das kann nur sein in einem Spannungsverhältnis mit einem lebendigen Gegenüber. Wir lernen ja eine wirkliche Anschauung über eine Sache nicht durch tausend Informationen, die uns dann letztlich mitreißen, sondern wir lernen direkt ausgehend von unserer Individualität – dies ganz besonders als Erwachsener – indem wir eine aktive Beziehung zur Sache knüpfen. Aber eine aktive Beziehung zur Sache, zu diesen Fernsehsendungen, die heute ständig durch das Programm angeboten werden, die Entwicklung einer aktiven schöpferischen Beziehung dazu – ich glaube, wenn wir da genau hinschauen, sind wir uns doch alle sehr einig darüber – ist eigentlich nicht möglich. Dies kann eigentlich gar nicht mehr möglich sein, weil die ganze Szenerie derartig entfremdet und übersteigert ist, so daß kein Lernen damit verbunden ist, sondern mehr oder weniger eine Wesensbesetzung, eine verfremdende Wesensbesetzung. Vielleicht sollten wir dieses Beispiel im Konkreten noch einmal nehmen, was es heißt, eine eigene Standposition zu entwickeln und sich die Zeit überhaupt zu gönnen für eine Auseinandersetzung. Nehmen wir vielleicht dazu einmal ein Betrachtungsobjekt, das uns allen mitgegeben ist, nämlich die Hand. Und ich bitte Sie, den Handrücken einfach einmal zur Sicht freizumachen und auf die Außenhand zu schauen. Es ist nur ein sehr, sehr einfacher Versuch für diesen Abend, ein sehr einfaches Beispiel, aber dann wissen wir in etwa, was mit der Aufmerksamkeit gemeint ist, denn das haben wir heute verlernt, das Hinschauen und daß wir etwas länger verweilen bei einem Betrachtungsobjekt. Betrachten sie einmal die rechte Hand und ihren Handrücken. Dann können wir den Daumen betrachten und jetzt fällt uns vielleicht auf, daß der Daumen vielleicht weit abspreizt oder mehr anliegend ist. Ganz naturgemäß kann er abgespreizt oder anliegend sein, und vielleicht versteckt er sich auch in manchen Fällen in der Hand. Betrachten wir dies einmal ganz objektiv. Und gehen wir weiter: In der Chiromantie achtet der Forscher beispielsweise auch auf die Knoten hinter den Fingergelenken. Betrachten wir einmal, ob wir Knoten haben, wenn ja, dann nennt man dies die sogenannte philosophische Hand. Dann können wir die Fingernägel einmal als nächstes betrachten, dann die Monde, die kleinen hellen Monde, dann die Größe der Fingernägel. Und betrachten wir dann noch Zeigefinger und Ringfinger im Verhältnis zueinander. Es wird vielleicht mancher von Ihnen feststellen, daß der Ringfinger länger ist als der Zeigefinger, vielleicht ist aber auch der Zeigefinger länger als der Ringfinger, oder Sie stellen fest, daß beide Finger gleich lang sind. Dies ist ein sehr einfaches Beispiel und ich bitte um Entschuldigung, weil es gar so sehr einfach ist, aber ich will damit etwas anderes aussagen. Merken wir uns einmal diese verschiedenen

Betrachtungen. Wir können vielleicht noch die Hautfarbe der Hand hinzunehmen und vielleicht auch noch, ob sich die Hand nach oben konisch verjüngt oder ob sie mehr eckig ist. Und jetzt bitte ich Sie einmal, die Augen zu schließen. Bitte haben Sie keine Angst, ich verzaubere Sie nicht! Es geht nur darum, daß Sie nicht hinschauen auf die Hand. Wer die Augen nicht schließen will, der soll die Hand verstecken, so daß er nicht hinschauen kann. Und jetzt erinnern wir uns einmal an das, was wir angeschaut haben. Nur, daß wir uns dieses Bild noch einmal in die Erinnerung rufen: Ganz kurz erst den Handrücken, dann den Daumen, dann die Knoten, die Fingernägel, die Halbmonde und dann den Vergleich zwischen Ringfinger und Zeigefinger. Jetzt sollten wir vielleicht noch einmal ganz kurz auf uns horchen, auf unsere Empfindungen. Das ist jetzt vielleicht sehr subtiler Natur, aber wir werden wohl mit dieser Rückerinnerung – so weit wir das schon empfinden können –ein einigermaßen beruhigendes Empfinden haben.

Nun könnten wir fragen: Warum haben wir dann nicht häufiger ein beruhigendes Empfinden zu uns selbst? Die Antwort ist ganz einfach, einfacher geht es fast nicht, aber wir haben dieses Einfache als Grundprinzip zur Gedanken- und Bewußtseinsentfaltung schon nahezu vergessen, weil unsere Bewußtseinsentfaltung von einem Prinzip ausgeht, das lediglich »Information« heißt, das nur noch ein Sammeln von Neuem und neuem Wissen ist. Dabei haben wir die normale und ganz natürliche Betrachtung, die Anschauung, vergessen und daß wir hinschauen lernen müssen und die Dinge einmal erwägen lernen. Weiterhin könnten wir einen Satz hinzufügen: Die Hand selbst ist ein Ausdruck unserer Individualität, unserer einzigartigen Individualität, denn jeder hat eine unterschiedliche Hand. Sie ist ein Ausdruck unserer Individualität, unserer Persönlichkeit. Darüber könnten wir jetzt weiter wieder nachsinnen, und so könnten wir beobachten, daß jeder eine unterschiedliche Hand hat, aber dennoch eine Hand, die wieder zu seinem Antlitz paßt, ja, die zu seinem ganzen Wesen paßt. Wir würden damit das Wesen unseres Menschseins nach und nach durch Anschauung näher kennenlernen. Heute aber ist die große Problematik diejenige, daß uns gar keine richtige Anschauung mehr vermittelt wird. Der Fernseher gibt uns ja in Sekundenschnelle viele Reize. Er gibt uns eine so rasche Bilderfolge, die wir gar nicht mehr reflektieren können. Auch die Informationen, die wir durch die Medien erhalten, sind vom Reiz gekennzeichnet, sie sind zu Schlagzeilen geworden. Wenn jemand nun wirklich wissen will, was vorgegangen ist, und wer an irgendeinem Ereignis ein wirkliches Interesse hat, wird meistens enttäuscht, weil in den kurzen Texten, die noch abgedruckt werden, mehr oder weniger nur noch kurze Informationen ohne Zusammenhang und ohne konkreten Inhalt enthalten sind. Wenigstens in den meisten Wiedergaben ist es so. So besteht die Schwierigkeit darin, daß wir zu viel Information haben und eine Reizüberflutung, und im Gegensatz dazu haben wir kaum noch Zeit, unser Bewußtsein zu entfalten. Zum Lernen, zur wirklichen Entwicklung von Gedankenkraft und zur Entwicklung von mehr innerer Empfindung müssen wir uns aber die Zeit und Ruhe einräumen, eine Anschauung zu bilden. Denn die Anschauung begleitet uns weiterhin, sie bringt eine gewisse Ruhe, sie bringt eine Zufriedenheit in unser Leben hinein, und sie bringt vor allem eine Stabilität und Lebenskraft in Form eines guten Gedächtnisses. Je mehr wir die Kraft zur Anschauung entwickeln – und das ist eine ganz tiefe Wahrheit –, je mehr wir zur Entwicklung von Anschauung, zur Entwicklung von Bewußtsein zu einer Sache finden, um so stabiler werden wir und um so mehr wird unsere ganze Persönlichkeit aufgebaut. Erinnern wir uns daran, wie große Menschen in der Geschichte – zum Beispiel Kopernikus, Kepler oder Jakob Böhme – gearbeitet haben, wie sie sich Anschauungen errungen haben. Sie sind nicht durch tausend Informationen in ihrer Persönlichkeit gewachsen, sondern durch die wiederholte und ausdauernde Suche nach den Geheimnissen der Schöpfung. Dazu mußten sie die Augen öffnen, dazu mußten sie ein Bewußtsein ausprägen, eine Empfindung ausprägen, ja, sie mußten mehr und mehr ihre Aufmerksamkeit schulen. Gerade das aber wird durch die Medien am allerwenigsten ermöglicht, weil wir gar nicht die Aufmerksamkeit entwickeln können. Wir sind passiv, wir bilden keine Gedanken, wir bilden in uns keine Empfindungen aus, sondern wir werden von einer geschickten Konzentration hinweggerissen durch die widergespiegelte Reizszenerie. Und das ist das Problem, daß wir ständig hinweggerissen werden. Unsere Individualität kann sich gar nicht entfalten. Somit entsteht etwas, das uns zur Unfreiheit wird und nicht zur Freiheit. Denn die Freiheit unseres Menschseins liegt in der Reifeentwicklung, in der Entwicklung zu mehr Würde, zu mehr Tiefe im Wesen, und sie liegt vor allem darin, daß wir fähig sind, die Realität intensiver und genauer zu erkennen. Durch den Fernseher ist diese Entwicklung aber in keinster Weise gewährt. Deshalb ist das Fernsehen ein Problem grundsätzlicher Art. Dies liegt nicht nur an den gesendeten Inhalten – wie wir dargelegt haben – sondern das Fernsehen an sich ist ein Problem. Es wäre vielleicht nicht dramatisch, wenn wir uns eine halbe Stunde die Nachrichten ansehen oder uns wirklich einmal eine Information vermitteln lassen, aber dramatisch oder problematisch wird es, wenn wir drei, vier Stunden vor dem Fernseher sitzen.

Ein drittes, ebenfalls sehr kritisches Merkmal wie die Medien auf uns wirken, soll noch am Beispiel der modernen Musik geschildert werden. Wenn wir einmal die Inhalte verschiedener Musikarten betrachten, dann ist das Charakteristische daran, daß das Niveau der Musik eine Kurve genommen hat nach unten. Die Musik ist ein sehr stark wirkendes Medium mit sehr starker Funktion. Zu meiner Jugendzeit war es noch so, daß die Rockmusik, wie hat man gesagt, sehr »powerful«, voller Kraft war, also richtig Kraft ausgesendet hat, damit man sich berauschen konnte an dieser Musik. Und dann ging die Entwicklung zur Punkmusik über und schließlich zu Techno. Aber wenn man auf die ganz moderne Musik einmal hinhört – und es genügen fünf Minuten hierzu, da braucht man nicht eine Stunde zuhören – wird man feststellen: es ist eine Musik ohne Inhalt. Diese Musik wirkt gar nicht mehr auf die Gedanken. Sie bildet eigentlich gar nicht mehr die Empfindungen beispielsweise wie die klassische Musik, die auf unser Gemüt wirkt. Unser Gemüt wird bewegt, freilich in passiver Weise, aber immerhin ist ein Inhalt gegeben. Aber diese modernen Musikarten sind auf die gröbsten Rhythmen eingestellt und auf einen Text reduziert, der mit vielleicht fünfzig Wörtern insgesamt auskommt, so daß sie gar nicht mehr zur wirklichen Gedankenbildung und zur Auseinandersetzung anregen können, sondern unmittelbar auf einen Teil von uns wirken, den wir gar nicht kennen. Sie wirken auf das Unbewußte. Aber was ist dieses Unbewußte? Dieses Unbewußte können wir schon etwas konkreter beschreiben, denn was ist uns unbewußt? Uns ist unbewußt die Organwelt. Die Organwelt, die wir in uns tragen. Es sind dies die tiefen Bauchorgane, die Lunge, das Herz und auch das Gehirn und die Nervenbahnen. Aber vor allem sind diese tiefen Bauchorgane eigentlich die hauptsächlichen Empfangsstationen für die ständigen kurzen Reize, die auf uns einwirken durch die moderne Musik und auch durch diese Fernsehsendungen mit ihrem ständigen raschen Szenenwechsel. Da werden Reize ohne Inhalt in kurzen Phasen eingeprägt, und diese wirken ganz intensiv auf unsere Organwelt ein. Das könnten wir so beschreiben: Die Organe empfangen beständig etwas – es ist nicht genau so, aber vergleichsweise – wie eine ganz feine Stromstimulation. Es ist dies ein kleiner Stromschock, den wir den Organen zufügen. Das heißt, das Gedankenleben ist eigentlich mehr oder weniger passiv, der Empfindungsbereich ist auch mehr oder weniger passiv, aber die Organe werden stimuliert. Da die Organe so sehr stimuliert werden, hat dies eine ganz besondere Wirkung auf die Psyche im weiteren Verlauf. Es entsteht mit dieser Musik auf Dauer nicht nur Nervosität und eine ständige Überreizung des gesamten Nervensystems, sondern es entsteht etwas, das wir – ich möchte sagen – fast als das erschreckendste Krankheitsbild kennen, es entsteht dasjenige, daß wir in unserem Körper nicht mehr in einem Leib-Seele-Gleichgewicht sind oder, anders gesagt, daß Leib und Seele nicht mehr zusammenhalten. Dieses Zusammenhalten von Leib und Seele ist etwas ganz Wichtiges, denn es ist die Festigkeit unserer Individualität. Man sagte ja früher: Ein gutes Essen, das hält Leib und Seele zusammen. Halten Leib und Seele nicht mehr richtig zusammen, so entsteht mehr der Zustand, den die Medizin vielleicht nicht als Psychose bezeichnen würde, der aber eine Vorstufe zur Psychose ist. Die Psychose ist eine klassische Form der Geisteskrankheit, die sich bis zur Schizophrenie steigern kann. Indem wir ständig unsere Organe stimulieren durch die Reizeffekte, schaffen wir ein so ungesundes Leib-Seele-Verhältnis, daß wir unsere Individualität zersetzen. Und die Folge davon ist eine ständige Übersteigerung, ein ständiges Außer-sich-Sein, daß wir in uns selbst und unserem Gemüt nicht mehr zufrieden sein können und nicht mehr in Ruhe eine Betrachtung aufnehmen können. Wir tragen durch die Werbeangebote und vielen Stimulationen diese sich regende, aufwachende Organmacht in uns, und sie bringt uns in immer mehr Unruhe und Angst. Das wäre auch der Urgrund der Angst, wenn wir es von einem tieferen, mehr inneren Standpunkt aus betrachten. Bei jeder Angst regen sich untergründig und vegetativ die Organe. Sie beginnen vegetativ zu arbeiten an einer ungünstigen Stelle, und so zersetzt sich unsere Individualität. Es ist dies eine Wirkung, die durch die pausenlose Reizüberflutung entsteht, durch vieles Fernsehen und vor allem auch durch die Art und Weise, wie diese Reize gesetzt werden, denn sie sind eigentlich im allerwenigsten Sinne informativ, sondern sie sind über das organische Leben einwirkend stimulierend.

Ja, so ist es tatsächlich eine Fehlentscheidung, wenn man abends nach Hause kommt und sagt, man muß entspannen und setzt sich zur Entspannung vor den Fernseher. Man wird das vielleicht momentan als Entspannung empfinden, aber man bemerkt nicht, welche Kräfte in die Organe stimulierend hineinfließen. Es ist also mehr eine Langzeitwirkung, die das Fernsehen zeigt. Man kann das aber recht leicht nachempfinden, wenn man einmal vier Wochen gar nicht fernsieht und dann sich einmal eine aufregende

Fernsehsendung gönnt. Dann merkt man direkt, wie man von diesen Kräften unmittelbar betroffen ist, vor allem, wenn es eine Fernsehsendung ist, in der sehr schnell ein Szenenwechsel erfolgt. Vor dieser Tatsache sollen wir jetzt aber nicht erschrecken, wenn jetzt die Sprache auf die Kinder kommen wird. Der Fernseher wirkt vielleicht als Hauptmedium auf die Kinder, aber wir müssen wissen, daß wir in erster Linie als Erzieher und vielleicht in zweiter Linie als Lehrer die Hauptschlüsselfunktion einnehmen. Der Fernseher wirkt durchaus sehr stark, aber primär wirken wir als Eltern, als Erzieher, als Lehrer. Denn das, was von uns als Eltern oder als Lehrer ausgeht, das ist wichtiger zu werten, als das, was von den Medien ausgeht. Schwierig wird es aber, wenn von uns eine Unruhe schon ausströmt, wenn Verzweiflung ausströmt und wir als Erzieher diesem Geschehen kaum mehr etwas entgegensetzen können, weil wir selbst abhängig sind von den vielfältigen Unterhaltungsangeboten, und weil wir aus Mangel an Phantasie und Kreativität unsere Kinder dann stundenlang vor den Fernseher setzen. Und das bringt immer mehr Schwierigkeiten für unsere Zeit.

Wie wirken die verschiedenen Sendungen, wie wirkt allgemein der Fernseher auf unsere Kinder? Für die Antwort auf diese Frage ist es hilfreich, wenn wir die Entwicklung des Kindes vom Kleinkindalter bis ins frühe Erwachsenenalter in drei Abschnitte, die jeweils sieben Jahre umfassen, also in drei Lebensjahrsiebte einteilen. Das erste reicht etwa bis zur Schulreife, das zweite umfaßt das Alter von etwa sieben Jahren bis hin zur Pubertät, bis etwa vierzehn Jahre, und das dritte Jahrsiebt endet mit dem frühen Erwachsenenalter, nicht wie jetzt mit achtzehn, sondern mit einundzwanzig Jahren, dann, wenn der Körper wirklich an seinen Wachstumsgrenzen angelangt ist. Wie wirken die Medien in diesen unterschiedlichen Entwicklungsphasen?

Die schlimmste oder tiefgreifendste Auswirkung ist, um es direkt einmal anzusprechen, in den jüngsten Jahren gegeben. Denn ein Kind, wenn wir es einmal beobachten, mit zwei, drei oder vier Jahren – aber auch im Alter von fünf oder sechs Jahren ist es noch einigermaßen deutlich sichtbar, ist noch eins mit seiner Umgebung. Es kennt noch gar nicht die Trennung von Subjekt und Objekt. In diesem ersten Lebensjahrsiebt, wirkt der Fernseher am stärksten, weil ein Kind ganz unmittelbar alle äußeren Einflüsse aufnimmt. Wir wissen ja, daß ein Kind in diesen Jahren eine ganz natürliche Symbiose zur Mutter lebt und zum Vater. Es ist eine Einheit von Mutter und Kind und durchaus auch von Vater und Kind. Die Mutter und der Vater sind die entscheidenden Einflußkräfte für die Erziehung, sie wirken auf das Kind. Sie wirken unmittelbar auf das Kind, und das Kind lernt, indem es die Außenwelt nach innen hereinnimmt. Stellen wir uns einmal vor, wie verheerend das wirkt, wenn Kinder – und das ist ja in Amerika bereits zum Teil so, und bei uns ist es auch nicht mehr weit entfernt – bis zu dreißig Stunden in der Woche schon fernsehen. Wenn Kinder ständig die Aufregungen aus den Fernsehsendungen aufnehmen, dann wirken diese unmittelbar auf das Nervensystem, unmittelbar auf die Organe, und die Organe des Kindes sind noch sehr empfindsam im Wachstum begriffen. Und dieses so empfindsame Wachstum wird durch das Aufnehmen einer Bildekraft oder einer Urkraft ausgestaltet, durch eine unmittelbare Urkraft, die für später ganz entscheidend ist. Sie ist entscheidend zur Persönlichkeitsentfaltung. Unsere Persönlichkeit benötigt ja später eine gewisse Kraft, eine Substanz von innen heraus, und das ist eine Urbildekraft. Die geistphilosophische Sicht kann sie treffend bezeichnen als eine Urbildekraft aus dem organischen Leben heraus. Diese Urbildekraft äußert sich beispielsweise in einer Haltung, die unsere Großväter und Väter noch viel mehr gehabt haben. Wenn wir unsere Großväter anschauen, sie hatten noch eine Würde, sie hatten noch ein gewisses Wertgefühl, und wenn sie einander trafen, gaben sie sich die Hand mit aufrechter Haltung und aufrichtigem Blick. Heute aber, durch das ständige Attackiertsein mit unnatürlichen Fremdreizen, entsteht schon von Anfang an eine Schwächung in den Organbereichen, so daß die Organe sich gar nicht in der Urbildetendenz aufbauen können, das heißt, gar nicht mehr richtig in ihrer Substanzkraft zur Entfaltung kommen. Insofern entsteht von innen heraus ein Schwächezustand. Und dieser Schwächezustand ist tatsächlich so zu verstehen, daß das Kind später, wenn es in die Jugend- und Erwachsenenjahre kommt, gar nicht mehr die Kraft findet, jemand anderem aufrecht gegenüberzutreten. Es kann seinem Gegenüber gar nicht mehr die Hand geben und mit einem aufrichtigem Blick und in klarer Sprache sich austauschen. Denn für dieses Gegenübertreten besteht tatsächlich die Notwendigkeit zu einer inneren Aufrichtekraft.

Nehmen wir noch ein einfaches Beispiel heraus: Wenn wir eine Lüge begehen, können wir dem anderen nicht mehr gegenübertreten. Wir haben Angst vor dem anderen und wir schauen auch lieber hinweg. Das ist eine typische Reaktion, denn eine Lüge ist wahrhaftig eine Schwächung in der Persönlichkeit. Unsere Persönlichkeit fühlt sich dann wie abgeschnitten von der Gesamtheit. Wir fühlen uns auf uns selbst so zurückgeworfen und wir fühlen uns geschwächt, und so können wir aus dem organischen Vermögen heraus gar nicht mehr auf den anderen zugehen. Deshalb ist es äußerst bedenklich, wenn man die Kinder schon in jungen Jahren, vor allem die ganz kleinen Kindern, die noch ganz in der Symbiose leben mit ihrer Umgebung oder noch ganz in der rein subjektiven Einheit leben, wenn man sie vor den Fernseher setzt. Es ist eine Schwächung für sie.

Im zweiten Lebensjahrsiebt, dann, wenn die Schulreife beginnt, beeinflußt das Fernsehen vor allem das Konzentrationsvermögen und die innere Empfindungsgestaltung. Im ersten Lebensjahrsiebt ist mehr die innerste, organische Anlage zu einer gediegenen Haltung im Wachsen begriffen. Im zweiten Lebensjahrsiebt ist es mehr das ganze Empfindungsleben, das innerste Empfindungsleben, das innerste Gefühlsleben, die Natürlichkeit, die Spontaneität, die sich entfalten sollte. Wenn das Kind in dieser Zeit zu vielen Reizen ausgesetzt ist, dann wird das Kind meistens überlastet und kann diese Reize nicht mehr verarbeiten. Ja, es ist so, wenn ein Kind nur jeden Tag eine Stunde fernsieht, dann ist das mit Sicherheit eine Reizüberflutung und Reizüberlastung, denn das kann es gar nicht verarbeiten und nicht mehr positiv eingliedern. Und es ist dies ja noch nicht das gesamte Tagesmaß an Reizüberflutung, und sie ist ja nicht nur auf den Fernseher beschränkt, sondern die Reizüberflutung beginnt ja schon draußen auf der Straße beispielsweise mit den Werbeplakaten. Man muß sich einmal solche Reize vorstellen, die wir mit der Werbung ständig sehen und wie diese Reize wirken. Man macht sich ja da gar keine Vorstellung, was täglich auf uns wirkt: Es ist Macht, Ruhm, Reichtum, Sinnlichkeit. Wir haben tagtäglich diese Reize von der Reklame und von den verschiedensten Unterhaltungsangeboten, die auf uns einstürzen. Somit ist es das Problem der Reizüberflutung, und wenn wir diese Reizüberflutung zu Hause durch das Fernsehen noch verstärken, dann ist es kein Wunder, wenn die Kinder immer häufiger eine Kyphose oder eine Skoliose, also verschiedene Formen von Wirbelsäulenverkrümmungen ausprägen und wenn sie Konzentrationsschwierigkeiten und Lernschwierigkeiten haben. Das ist ein ganz großes Problem, das man eigentlich in allen Schulen immer wieder feststellt: Die Kinder sind nicht mehr aufnahmefähig, oder sie können nicht mehr lernen. Aber das Problem ist jetzt eben nicht, daß die Mathematik oder die Physik als Lerninhalte zu trocken sind. Das ist gar nicht das Problem, sondern das Problem ist, daß die Kinder ständig mit einer Unzahl von Fremdreizen konfrontiert werden. Wenn ein Mathematik- oder Sprachunterricht einigermaßen lebendig und sinnvoll aufgebaut ist, dann wirkt er sogar stärkend auf die ganze Empfindungsentwicklung, selbst Mathematik wirkt stärkend auf die Empfindung, weil man einen Gedankensinn entfalten muß. Und indem wir einen Gedankensinn entfalten, einen tieferen logischen oder einen logischen Sinn allgemein, prägen wir auch Empfindungen aus. Aber nur durch Informationen und Reize kann man keine Empfindungen ausprägen. Hier in diesen ersten Jahren darf es nicht als negativ bewertet werden, wenn ein Kind bis, sagen wir etwa zum neunten Lebensjahr etwas träumerisch ist und nicht so gut dabei ist, denn meistens sind das später dann Menschen mit genialen Fähigkeiten. Es ist nicht immer so, aber oftmals sind das später ganz besondere Menschen, denn in dieser eher träumerischen, ersten Kindheitsphase bewahrt sich eine Kraft auf, die sich erst im vierten oder fünften Lebensjahrsiebt entfaltet. Heute hat man leider das Ideal geprägt, das äußerst bedenklich ist. Man will die Kinder zu frühester Reife, frühester Selbständigkeit erziehen. Diese Frühreife ist aber ein ganz bedenkliches Zeichen, weil das Kind Zeit benötigt, Zeit, um Erfahrungen zu sammeln, eine Anschauung auszuprägen und in der Beziehungsebene zur Sache zu lernen. Es benötigt die Zeit, um die Beziehung auch aufzubauen. Nimmt man ihm durch ständige Anforderungen jetzt diese Zeit weg, so handelt man pädagogisch sicher nicht klug, denn im zweiten Lebensjahrsiebt prägt sich die Fähigkeit aus, wie man sich später in den anderen hineinversetzen kann und die Fähigkeit, sich auf andere Menschen einzustellen. Je gesünder dieser Empfindungsbereich ausgestaltet wird, und das geschieht schon durch willentliche Arbeit, durch Gedankenarbeit, durch Lernen – diese Jahre sind Jahre des intensiven Lernens –, je gesünder, je klarer dieser Bereich ausgestaltet wird, um so günstiger kann später die Fähigkeit des Einfühlungsvermögens entfaltet werden. Das Einfühlungsvermögen ist nicht nur erblich, sondern es muß entwickelt werden. Es muß in der Kindheit schon entwickelt werden. Die Fähigkeit auch, sich gedanklich in natürlicher Weise auf den anderen, auf den Mitmenschen einzustellen, ist eine Basis für das soziale Leben, eine Grundvoraussetzung für ein religiöses Leben. Ein religiöses Leben oder ein gesundes gesellschaftliches Leben, ein Gemeinschaftsleben kann nicht gedeihen, wenn wir nicht die Fähigkeit ausprägen zum Einfühlen, zum Verständnis, zum inneren Bewußtsein für das Andere, das So-ganz-Anderssein des anderen.

Vielleicht eine ganz kleine Geschichte: Wir waren in der Schule, in der Realschule, lauter Jungs, und wir waren nicht unbedingt vorbildhaft in unserem

Benehmen, wir haben es den Lehrern mit Sicherheit nicht leicht gemacht. Ganz besonders nicht im Stenographieunterricht. Den Stenographieunterricht, den haben wir boykottiert – im nachhinein ist das nicht unbedingt etwas, worauf man stolz ist, aber wir waren einfach von unserer Triebkraft derartig massiv, wir dürften so etwa zwölf oder dreizehn, vielleicht auch vierzehn gewesen sein – da haben alle nur erdenklichen Schlachten stattgefunden während des Unterrichtes, weil es ein Nebenfach war, man konnte ja nicht durchfallen. Also tat man einfach nichts und nahm nicht teil am Unterricht. Man nahm die Note Sechs mit Lachen in Kauf, denn man konnte nicht durchfallen. Es war also eine Freistunde, ja mehr noch aktive Unterhaltungsstunde.

Und so gingen die ganzen Schlachten los mit Wasserspritzen und Vom-Stuhl-Herunterfallen, wenn die Lehrerin sich umgedreht hat. Die Lehrerin war verzweifelt. Uns tat es irgendwo schon leid, aber wir konnten unsere Triebkraft gar nicht unterdrücken. Bis dann ein älterer Lehrer, es war der Klassenlehrer, der Wirtschaftslehrer, einmal zum Stundenanfang hereinkam und den Kopf geschüttelt hat und sagte: »Laßt doch das arme Mädel endlich in Ruhe!« Es war nämlich eine ganz junge Lehrerin. Und das war uns dann so peinlich, weil einfach diese Empfindung da war, daß wir diesem Menschen etwas Schlechtes angetan hatten. Ab dem Punkt machten wir zwar im Unterricht nicht mit, aber wir hörten mit diesem Rowdytum auf, weil ein beschämendes Gefühl unser Gemüt so tief traf. Aber heute, glaube ich, heute findet man solche Schüler seltener, die auf solch einen Vorgang noch empfindsam reagieren, weil sie schon gar nicht mehr die Anlage dazu ausgeprägt haben, weil sie dieses Einfühlungsvermögen immer weniger ausprägen. Und es ist dies ein bedenkliches Zeichen für die Zukunft, es ist die Empfindungsverarmung für die ganze Gemeinschaftsentwicklung ein wirklich bedenkliches Zeichen.

Auf der Grundlage von Passivität, die durch die Medien und die Reizüberflutung entsteht, können die Kinder nicht wirklich ihre Gestaltungskraft aufbauen und nicht ihre Schöpferkraft für Empfindungen. Kinder brauchen eine lebendige Beziehungsebene, und – um es ganz kurz und ohne große Erklärungen zu sagen – sie brauchen wirklich ein Vorbild in ihren Eltern und Lehrern. Sie brauchen auch eine Einordnung von seiten einer Autorität. Ein Kind darf nicht zu früh schon seine vollkommen eigene Autorität zeigen, denn es lebt – wenn man es vielleicht wieder differenziert

– im ersten Jahrsiebt in einer himmlischen Einordnung, im zweiten Lebensjahrsiebt, da lebt es mehr in einer Traumwelt, und da idealisiert es gerne und nimmt gerne ein Vorbild an. Und der Lehrer sollte ja auch ein Vorbild sein. Das Ideal der vollkommenen Freiheit in diesem Alter den Kindern schon zuzugestehen, das führt allzuleicht zu Bindungen, zu vitalen Bindungen, die ungünstig sind, denn das Kind kann sich noch nicht selbst verantworten. Es braucht die Autorität nicht in irrationaler sondern in rationaler Weise, um lernen zu können. Es braucht auch ein unbedingt persönliches Erziehungsverhältnis. Man ist heute – um dies vielleicht noch ganz kurz zu benennen – in verschiedenen Lehrmitteln, damit sie möglichst kinderfreundlich sind, dazu übergegangen, statt eines persönlichen Namens wie Herr Meier oder Herr Huber, konstruierte Comicnamen einzusetzen und schreibt dann: »Helfius« oder »Luzius« kauft dort Äpfel und so weiter. So entpersönlichte Namen setzt man ein. Das wirkt auf die Kinderseele ungünstig. Auch die Kindersendungen sind so gestaltet, und sie wirken entpersönlichend und ermöglichen nicht das richtige und notwendige Spannungsverhältnis zwischen Kind oder Schüler und Lehrer. Am schlimmsten ist es, wenn die Kinder noch Computerspiele bekommen, die zum Inhalt haben, »den Lehrer sogar zu töten«. Diese wirken auf die Kinderseele tief erschreckend. Das bringt einen Schaden und davor muß man die Kinder bewahren, so gut es im Bereich des Möglichen ist. Für alle Erziehung und Autorität in der Führung ist es aber eine Voraussetzung, daß wir selbst einigermaßen Gefühl und Empfindung geschult haben.

Das dritte Lebensjahrsiebt nun ist gekennzeichnet durch ein durchaus spielerisches, leidenschaftliches und aktives Expandieren. Der dritte Lebensabschnitt, so ungefähr mit dreizehn, vierzehn Jahren beginnend – das wissen wir ja alle sicher von unserer Jugend – ist ein rapider, ein unglaublicher Einbruch in unsere Persönlichkeit, hier erwacht die Leidenschaft, hier erwacht eine Triebkraft in besonderem Maße. In diesen Jahren erwacht schließlich auch das sexuelle Verlangen und somit das Wettkampfprinzip, das Prinzip des Sich-Messens, das agonale Prinzip. Die Spannung wird unmittelbar gesucht, um sich vergleichen zu können. Hier möchte der Jugendliche in seiner Persönlichkeit sich messen. Ja, wie ist es oftmals mit den Jungen, wie gescheit werden sie jetzt plötzlich. Sie wissen ja alles über Politik, absolut alles. Ja, das kann man nicht unbedingt als böse bezeichnen, dieses Besserwissen, das da entsteht, wenn es auch manchmal als höchst unangenehm, spannungsgeladen oder auch als arrogant empfunden werden kann, aber es ist ein Erwachen der Begierde, ein Erwachen von Leidenschaft. Hier sollte der Jugendliche auf keinen Fall nur wieder eine Beziehung zum Fernseher, nur zu den Medien suchen, denn es genügt, wenn er sich gelegentlich Informationen verschafft. Er braucht die Beziehung jetzt unbedingt zu anderen. Er braucht Autorität, er braucht Freunde, er braucht die Beziehungsgrundlage von Mensch zu Mensch, und er muß sich auch messen können von Mensch zu Mensch. Das ist etwas Notwendiges für diesen Lebensabschnitt. Er sollte sich auch messen können mit der Materie. Die Materie kann vielleicht das Erlernen von einer Fremdsprache sein. Es ist sicherlich recht günstig, wenn so mancher Jugendliche in diesen jungen Jahren einmal ins Ausland geht für einen kurzen Zeitraum. Es sollten die Eltern das Kind nicht unbedingt abhalten von den expansiven Bemühungen hinein in die Welt, denn es soll ja ins Leben hineinfinden. Es sollte durchaus über Wagnisse und wohlgewählte Spannungen eine Beziehung zur Materie ausprägen. Der Jugendliche sollte sich messen können mit der Materie, das heißt, er sollte seine Schöpferkraft entfalten. Wenn er beispielsweise im Holzfach tätig ist, dann mißt er sich auch in gewisser Weise mit dieser Materie, indem er immer mehr Kenntnis erwirbt, immer mehr Geschicklichkeit ausprägt und schließlich seine kreative Kraft einsetzt. Dieses In-Beziehung-setzen sollte der Jugendliche richtig kennenlernen in diesen Lebensjahren. Wenn er sich jetzt zu stark an den Fernseher eine Rückbindung schafft und sich damit zu eng im häuslichen Bereich aufhält, dann bricht dieses Spannungsverhältnis ab und es entsteht meistens – was man in späteren Jahren dann beobachten kann – es entsteht dann die Kondition von einem sehr starken Festhalten an kleinlichen, engen, materiellen Werten. Das heißt, man braucht dann auch später, wenn man fünfunddreißig, vierzig Jahre alt ist, unbedingt die durch die Materie kommende Anerkennung. Man benötigt bestimmte Äußerlichkeiten, vielleicht ein großes Auto oder ähnliches, man braucht die Anerkennung, man braucht immer die Liebe der Welt, den Ruhm oder man will den Lohn der Welt ernten. Man hält sich dann fest an der Materie. Das ist zum Beispiel ein Zeichen, wenn man nicht in das lebendige Spannungsverhältnis hineinfindet. Der Fernseher ist ein Instrument das zur Passivität verleitet, wie wir schon ausgeführt haben. Niemand kann hier lebendig wachsen durch das Fernsehen, denn wir werden aufgesaugt, die Sendungen saugen unser Denken auf, und sie nehmen uns hinweg aus unserem individuellen Standpunkt. Und somit sind wir nicht mehr bei uns und unserer aktiven Willensgestaltung und aktiven Gedankenausgestaltung, wir sind auch nicht mehr im aktiven

Lernen begriffen, das in Wirklichkeit eine wichtige und lebendige Weiterentwicklung gewährt, sondern in einem passiven Uns-Hingeben, in einem passiven Beziehungsfeld.

Es soll noch einmal kurz angesprochen werden, wie der Jugendliche sich mit der Materie anfreundet, dies geschieht im Spiel und im Wettkampf, den er wahrlich sucht. Das kann auch durchaus in verschiedenen Fachgebieten sein, das kann sein, indem er Sprachen erlernt oder indem er sich für Physik, Mathematik oder Chemie interessiert. Das kann auch auf anderen Lerngebieten sein. Es kann sogar sein, daß der Jugendliche sich eine besondere Sportart aussucht, wobei der Sport alleine meistens nicht genügt, denn die Jugendlichen brauchen auch besonders das personale Element, das sie im Spannungsverhältnis erleben, um aus diesem zu wachsen, damit die Individualität sich durchgestaltet. Das ist im Sport meistens nicht genügend möglich, aber es können verschiedene Gebiete sein, die sich der Jugendliche hier sucht, und es ist notwendig, daß er aus diesem passiven Konsumieren, so gut es geht, herauskommt.

Anfangs in der Kindheit gestaltet sich der Bezug zur Natur mehr im Spiel, später dann mehr durch die Arbeit. Die Arbeit ist ein Bezug zur Natur, und beim Kind bedeutet das Spiel ja auch etwas, das in Bezug zur Materie ist und in einer gewissen Weise Spannung beinhaltet. Und diese spannungsvolle Beziehung zur Natur sollte gefördert werden, sie sollte in sinnvollen Maßen immer erhalten bleiben. Fernsehen ist nicht spielen, sondern ist passive Hingabe an den Bildschirm. Das Spiel war uns in der Jugend immer nähestens vertraut, im Bergsteigen beispielsweise, da hatten wir Scherze über Scherze. Die Scherze gingen so weit, daß man jemandem Steine in den Rucksack tat und dann am Ende der Tour scherzend zu ihm sagte: »Ja, du bist einer, du trägst die Steine hoch und dann wieder herunter!«
Zum Schluß noch eine kleine Geschichte zur Verdeutlichung. Weil ich heute abend ja zu Gast in der Schule bin: Ich erinnere mich an einen strengen Direktor. Er war gefürchtet wegen seiner bestrafenden und autoritativen Strenge. Und gerade das reizte unsere Klasse – wir hatten einen guten Zusammenhalt – ganz besonders bei Streichen. Manches Mal haben unsere Streiche über das gesunde Maß hinausgegriffen, aber einer war sehr gelungen, und da mußte sogar der Direktor lachen. In unserem Klassenzimmer befand sich ein Schrank, der war in der Wand eingemauert. Er hatte unten ein großes geräumiges Fach und darüber kamen Schubladen, die nicht

getrennt waren von diesem Fach durch ein Zwischenbrett. Wenn Sie sich den Schrank also vorstellen können, unten ein größeres Fach und darüber Schubladen. Einmal fiel uns in unserer Phantasie ein – wir probten es immer wieder –, den Kleinsten aus unserer Klasse unten in das Fach zu setzen und dann die Türen zu schließen. Und wenn der Lehrer kommt, sollte er die Schublade herausschieben. Das hatten wir für den Englischunterricht geplant, den wir beim Direktor hatten, das hielten wir für das Beste. Als der Direktor seinen Unterricht begann, schob unser Mitschüler eine Schublade heraus und einer von uns meldete sich sofort und sagte: »Herr Direktor, da geht die Schublade heraus!« Dann kam er und schaute ganz kritisch – wir mußten uns das Lachen schon verkneifen – und schob die Schublade wieder hinein. Da ging sie wieder heraus. Und er schob sie wieder hinein, und schließlich sagte er: »Lassen wir sie halt heraußen, jetzt machen wir weiter mit dem Stoff.« Dann ging sie mit einem Satz wieder hinein. In seiner Aufregung sagte er: »Ein Mechanismus kann das ja auch nicht sein, was ist denn da los?« Dann ging die Schublade wieder raus, er schaute, und dann ging sie wieder hinein. Das interessierte ihn dann doch brennend. Wir mußten schon lachen und wußten nicht, was jetzt kommt, ob jetzt Strafe kommt oder was da kommen wird. Aber das war eben diese Spannung, die mit vierzehn, fünfzehn ganz besonders gesucht wird. Man sucht eigentlich dieses Spannungsverhältnis im Spiel, erprobt es, wie weit man es schaffen kann. Man möchte sich ja immer messen, und das sollte man dem Jugendlichen nicht vollständig nehmen. Ich meine, daß eine zu frühe religiös-asketische Erziehung in diesem Alter nicht angebracht ist. Ja, der Direktor nahm schließlich die Schublade heraus, und dann streckte der Kleinste mit seinen Ohren den Kopf aus der Öffnung heraus. Ja, der Direktor war aber dann doch so zum Lachen aufgelegt, daß es ohne Verweis und ohne größere Strafe vor sich ging, er mußte selbst lachen. Unser Sieg freute uns natürlich unglaublich. Ja, dieses Beispiel soll nur einmal zeigen, daß wir insgesamt dieses Spannungsverhältnis, dieses lebendige Spannungsverhältnis benötigen.

Der Fernseher kann uns das aber nicht geben. Er kann uns auch letztendlich nicht unsere Individualität in uns hineinsetzen und zur Gestaltung bringen. Es stellt sich sogleich die Frage: Was können wir tun? Was können wir jetzt tun, wenn die Kinder schreien nach dem Fernseher? Was können wir dann tun? Vielleicht, daß ich mit einem letzten Gedanken diese Ausführungen beschließe.

Es ist für uns als Erzieher oder als Lehrer das Wichtigste, daß wir selbst diese Schöpferkraft bestmöglich entfalten. Und das beginnt, indem wir Möglichkeiten suchen nicht der passiven Entspannung, wo wir Musik hören und uns in das Träumen hineinsinken lassen, oder wo wir uns vor den Fernseher setzen und abschalten vom Tage, sondern daß wir aktiv im Formen der Gedanken Auseinandersetzung suchen, die im Bereich des zu Bewältigenden sind, und daß wir vor allem auch Besinnungspausen einlegen lernen, in denen wir uns etwas mehr rückbesinnen auf uns selbst, so daß wir über die Zeit hinweg unabhängiger werden von dem äußeren Unterhaltenwerden und von den Unterhaltungsangeboten. Das geschieht vielleicht auf ganz praktische Weise, indem wir uns in Betrachtungen üben. Wir können uns in der Betrachtung von den Bergen üben, in Betrachtungen der Natur üben oder in Betrachtungen von Menschen üben. Wir haben das ja ganz verlernt, daß wir andere Menschen wirklich tiefer einmal betrachten, ihre Einzigartigkeit sehen und reflektieren lernen. Je mehr wir uns auseinandersetzen mit lebendigen Gedanken und diese Gedanken auch in Erinnerungen in einen Zusammenhang bringen lernen, desto günstiger entwickelt sich unsere gesamte Kraft in der Individualität. Das sei jetzt nur in aller Kürze, in der größtmöglichen Einfachheit gesagt. Es gibt ja zahlreiche Beispiele für eine schöpferische Auseinandersetzung. Man nehme beispielsweise ein Buch und lese das Buch jetzt nicht nur zur Unterhaltung von Anfang bis Ende schnell durch, sondern man nehme anspruchsvollere Texte, die von Interesse sind, lese nur zwei Seiten und lasse sie rückbesinnend auf die Empfindungswelt wirken. Man versetze sich in einen Text sehr genau hinein und stelle sich anschließend die Frage, was der Autor wirklich meint. Indem man sich aktiv gedanklich beschäftigt, regt man die eigene Gedankenbildung, die eigene Empfindungskraft an, und schließlich ist es auch eine Schulung des Willens, weil man etwas selbst tun muß, und es entsteht dadurch auch ein Zuwachs an Kraft. Und es wird uns, wenn wir eine gute Ausdauer behalten, vieles dazu einfallen, viele Möglichkeiten werden dazu entwickelt, und wir können mehr zu einer aktiven Beziehungsgrundlage kommen und benötigen dadurch den Fernseher weniger.

Es ist nicht sinnvoll, wenn wir den Fernseher, weil jetzt diese Ausführungen nicht zu Gunsten dieses Mediums ausgefallen sind, ab heute mit dem schwarzen Tuch bedecken, denn ich möchte sagen, er ist wahrhaftig wie eine Droge, die wir auch zu einem gewissen Grad schon benötigen. Würden wir jetzt sofort eine radikale Umstellung für die ganze Familie einführen, so müßten wir wohl oder übel viel Unfrieden auch wieder säen. Deshalb ist der Weg, der im allgemeinen sinnvoll erscheint, derjenige, daß wir uns zunehmend mit neuen Möglichkeiten der aktiven und schöpferischen Lebensgestaltung auseinandersetzen, und das passive und konsumierende Element erst langsam immer mehr reduzieren, den vernünftigen Möglichkeiten und dem eigenen Maß entsprechend.

Die Seelsorge in der heutigen Zeit

Zürich, 26. Mai 1997

Wir haben das Thema die Seelsorge, die Grundlagen zur Seelsorge für den heutigen Abend ausgewählt. Die Seelsorge ist durchaus vom Wortbegriff her ein sehr geläufiges Thema, denn wir beschäftigen uns innerhalb der verschiedenen Einrichtungen schon über sehr lange Zeiten hinweg mit dem Thema Seelsorge.

Die Seele ist aber schon jener erste Begriff, der uns vermutlich einige Schwierigkeiten in der Betrachtung bereitet. Die Seele, wenn wir sie am Anfang und Ausgang der Betrachtungen definieren, müssen wir zwischen Erde und Himmel oder zwischen Geist und Materie als vermittelnde Instanz festhalten. Diese Sorge für die Seele ist heute nicht recht glücklich ausgerichtet. In allen Bereichen, die sich mit diesem Thema beschäftigen, gibt es sehr viel Unzufriedenheit und Mängel. Wir finden die Seelsorge normalerweise in kirchlichen Bereichen. Wir finden sie durchaus aber auch in den verschiedenen Psychotherapien, in den verschiedenen Sozialbereichen.

Die Seelsorge ist entsprechend den Einrichtungen mit unterschiedlichen Inhalten und unterschiedlichen Zielsetzungen belegt. Die Seelsorge sollte im besten Sinne, wenn ich das ganz einfach einmal vorweg erkläre, eine möglichst gute Förderleistung, eine möglichst gute innere Heilsdynamik bringen, die die Seele zwischen Materie und Himmelreich stabilisiert. Wir sind als Menschen zwischen zwei Welten gegründet. Wir gehören zur Erde, aber mit unserer Seele oder mit dem, was wir als Geist bezeichnen, gehören wir letzten Endes doch nicht zur Erde, wir gehören genauso zum Himmel oder zu einer geistigen Welt. Die Seelsorge ist heute leider in den meisten Bereichen einzig und allein auf den körperlichen oder auf den psychischen Bereich ausgerichtet. In den gewöhnlichen Arbeitsaufgaben leistet man die Sorge für die Seele auf einseitige Weise, um das irdische Wohlergehen des Menschen zu sichern. Die Sorge für die Seele geht zwar auch von den Sakramenten aus, so daß man das Heil des Menschen durch das Sakrament auch für das Himmelreich sicherstellen will. Die Schwierigkeit wird aber sogleich deutlich, daß beide Bereiche nicht wirklich glücklich zusammenfinden. Das Sakrament verliert immer mehr an Wirksamkeit. Das Fühlen für das Sakrament geht für unser ganzes Dasein mehr und mehr verloren und so bleibt eigentlich die ganze Seelenangelegenheit mehr oder weniger eine Frage des sterblichen Bereiches. Aber damit kommen wir nicht so wirklich heran an die Sorge für die Seele. Wir müssen beide Bereiche miteinander verknüpfen, miteinander verbinden und versöhnen. Aber das ist wohl eine der größten Schwierigkeiten, denn wir müssen beide Bereiche, den sakralen wie den säkularen, kennenlernen. Sowohl müssen wir unser irdisches Dasein, unser Hineingestelltsein in die Erde, mehr und mehr erkennen im Hinblick auf die geistige Vollkommenheit, und wir müssen vor allem auch das geistige Leben, das geistige Lebensgesetz kennenlernen. Ohne diese Kenntnisse über das geistige Lebensgesetz ist es äußerst schwierig, eine rationale, gediegene und sichere Seelsorge zu leisten. Denn die Seelsorge sollte nicht nur eine psychologische Komponente, sondern tatsächlich eine geistige, eine von höheren Prinzipien aus ausgerichtete Dynamik einer Arbeit, die mit den Gesetzen des Geistes auch übereinstimmt, in ihren Mittelpunkt stellen.

Hier möchte ich einige Grundgedanken heranführen, die aber in ihrer ersten Formulierung durchaus schon sehr schwierig sind. Es ist immer eine große Schwierigkeit über das geistige Lebensgesetz zu erzählen und über den Werdegang der Seele. Wir sind heute in einer sehr materialistischen Zeit und aus dieser materialistischen Zeitsicht heraus wird man sagen – oder wie man es mir auch gerne immer vorwirft – dies seien extreme Ansichten, die hier mitgeteilt werden, sie seien sogar äußerst extrem, diese Ansichten. Dem muß ich aber entgegenhalten, daß unsere Zeit, so wie sie ist, eine extreme Zeit ist. Nicht die Ansichten sind extrem. Es kommt also darauf an, welchen Standpunkt man bezieht. Von mir wird gesagt, unsere Zeit ist extrem und dadurch erscheinen diese vorgetragenen Ansichten und diese Inhalte extrem und vielleicht zu geistig und von der Erde enthoben. Für den, der sich nicht tief genug hineindenkt, nicht tief genug hineinfühlt in dieses innere Gesetz der Seele, das schwer zu beschreiben, schwer zu definieren ist, für den mag diese Ansicht sehr extrem klingen. Je nachdem, welchen Standpunkt wir beziehen, mag diese Ansicht utopisch erscheinen, phantastisch, fast als eine Halluzination des Geistes, als eine weltabgewandte, weltferne Dimension. Für die Gesetzmäßigkeit der Seele und für ein tieferes Betrachten aber ist das tiefe Versunkensein im Materialismus, das wir gegenwärtig in unserer Kultur wohl auf einem ziemlichen Höhepunkt erleben, ein Extrem. Ein Extrem soll jedoch hier nicht dargestellt werden, vielmehr soll von mir eine möglichst gute, eine möglichst anschauliche

Beschreibung erfolgen über das, was Seele ist oder – vielleicht besser ausgedrückt – über das Wesen, über das eigentliche Sein und über die Kräfte, in denen sich die Seele bewegt.

Die Seele ist ein geheimnisvolles Wesen, ein geheimnisvolles Leben. Wir müssen dazu die Gedanken studieren und die Empfindungen in unserem eigenen Urgrund der Persönlichkeit kennenlernen. Wir müssen dazu unser ganzes Menschsein immer mehr studieren lernen, damit wir dieses Wesen der Seele mit der Zeit erfühlen, ja, erkennen und erfahren lernen. Die Seele ist aber nicht ein Gefühl, nicht eine Emotion. Auch sollten wir nicht fälschlicherweise von vornherein eine Einteilung vornehmen und annehmen, daß die Seele das ist, was zwischen Verstand und Körperlichkeit vermittelt. Das wäre eine zu einseitige oder zu triviale Definition der Seele. Die Seele bewegt sich in unseren Gedanken, sie bewegt sich in unseren Empfindungen, sie bewegt sich auch durch unseren Körper hindurch, durch unsere ganzen Taten. Aber diese Seele müssen wir einmal studieren lernen, und das kann anhand von Betrachtungen und Beispielen erfolgen. Ein kleines, erstes Beispiel möchte ich anführen für das, wie wir in etwa fühlen, wie wir in etwa so im allgemeinen denken. Man kann jedoch nur pauschal einige allgemeine Bereiche hier herausstellen.

Es ist erst kürzlich eine indische Klosterschwester bei einem Vortrag gewesen, einem Vortrag mit vielleicht so ähnlichen Inhalten, wie es dieser hier ist. Und es ist ja gerne der Fall, daß man sich von den Worten sehr unangenehm berührt fühlt und sich deshalb eine Gegenmeinung aufbaut. So war es eben auch der Fall, daß eine Gruppe von Personen eine Gegenmeinung aufgebaut hat, und dann fragten sie diese indische Klosterschwester, ob sie denn übereinstimmen könne, und wie sie selbst diese Dinge sehe. Sie wollten eigentlich damit ihre Partei verstärken, indem das Gegenargument noch durch eine Autoritätsperson etwas mehr sichergestellt werden sollte. Da sagte aber die Klosterschwester, und das entspricht mehr der indischen Mentalität: »Es geht nicht darum, ob ich jetzt übereinstimme oder nicht übereinstimme, wie ich das bewerte oder nicht bewerte. Damit ich mir hier ein Urteil aneignen kann, muß ich erst einmal in mich hineinhorchen, muß ich mir erst ein Empfinden, ein Bewußtsein dafür aneignen, um was es sich handelt. Das ist der erste Schritt bei uns, in unserer Bewußtseinsausrichtung.« Diese vorsichtige und nicht klassifizierende Haltung ist dem indischen Bewußtsein durchaus noch eigen.

Solch ein Hinhorchen, das man in Sanskrit als »śruti« bezeichnet, ist zunächst das Hinhorchen auf die Umwelt, auf den anderen, und dann erfolgt schließlich erst die innere Einstimmung von Meinung, Empfindung und Wissen. Der erste Schritt, um ein Wissen zu erwerben, ist, daß wir auch ein Bewußtsein für das Objekt der Betrachtung entwickeln. Das ist heute aber sehr, sehr selten der Fall, ja, ich möchte sogar sagen, daß das heute schon fast nicht mehr möglich ist. Wir gehen heute von anderen Grundprinzipien aus. Diese Grundprinzipien sind ausgerichtet nach einem mehr äußeren Selbstbewußtsein. Unser Selbstbewußtsein ist scheinbar um so stärker, wenn wir sehr treffsicher kritisieren und klassifizieren können. Scheinbar gilt dies als ein Zeichen des Selbstbewußtseins. Deshalb eignen wir uns in den meisten Fällen zuerst ein Urteil an, bevor wir uns eine objektive Sicht angeeignet haben. Das Urteil ist vor der Anschauung. Das Urteil bestimmt damit die ganze weitere Entwicklung innerhalb einer sehr subjektiven Denkgewohnheit.

Wichtig wäre aber, um einen ersten Punkt in der Seelsorge anzusprechen oder um ein erstes Wachstum für die Seele im allgemeinen fördern zu können, daß wir die Fähigkeit zu tieferen Betrachtungen, zu tieferen Anschauungen, ja zu tieferem Sehen, zu tieferem Wahrnehmen entwickeln. Eine tiefere Wahrnehmung ergibt ein tieferes inneres Wissen. Ein oberflächliches Wahrnehmen gibt vielleicht ein äußeres Wissen, das uns aber letztlich im Intellekt mehr und mehr zur Trennung führt. Tatsächlich, dieses mehr äußere Wissen schafft ja, wenn wir unsere Kultur betrachten, immer mehr Nöte, es schafft Krankheit, es schafft Trennung und Entfremdung. Die Entfremdungsgefühle beruhen auf einer Angst, die sich in einer sehr klassifizierenden, urteilenden und anthropozentrischen Denkweise zeigt, und diese kann man im weitesten Sinn als schizoide Angst bezeichnen. Die schizoide Angst finden wir hier in unserer Kultur als die am weitesten verbreitete Angst vor, dabei wird sie aber vielleicht gar nicht bewußt konstatiert und somit auch nicht als Krankheit bezeichnet.

Die schizoide Angst ist eigentlich die Angst vor einer wirklichen Nähe, vor einer wirklichen Verbindung. Sie ist letztlich in ihrem Ursprung die Angst vor dem Geiste. Sie ist eine Angst, die uns abtrennt von unseren Mitmenschen, die uns entfremdet von der Schöpfung, ja, entfremdet von der Materie und unserem Körper. So ist es keineswegs unsinnig, sondern eine paradoxe Wahrheit, wenn wir sagen, daß wir zwar in der Materie eingebunden sind, aber der Materie dennoch fremd sind. Das erleben wir beispielsweise im Yoga bei den Übungen. Der Körper ist dem Durchschnittsbürger fremd, obwohl der vitale Verstand zutiefst in dem Materialismus durch seine Urteile, durch seine Art der Gedankenbildung fixiert ist. Deshalb ist es eine ganz wichtige Angelegenheit, daß wir mit der Zeit – denn das ist ein langwieriger Weg – zu einer tieferen Wahrnehmung und Anschauung, zu einem tieferen Sehen kommen, bevor wir ein Urteil aussprechen. Das stärkt die Individualität. Das stärkt die Einzigartigkeit unseres Menschseins. Ein weiteres Problem in unserer Zeit und unserer Kultur ist auch, ja, ich möchte sagen, ein wachsendes Problem ist es, daß wir allgemein gesehen zu Massenmenschen werden und manipuliert werden von Meinungen. Wir können eine eigene Meinung gar nicht mehr wirklich entwickeln, keine Einsicht mehr entfalten, sondern wir bekommen die Meinungen vorgesetzt. Gleich aus welcher Richtung, sei es aus der politischen Richtung, sei es aus der religiösen Richtung, sei es von sozialen Hintergründen her, tagtäglich ist von den offiziellen religiösen Autoritäten und von den Wirtschaftsidealen ausgehend eine unglaubliche Beeinflussung auf uns ausgerichtet. Wir sind dadurch immer mehr zu dieser schizoiden Angst oder zu dieser Entfremdung und zu dieser vorschnellen Urteilsbildung gezwungen. Diese Urteilsbildung ist nicht eine Stärke. Klassifizierung, Einteilung und Bewertungen sind nicht eine Stärke, sondern sie sind ein Ausdruck der fehlenden Individualität, sie zeugen von einer Schwäche in der Seele. Wir haben nicht mehr die Kraft, den anderen anzuschauen. Deshalb ist heute eine der vielen, verbreiteten Untugenden, ja, ich möchte sagen, eines der schlimmen Vergehen – denn es ist ein schlimmes Vergehen, eine arge Sünde, wenn ich es mit einem christlichen Begriff benenne – wenn wir unterwandern. Wenn wir z. B. einen Kollegen hinterrücks mit Meinungsmacherei und Parteibildung ausspielen, wenn wir Unterwanderungen machen gegenüber unseren Brüdern, unseren Mitmenschen oder unseren erfolgreicheren Kollegen oder vielleicht auch unseren Feinden. Wir können dem sogenannten Feind, wenn wir ein Feindbild haben, nicht mehr gegenübertreten, sondern wir agieren mehr anonym und wollen ihn durch Intrige in seiner Autorität ausspielen. Das ist eine typische Form der Schwäche, die gar häufig in unserer Kultur anzutreffen ist. Deshalb ist es so notwendig, daß unsere Individualität, unsere Persönlichkeit auf rationale, religiöse und ganzheitliche Weise entfaltet wird, und das heißt, daß man zuerst eine Anschauung entwickelt, ein Bewußtsein entwickelt und schließlich dann von diesem Bewußtsein auch die Gedanken oder die Urteilsbildung entfaltet. Das Urteil sollte an zweiter

Stelle sein. Die objektive Ausrichtung, die eine Seinsausrichtung ist, eine Ausrichtung auch aus der Kraft der Seele, sollte an erster Stelle sein. Hier haben wir aber genau die entgegengesetzten Bemühungen in unserer Zeit, und somit ist das Klassifizieren als Zeichen der Schwäche eines der Hauptmerkmale. Mit dieser Schwäche ist die schizoide Angst verbunden. Die schizoide Angst ist Trennung, Separation, Isolation und Einsamkeit. Sie ist eigentlich wie eine Wolke, eine Gewitterwolke, die aufsteigt, wenn man dem Betreffenden zu nahe kommt. Es wird blitzen und zucken, es wird eine unglaubliche Aggression aufkommen. Die Aggression ist vielleicht gar nicht einmal ein bösartiges Zeichen, wenn man es von der Seele her ansieht, denn die Seele ist eigentlich niemals angelegt, etwas Bösartiges zu projizieren. Aber es fehlt der Seele die Stärke zu einem objektiven Gegenübertreten, und dadurch kommt ein Schutzmechanismus, eine unglaubliche Aggression zur Entfaltung. Es ist wie ein Gewitter. Eine schwarze Wolke kleidet den Menschen ein. Das sieht man auch direkt. Es ist eine Enge, eine Starrheit, die im ganzen Wesen des Menschen aufkommt, und somit ist die Aggression das Mittel, auf zu starke Nähe oder auf eine fremde Ansicht zu reagieren. Eine fremde Ansicht kann damit das eigene Individuum bedrohen. Wie die Wege zur Angstüberwindung aussehen, dazu will ich dann im zweiten Teil der Ausführungen kommen.

Ein weiteres Zeichen unserer Zeit, das uns sehr oft in den verschiedenen mehr esoterischen Kreisen begegnet, und das ein Thema für die Seelsorge sein müßte, ist eine sogenannte Besetzung mit negativen Kräften oder – bildhaft gesprochen – mit Dämonen, je nachdem wie man es bezeichnet. Wie diese empfunden oder aufgefaßt werden, kann ein kleines Beispiel zeigen. Gerade Personen, die eine tiefe Opferbereitschaft haben, die eine hingebungsvolle Natur besitzen, Personen die sich gerne in religiöser Hinsicht fallenlassen, sind ganz besonders betroffen von diesem Phänomen. Wenn Menschen sich einer Religion hinwenden, dann können sie es auf unterschiedliche Weise tun. Das depressive Gemüt, wenn ich das gleich am Anfang des Beispiels nenne, ist geradezu prädestiniert, Gott außerhalb zu sehen, und so sind immer gewisse Schuldgefühle oder Mangelzustände damit verbunden. Somit kommt von dieser Depression stärker eine Art irrational aufopfernde Selbstaufgabe in das Leben hinein. Schuldgefühle zeichnen ganz häufig dieses Gemüt. Durch eine Beziehung, die ausgerichtet wird zu einem Gott, den man im Ideal annimmt oder vielleicht auch zu einem lebendigen Lehrer – sie kann auf verschiedenen Ebenen sichtbar werden – ist gerne ein zu eindringliches Rechtmachen, ein zu starkes Aufgeben der eigenen Individualität im Spiel. Dieses Aufgeben der eigenen Individualität führt wieder dazu, daß die innere Natur mehr und mehr geschwächt wird. Die Depression ist eigentlich die klassische Lebensangst, die Angst vor einem Selbstwerden, die Angst vor einem Ichwerden, wenn man es ganz einfach ausdrückt, die Angst vor einem Erwachsen- und Selbständigwerden, die Angst vor eigener Führung, eigener Verantwortung und eigener Meisterschaft im Leben. Das ist in aller Kürze geschildert das Grundmuster einer Depression, einer Angst vor dem Leben. Gerade bei dieser Angst ist es in den letzten fünf bis zehn Jahren besonders ersichtlich, daß jemand abends ausgezehrt, erschöpft auf dem Sofa liegt und dann loslassen und etwas entspannen möchte. Die Gedanken arbeiten aber aufgewühlt noch in ihm, sie lassen ihn nicht los. Die Schwäche geht weiter, die Ruhe tritt nicht ein. Es spürt der einzelne tatsächlich, wie ein fremdes Wesen von ihm Besitz ergreift, wie er sich nicht mehr wehren kann. Er fühlt sich tatsächlich unmittelbar krank wie in einer depressiven Psychose durch dieses fremde Wesen, das ihn besetzt und das man als Dämon beschreiben könnte. Viele Menschen leiden unter so ähnlichen Gemütszuständen, die sie vielleicht nicht so klar identifizieren, weil sie über die Zeit hinweg sich entwickeln. Manche Menschen aber erleben dies sehr plötzlich. Es fährt eine fremde Kraft in sie hinein, und sie können nicht mehr die wache Bewußtheit aufrechterhalten, sich dagegen zu wehren. Sie wollen dann gerade die Schwierigkeit damit lösen, indem sie den religiösen Weg beschreiten und sich noch mehr von eigenen Gedanken reinigen, noch mehr hingeben, noch mehr fallenlassen in Gott oder in ein Ideal. Gerade das ist aber das Verkehrte.

Ich komme dann im zweiten Teil darauf zu sprechen, wie die Ausrichtung etwa sein kann im Sinne der gesamten, wirklich heilsamen Seelsorge. Dabei kann ich nur grundlegende Bereiche ansprechen. Ich kann nicht konkrete Ratschläge geben, und ich kann auch nicht konkret auf die verschiedenen Fachbereiche eingehen. Seelsorge ist ein unendlich weites Gebiet. Aber grundlegende Muster, wie man die verschiedenen Auswirkungen der Ängste aufhalten kann, können hier einmal um des besseren Verständnisses willen angesprochen werden. Es ist ein Gesetz der Seele, daß – wenn sich die Individualität schwächt, sei es durch zu starke Selbstbestimmung im Intellekt, durch zu starke Urteilsbildung oder durch zu starke Aufgabe des eigenen Ich – dann auch kein Fortschritt mehr erzielt werden kann, beispielsweise durch Yogaübungen oder durch das Empfangen von Sakramenten oder durch Hingabe an irgendeine religiös-geistige Richtung. Die Individualität stärkt sich nach bestimmten Gesetzen, und diese Gesetze sollte man mehr und mehr kennenlernen. Diese will ich dann im wesentlichen im zweiten Teil ansprechen.

Wir haben jetzt mehr die schizoide Konstitution angesprochen, die wir sehr häufig vorfinden. Wir finden sie besonders in den verschiedensten Institutionen vor, nicht nur in den religiösen. Die Urteilsbildung und die Verurteilung sind hier unglaublich schnell als Schutz oder als Abwehrmechanismus tätig. Wenn wir jemand anderen verurteilen, klassifizieren müssen, ist es immer schon eine kritische Sache. Statt dessen müßten wir uns da fragen, wie es im eigenen Inneren aussieht. Ist hier wirklich eine objektive Sicht vorhanden? Bei jeder Klassifizierung ist eigentlich immer schon eine Schwäche eingetreten. Bei der Depression, der falschen Hingabe, der falschen Selbstaufgabe, der Angst vor dem Leben ist ebenfalls eine Stärke aus der Seele erforderlich, eine Stärke aus der Individualität, damit wir in Beziehung treten können zu dem, was Religion ist.

Ich möchte in diesem Zusammenhang vorsichtig behaupten, daß wir im allgemeinen heute gar nicht mehr fähig sind, eine schöpferische Beziehung zur Religion aufzunehmen; allgemein gesprochen zur Religion und nicht zu einer bestimmten Richtung. Wir sind gar nicht mehr fähig, von uns aus eine Beziehung aufzunehmen. Das zeigt sich beispielsweise auch in der Erziehung, daß schon die Kinder durch Überlastung des Nervensystems ständig ausgezehrt werden. Sie sind immer weniger fähig in Beziehung zu treten, in Beziehung zu der Außenwelt, zu den Mitmenschen. Es ist eine Tatsache, daß unsere Kinder fast nicht mehr die Kraft haben, jemand anderen aufrichtig, also mit aufgerichteter Wirbelsäule, mit klarem Blick, direkt die Hand zu geben. Das können unsere Kinder bald noch weniger, weil sie durch die Verhältnisse unserer Zeit, durch die ganzen Einflüsse nervlicherseits so überlastet werden und dadurch in der Individualität schwächer werden.

Für die Beziehung nach außen, sei es zu den Mitmenschen, sei es zu einem übergeordneten System oder sei es allgemein zu Objekten, ist es notwendig, eine innere Stärke aufzubauen, eine organische, gediegene Stärke. Diese Stärke geht immer mehr verloren, und deshalb kommt etwas auf den Plan, das man nicht mehr Beziehung nennen kann und auch nicht mehr Seele – denn in der Beziehung lebt die Seele –, sondern es ist Projektion, die auf den Plan tritt, ein eiferndes Urteilen und Verurteilen und ein Klageton über die fehlende Moralität des anderen. In der Depression ist das Zeichen immer so gesetzt, daß wir mehr in uns versunken sind, gleich wie in einem herbstlichen Nebel, durch den der Blick zur Außenwelt und zu unseren Mitmenschen versperrt ist.

In der schizoiden Angst dagegen ist unser Urteil in der Macht der Klassifizierung so schnell, daß wir nicht von einem vernünftigen Gedanken sprechen können oder von einem vernünftigen, wirklichen Bewußtsein. Vielmehr bemächtigt sich der Wille unserer Gedanken, und er wird zur Aggression. Somit sind wir nicht mehr beziehungsfähig, weil wir die Kraft nicht mehr in der Seele haben. Aber Beziehung ist unser Leben. Die Grundlage zum Miteinander, zur Gemeinschaft, zum Sehen, zum Respektieren, zur Ehrfurcht und zur Anerkennung unseres Gegenübers ist wieder die innere Freiheit für uns selbst, und sie ist Seele für uns selbst. Hier kann sich dann das wirkliche Glück oder die wirkliche – wenn man es so im einfachen Sinn vielleicht einmal nimmt – erste Festigkeit und Freude entfalten.

Bis hierher wurden sehr viele Mißstände angesprochen, aber damit wir zur Seelsorge überleiten können, müssen wir uns diese Bilder der Zeit anschauen. Dieses nun folgende dritte Beispiel ist jetzt mehr aus dem Geistigen herausgearbeitet und man braucht etwas Empfindung, um es zu spüren, um es wahrzunehmen.

Unsere Individualität wird gegenwärtig zersetzt nicht nur durch äußere sichtbare Einflüsse, sondern auch durch unsichtbare Einflüsse. Wir leiden eigentlich an einer Krankheit, und das ist die Zersetzung der Individualität, die Zersetzung des Einzigartigen und damit ist die Seele von anderen Mächten, von anderen Tönen, von dunkleren Kräften übertönt. Dies kann jetzt einmal an einem Beispiel geschildert werden, das wir auf jeden Fall leicht beobachten können.

Wenn Kinder fernsehen, dann sollte man sich als Erwachsener einmal für fünf Minuten den Blick gönnen und selbst nicht in den Fernseher hineinschauen, sondern sollte tatsächlich die Kinder, wie sie im Verhalten sich in Beziehung bringen zum Bildschirm einmal beobachten, man sollte die

Beziehung, die hier aufgebaut wird vom Kind zum Fernsehen beobachten. Das wäre eine ganz gute Übung, denn damit bekommen wir einen Eindruck. Dann sollten wir die Kinder im nachhinein weiterhin noch etwas in einer ruhigen Minute eher kontemplativ wahrnehmen. Wir werden sehen, wenn wir hierfür einigermaßen eine Empfindung haben, daß die Kinder – bei Erwachsenen ist es eigentlich nicht anders, aber der Erwachsene hat mehr Schutzmechanismen als die Kinder – wie von einer Hülle eingekleidet sind. Warum sind sie dies? Die Antwort wird vermutlich nicht sehr schwer verstehbar sein. Der Fernseher ist ja mit einer Maschinerie verbunden, die eine unübertrefflich sichere Faszinationskraft ausübt, die eine Sensation ausströmt und das Kind mitreißt, das Kind tatsächlich aufsaugt. Das Kind kann sich gar keine ruhige Anschauung bilden. Das Kind kann beispielsweise gar nicht einmal ruhig die Blüten eines Blumenstraußes zählen oder einmal ruhig die verschiedenen Farben registrieren, es wird vielmehr ganz von dem Fernseher bestimmt und dadurch wird es von der Sensation aufgesogen. So ist einer der schlechtesten Erziehungsschritte, die Kinder – vor allen Dingen in den jüngsten Jahren – vor den Fernseher zu setzen. Die Eltern haben natürlich das Problem, daß sie selbst von der Maschinerie gar nicht loskommen und durchaus auch froh sind, wenn die Kinder eine Stunde fernsehen, weil sie dann in dieser Zeit wenigstens keine Streiche anstellen. Aber das Fiasko wird größer und größer, weil die Kraft zur individuellen Entfaltung, zur Entfaltung einer organisch substantiell festen, gediegenen Grundlage förmlich zersetzt wird. Das gilt jetzt nicht nur für den Fernseher, sondern auch für andere Medien, aber der Fernseher ist ganz typisch. Man kann ja, um das Gesagte etwas zu sichern, einmal den Versuch machen, sich zwei Minuten lang eine Anschauung zu bilden über irgendeine aufregende Sendung. Man wird im Bewußtsein fast wirr werden, weil die Bilderfolge in einer raffinierten Weise, durch Musik auch noch untermalt, fast von Augenblick zu Augenblick wechselt. Man kann sich gar keine wirkliche Anschauung von dem Gesehenen bilden. Man wird nur aufgesogen von der Sensation, und deshalb ist es eine ganz natürliche Machenschaft, die hier eintreten muß, aus wirtschaftlichen Gründen wohl, daß man die Reize steigern muß. Die Reize müssen ständig weiter und weiter ausgesteuert werden. Wenn man das beobachtet, wie diese Bereiche wirken, wie z. B. der Fernseher wirkt, kann man so etwas wie eine fremde Wolke über dem Kind wahrnehmen. Tatsächlich, wenn man einigermaßen tief schaut, sieht man, daß da fremde Kräfte arbeiten. Disharmonische und illusionäre Fremdkräfte werden organisch normalerweise abgewehrt von den Kindern, bedingt durch die ganze manipulierende Situation können diese jedoch kaum mehr abgewehrt werden. Somit bildet sich eine schwächere und abermals schwächere Individualität heraus durch die Art wie die Medien wirken und ganz besonders wie das Fernsehen wirkt.

Das Zeichen, das ich ansprechen will, ist aber doch noch anderer Natur. Ausgehend von unserer Betrachtung über das Fernsehen sehen wir dieses Zeichen bei vielen religiösen Veranstaltungen, aber auch bei anderen Veranstaltungen, seien es Meditationsübungen, seien es religiöse Gruppierungen, die sich etablieren möchten oder Diskussionsabende zu bestimmten Themengebieten. Wir sehen dieses Zeichen ganz besonders in den letzten zwei, drei Jahren in religiösen Verhältnissen, gleich, ob sie mehr östlich oder westlich orientiert sind. Allgemein sind die Religionen, nicht nur das Christentum, derzeit in einem Schwanken begriffen. Dieses Zeichen sieht man, wenn man sensibel und aufmerksam dafür ist, nach Veranstaltungen, Meßfeiern, nach bestimmten Feierlichkeiten und religiösen Zusammenkünften. Wenn die Teilnehmer hinausgehen, sieht man, daß sie eingehüllt sind. Sie sind nicht aufgerichtet, sondern da ist etwas Fremdes, etwas Magisches tätig. Das kann man geistig schauen. Aber man kann es auch mit der Zeit, wenn man die Empfindung ausprägt, direkt sehen. Man braucht also keine geistigen Wahrnehmungsorgane, man kann es sehen. Das ist auch für mich ein Grund, daß ich es einmal öffentlich ausspreche. Man sieht etwas, was fremd ist, wie wenn man zu lange ferngesehen hätte. Aber es ist nicht vom Fernseher kommend, sondern es kommt durch dasjenige, was in religiöse Zusammenkünfte, Feierlichkeiten, religiöse Bemühungen hineinwirkt. Es wirkt nicht überall, aber es ist, wenn man so an einem Ostersonntag die Personen einmal beobachtet, sehr weit verbreitet. In Deutschland, im bayerischen Raum, habe ich eigentlich fast überall dieses Zeichen beobachtet. Da wirkt etwas Fremdes, das die Individualität zersetzt, und das wirkt vom Geistigen aus. Jetzt könnte man fragen, was ist dieses Fremde? Ich möchte es eigentlich nicht mit einem Wort belegen, denn man kann es verschiedentlich benennen. Es wird in den religiösen Urkunden genannt, und im Yoga weiß man auch von diesem magischen Kräftewirken. Allgemein wirkt es heute auf uns von außen herein und zersetzt uns, und es bringt uns zu immer mehr Rechthaberei, und es bringt uns immer mehr Dunkelheit und letzten Endes in der Folge davon auch Leiden. Es ist ein schlimmes Zeichen, das da lebt. Es ist Depression und schizoide Angst zugleich, wenn ich das so ausdrücke, aber es ist nicht aus diesen Bereichen kommend, sondern das ist ein Ergebnis der organischen Schwäche des Menschen. Wir haben tatsächlich jetzt einen Punkt in unserer Entwicklung erreicht, an dem wir organisch extrem geschwächt sind und unsere Auswege hieraus darin suchen, daß wir uns entweder passiv oder in rein materieller Form der Religion zuwenden, oder wir suchen einen Ausweg, indem wir uns ganz besonders in Strukturen festsetzen und sichern. Das ist aber gerade das Gegenteil von religiösem Leben. Religiöses Leben und Wachstum der Seele sollten immer ausgehen von Individuation und somit ausgehen von einer innersten Bemühung. Diese innerste Bemühung ist etwas Entscheidendes und etwas Wichtiges. Sie ist die tragende Kraft. Wir werden durch Strukturen keinen Gewinn finden, denn Strukturen haben wir so viele, daß wir sie gar nicht mehr produktiv und wegweisend erleben können. Aber wir haben denkbar wenig innere Individuation, das heißt, innere Wege, die tatsächlich die Beziehung anbahnen zu den geistigen Welten, die letztlich auch mit der Beziehung zur Schöpfung oder zur Natur, zu allem, einhergeht.

Dieses Zeichen, das ein nicht-sonnenhaftes, sondern ein magisches und dunkles ist, sieht man, und die Individualität ist heute geschwächt. Jetzt ist es eine der wichtigsten Aufgaben, die Individualität zu stabilisieren, sie sicherer zu verankern. Es bleibt aber die Frage, welche Wege es hierfür gibt. Ich habe viel gefragt, und leider ist es so, daß kaum ein Priester, kaum jemand eine Antwort geben kann. Vielleicht ist die Antwort schwer zu finden, weil wir diese Zeichen der Zeit noch gar nicht lesen können. Vielleicht ist es auch schwer, eine Antwort zu finden, weil wir sie auch nicht aus vergangenen Strukturen nehmen können. Vielmehr müssen wir Möglichkeiten in die Umsetzung bringen, die uns tatsächlich substantiell von innen heraus mehr begleiten und somit substantiell von innen heraus eine Beziehung wieder anbahnen. Wir müssen Wege entfalten, die uns im Denken und Fühlen fördern und uns im Willen erst wieder auf ein religiöses Erleben und Erfahren vorbereiten.

Jetzt will ich zu den genannten drei Beispielen noch einige Gedanken heranführen und entwickeln, wie für unsere Zeit eine allgemeine Grundlage zur Seelsorge möglich ist. Der Einstieg hierzu mag nicht ganz leicht sein, denn dieser Einstieg erfordert schon ein erstes Wissen, eine erste Sicherheit. Es verhält sich damit in etwa so, als wollte man beginnen eine Bergtour zu durchsteigen, und man ist nicht richtig ausgerüstet, vor allem aber hat man keine Sicherheit im Fels und in der Routenfindung, und man soll sich jetzt auf eine gewagte Bergtour einstellen. Das aber ist eben unser Leben. Unser Leben ist so ausgerichtet, daß wir zwar auf traditionelle Werte bauen können, aber diese traditionellen Werte müssen wir immer wieder neu beleben aus dem Geist der Gegenwart, und wir müssen den Geist unserer Zeit richtig sehen lernen. Wir müssen die Zeichen lesen lernen, und wir müssen auch sehen oder lesen lernen in einem gewissen Empfinden dafür, was es bedeutet, daß die Seele zwischen Materie und Himmelswelt oder jenseitiger Welt vermittelt. Diese Integration der Seele zu lesen, ist eine Arbeit, die kann nicht an einem Abend geschehen und sie kann auch nicht innerhalb einer Woche der Bemühung vollendet sein. Diese Arbeit geht uns als Laien an, und auch, wenn wir im entsprechenden fachlichen Bereich gegründet sind, als Seelsorger geht sie uns in jedem Falle grundlegend an. Als Laien auf dem Gebiet der Seelsorge betrifft uns aber das Gesagte ganz genauso, weil wir als Laien ebenso den Ängsten, den Zeitkräften und den dunklen oder den zersetzenden Mächten ausgeliefert sind. So müssen wir hier eine allgemeine Grundlage entfalten, und damit will ich jetzt beginnen, und den Sachverhalt wieder an einem Beispiel entwickeln.

Es ist notwendig, daß wir einmal die Religion, das religiöses Leben mehr vom Seinsgedanken aus entwickeln, vom Seinsgedanken aus verstehen lernen und nicht orientiert sind am mentalen In-Besitz-nehmen. In unserer Kultur herrscht ja das Prinzip des Materialismus und des Konsumierens vor. In unserer Kultur haben wir die Zeichen des Erwerbes und all die ganzen Definitionen, die ganzen Machenschaften des Nutzprinzips. Wir fragen uns: »Was ist nützlich, was ist das Beste für uns?«, und wir verhalten uns auch auf diese Weise nehmend. Religion kann man nicht auf diese Weise praktizieren. Es ist denkbar unmöglich, den Christus Gottes zu nehmen. Es scheint zwar möglich zu sein in manchen Bereichen, aber es ist dies der Anfang des vollkommenen Verfalls, wenn man glaubt in Besitz nehmen zu können, was geistiger Natur ist, was nicht-materieller Natur ist, was nicht einmal substantieller Natur ist. Man kann im Bereich des Geistigen nicht nehmen. Man kann das Geistige nicht kaufen wie ein Auto und es dann als Besitzer für sich in Anspruch nehmen.

Hierzu vielleicht eine kleine Geschichte. Diese Geschichte klingt an manchen Stellen etwas grob, verstehen Sie sie also bitte nur als Geschichte. Es war eine religiöse Zusammenkunft von Vertretern aus den verschiedenen Religionen des Buddhismus, Christentums, Hinduismus, Islam und Taoismus einberufen. Die Vertreter konnten sich in dieser Zusammenkunft ganz gut einigen bis auf einen. Dieser eine gab seine Identität nicht preis. Er sagte nicht, welcher Religion er angehörte. Da überlegten die anderen – natürlich von der Neugierde getrieben: »Wo wird dieser hingehören?« Sie rätselten, und da sie ihn in seiner Religionszugehörigkeit nicht identifizieren konnten, sich ihm auch nicht recht annähern konnten, vereinbarten sie, ihm in der Nacht eine Falle zu stellen. Die Falle, die sie ihm stellten, war, daß sie, während er schlief in sein Zimmer eindrangen und ihm an seinen Füßen einen heftigen Stromschlag versetzten. Das taten sie, weil sie dachten, er wird sofort seinen Gott, den Namen seines Gottes rufen. Wenn er Christ ist, wird er »Oh Jesus!« rufen, wenn er zum Islam gehört, wird er »Allah!« rufen. Sie erlitten jedoch einen Mißerfolg mit ihrem Unterfangen, denn er schrie: »Satan, geh du endlich weg!« Er dachte, daß ihn mit diesem heftigen Schmerz etwas Satanisches überfallen habe. Er war in der Gegenwart des Geistes und hatte so die Kraft, die Realität in ihrem wirklichen Sinn zu sehen.

Diese Geschichte will ich nur als Beispiel nehmen, sie wird auch in Indien in ähnlicher Form erzählt. Der Inhalt dieser Geschichte gilt in Indien als ein Zeichen der religiösen Verwirklichung. Nicht deshalb, weil der Betroffene, der überfallen wurde, diese Geistesgegenwart zeigte. Das ist nicht damit gemeint, sondern, daß er frei war von einer Bindung an einen eher idealisierten Namen und so die Sache, eben den Satan als Satan identifizieren konnte. Die indischen Grundprinzipien sind meines Erachtens auch in vereinfachter Weise für unsere Kultur sehr wichtig, weil sie nicht so sehr von Traditionen und Strukturen ausgehen, sondern weil sie mehr den Seinsaspekt beinhalten, den lebendigen Aspekt der Verwirklichungswege verdeutlichen. Man geht im indischen Gedankengut davon aus, daß eine Verwirklichung nur gegeben ist, wenn man alle Pfade sicher durchlebt und durchschritten hat. Nur wenn diese umfassende Verwirklichung durchschritten ist, dann darf man sich auch »Meister« nennen. Aber wenn diese Verwirklichung nicht durchschritten ist, wenn sie nicht durchlebt wurde, wenn der Glaube nicht realisiert wurde, sondern der Glaube nur ein Fürwahrhalten ist, dann spricht man zwar vielleicht von einer beginnenden Religiosität, aber noch nicht von Realisation und damit auch noch nicht von Yoga. Jetzt könnte man vielleicht hier schon von seiten des Christentums einwenden: »Aber die Dreifaltigkeit können wir nicht realisieren.« Wir können das nicht in unsere Seele als Inkarnation aufnehmen, das ist schon richtig. Aber die wahre Realisation im Yoga und die Realisation, wie wir sie vielleicht verstehen, sind etwas Verschiedenes. Hier gibt es große Unterschiede. Die wahre Verwirklichung ist etwas ganz Besonderes und für diese Verwirklichung benötigen wir als ersten Grundstein die Freiheit von äußeren Glaubensüberzeugungen. Dieser Gedanke wird sehr leicht mißverstanden. Wir brauchen die Freiheit, um es noch einmal anders auszudrücken, von einem materialistischen Glauben. Wir dürfen unsere Identität nicht mehr von einem Wahrheitsanspruch begleitet sein lassen. Wir dürfen nicht mehr sagen: »Wir haben Erlösung, wir haben die Verwirklichung oder wir haben Christus. Wir sind getauft im Namen des Christus und damit haben wir Christus. Wir müssen von dem Standpunkt Null anfangen und uns einmal bewußt werden, daß wir noch nichts haben. In unsere Schöpfung ist zwar die Erlösung hereingetreten, aber wir haben sie so lange nicht, so lange wir sie nicht erkennend in uns aufgenommen haben. Wir haben sie noch nicht. Deshalb muß man auf dem Weg der Verwirklichung von einem Nullpunkt ausgehen. Man muß mit der Einsicht des Nichtwissens anfangen, weil man sonst glaubt, im Wissen zu sein, im Wissen, das man in Indien als »jñāna« oder als »cit« bezeichnet. Man glaubt sich auf dieser Stufe, aber man ist nicht auf dieser Stufe, sondern man ist nur im Intellekt, in einem Fürwahrhalten, in einer Überzeugung, die man sich als Sicherheit vielleicht zurechtgerichtet hat. Man muß sich eingestehen, daß man die geistigen Geheimnisse nicht besitzen kann, und daß man aus einem intellektuellen Wissen keinen Wahrheitsanspruch ableiten kann. Dieser Wahrheitsanspruch, wenn er einmal eingetreten ist, führt zu Schwierigkeiten im ganzen weiteren Verlauf der Verwirklichung und auch zu einer Schwierigkeit in der Kommunikation mit anderen. Denn der Seinsgedanke, der Gedanke oder das Leben des Willens und der Empfindung, tritt zurück aufgrund einer Bindung, einer inneren Symbiose, die wir als solche vielleicht gar nicht erkennen. Wir schaffen uns Sicherheiten mit dem Glauben, aber nicht ein Leben des Glaubens. Von einem Nullpunkt muß man ausgehen. Man kann häufig beobachten, wer sich als großer Christ oder als großer Buddhist oder Yogin bezeichnet, wer auf irgendeine Etikettierung wert legt, sich ihrer rühmt und also mit einem Namen sich zu sehr nach außen spielt, von dem kann man fast mit Sicherheit sagen, daß er das Religiöse im innersten Prinzip nicht verstanden hat. Er hat nicht wirklich erfahren, worum es sich handelt; denn sonst würde er nicht mit einem äußeren Zeichen so sehr nach außen gehen. Er würde die Religion und den Glauben nicht von der Struktur her nehmen, weil er wissen würde, daß die Struktur kein Bestehen hat, sondern nur ein relatives Ordnungsprinzip sein kann, aber eben nur ein relatives und nicht mehr. Diese Freiheit, zu verstehen, daß man noch nicht im Wissen gegründet ist, muß man erst einmal erringen. Das Mysterium des Geistes, das Mysterium Christi oder allgemein das Mysterium des innersten Seins, können wir noch nicht verstehen, und das müssen wir tatsächlich einmal so annehmen, wie es ist. Es ist auch eine tiefe Wahrheit, wer dieses Mysterium verwirklicht hat, wer tiefste Erfahrungen besitzt in der Identität des unendlichen Geistes in der personalen Begegnung, in der Gotteserfahrung, wer hier Erfahrungen gesammelt hat, wird ein weites Selbstzeugnis ablegen und die Strukturen und instituierten Bekenntnisse von sich weisen. Und er wird weiterhin feststellen, wie sein Wissen wirklich gegründet ist. Er wird tatsächlich wissen – wie Jakob Böhme es so schön ausgedrückt hat – wenn ich nicht den Zustrom der Gnade erhalte, wenn ich nicht in der Vision wirklich gegründet bin und wenn ich nicht im Fließen der Wahrnehmung zum Geiste gegründet bin, dann kann es nur der Teufel sein, der überall an mir kratzt, denn ich bin gefangen im Leibe, ich bin gefangen in der Materie, ich bin gefangen im Nichtwissen. All diese Erfahrungen sammelt man heute zu wenig.

So ist es etwas ganz Wichtiges für unsere Zukunft, daß sich Institutionen, die sich durch das Prinzip der Sukzession fortsetzen, und dies gilt eigentlich für jede Institution und damit auch für die verschiedenen Richtungen der Yogapraxis, daß die Linie, die Sukzession des ursprünglichen Impulses nicht im Wahrheitsanspruch weiterlebt. Denn tatsächlich – dies ist eine sich immer wiederholende Gesetzmäßigkeit – dort, wo die Struktur fest geworden ist, dort entfaltet sich der Geist nicht mehr. Dort, wo man glaubt im Wissen zu sein, weil man die beste Struktur hat, dort bleibt kein Raum mehr für die Individuation. Durch eine gewisse Gedanken- und Willensfixierung, was der schizoiden Angst entspricht, bleibt letztlich keine wirkliche Entfaltungsmöglichkeit. Dies zu erkennen ist etwas ganz Wesentliches. Das Mysterium, die Nachfolge Christi wirklich zu realisieren, ist eine äußerst hohe Stufe. Den Weg der Nachfolge Christi haben nur ganz wenige Menschen beschritten. Die meisten sind verworfen worden. Sie sind als Träumer, als Phantasten oder als direkte Fanatiker angeschaut worden. Das ist ganz typisch, weil das konventionelle mentale Bewußtsein mit seinem noch mehr äußeren Wissen auf die ringenden und suchenden Menschen so hinschaut, als ob sie in Dekadenz und Träumerei wären. Es ist nicht umsonst, wenn man eingeweihte Menschen manchmal als die Narren in Christo bezeichnet. Wenn wir unsere Heilige Schrift nehmen und ein Besitztum daraus machen, gleich auf welche Art, dann schaffen wir Schwierigkeiten über Schwierigkeiten, wir schaffen nicht Stärke, sondern Schwäche.

Das Gesagte kann durch eine zentrale Aussage von Karl Barth noch etwas deutlicher werden. Karl Barth hat die Institution der Kirche nicht gerade in einem guten Licht gelassen. Ich möchte seine Worte jetzt nicht verwenden, um über die Kirche zu richten, sondern deshalb, weil sie die Sache so treffend beschreiben: »Eine Kirche muß es geben, damit dem Volk das Evangelium vermittelt wird. Aber eine Kirche mit einem Wahrheitsanspruch, also mit dem Anspruch, daß Sakrament und Kirche eines sind, das ist ein Anspruch, der nicht erfüllt werden kann.« Solch ein Anspruch kann eigentlich von der Institution nicht erfüllt werden, weil die Verwirklichung des Mysteriums im allgemeinen nicht lebt. Das Sakrament und damit die wirkliche Kraft der Wahrheit kann nur ausstrahlen, wenn sie verwirklicht ist, durch Sukzession allein aber ist dies nicht möglich. Deshalb sollten wir ein vermittelndes Niveau anstreben und nicht auf einem bestimmenden Niveau beharren. Das Vermittelnde ist eine Grundvoraussetzung für unsere Seelsorge, nicht das Bestimmende. Es hat keinen Zweck, wenn man in eine Linie eintritt, sich taufen und sich weihen läßt oder auch eine Mantra-Einweihung im Yoga erhält. Dies hat keinen Sinn, wenn die Wege der Verwirklichung nicht beschritten werden. Vor dem Geist ist es wahr, daß das äußere Zeichen der Weihe weniger Wichtigkeit hat als die realisierte, innere Verwirklichung. Diese Verwirklichung ist nur schwerlich möglich, weil wir die Wege hierzu nicht mehr als nötig erachten. Auch in den Klöstern spürt man diesen Mangel und ist ständig den schon beschriebenen psychotischen Tendenzen, der Besetzung durch fremde Kräfte ausgesetzt. Man weiß nicht mehr um die Wege der Verwirklichung und kann sie in unserer Zeit damit kaum mehr wahrnehmen.

Die Wege der Verwirklichung, um konkret einmal einen ersten Einstieg anzusprechen, sind immer dahingehend ausgerichtet, daß man zunächst von einem Nichtwissen ausgeht und sich eine erste Anschauung bildet, einen ersten Bezug herstellt. Das kann die Beziehung sein zu einer Heiligen Schrift, das kann zu einem Meister sein, oder zu jemandem, den man verehrt, den man schätzt als geistige Kapazität. Wozu oder zu wem die Beziehung geknüpft wird, kann hier nicht gesagt werden, denn es gibt unendlich viele Möglichkeiten. Natürlich gibt es auch Wege, die nicht förderlich sind, aber man muß dem Menschen frei zugestehen, was er wählt und was er ablehnt. Das kann man einem Menschen nicht vorschreiben. Andernfalls ist das ein Eingriff in die Individualität, in die freie Bestimmung des Religiösen und des Menschseins.

Wir kennen die Hinwendung in allen religiösen Systemen und wir praktizieren sie z. B. in Form der Meditation. Im Christentum lebt die Hinwendung in Form des Gebetes. Zwischen Gebet und Meditation gibt es grundsätzlich sehr viele Unterschiede. Für meine Betrachtung ist es aber jetzt nicht notwendig, hier groß einen Unterschied herauszuarbeiten, wenn er auch besteht in der äußeren Gesamtausrichtung. Um die Betrachtung nicht zu verkomplizieren, gehen wir hier einmal davon aus, daß Gebet und Meditation das gleiche seien. Das Gebet ist eine Zwiesprache mit einer höheren Dimension, das heißt, eine Zwiesprache in personaler Begegnung mit Christus oder mit dem Vater im Himmel. Das Gebet kann ausgerichtet sein in Form der Liebe, in Form der Hoffnung, in Form der Hingabe und Verehrung, in Form der Darbringung und in Form einer tiefen Anerkennung. Es liegt in seiner Aussage eine Beziehung. Es stellt sich aber nun die Frage, ob wir überhaupt imstande sind, diese personale Beziehung aufzunehmen. Diese Frage will ich einmal mit einem vorsichtigen Nein beantworten, denn im allgemeinen zeigt die Erfahrung, daß man nicht dazu imstande ist, wirklich eine Beziehung im Gebet aufzubauen.

Nehmen wir einmal einen kurzen Rückblick, wie das Gebet früher zur Zeit von Hildegard von Bingen war. Hildegard von Bingen und sehr reine Menschen zur damaligen Zeit erfuhren im Gebet etwas ganz Besonderes, etwas Entzückendes. Sie erfuhren Seligkeit, sie erfuhren engelhaften Frieden, Engelswelten erfuhren sie. Das war dem Menschen damals noch möglich. Aus dieser seligen Erfahrung konnte auch Bonaventura diesen so schönen Satz prägen, diese Seelenübung:

»Commodo anima per mentale exercitium de beata in contemplationis reflectere ad interiora sua, ut videat qualitas sit formata per naturam deformata per culpam et reformata per gratiam«,

deren wesentliche Aussage für uns in der Übersetzung lautet: Siehe wie du durch die Natur geschaffen bist, wie du entstellt bist durch die Sünde und dann schaue auf die Gnade, wie sie dich wieder herstellt, wie sie in der

Reinheit lebt. Um die Zeit etwa von Anselm von Canterbury oder von Hildegard von Bingen hatten die Menschen dieses Empfinden noch, wenn sie sehr rein waren. Zu Bonaventuras Zeiten ist es allmählich verlorengegangen. Nur wenige, wie Jakob Böhme etwa, waren später noch in diesen geistigen Welten gegründet. Diese Menschen waren fähig, im Gebet tatsächlich die Erde zu verlassen. Sie waren in ihrer Sicht ausgerichtet durch die Kraft der Aufmerksamkeit, durch die Kraft der Wahrnehmung hineinzuschauen in eine Region, die höher ist als die Sichtbare, in eine Region, die unsichtbar ist. Und so fühlten sie den engelhaften Frieden. Mit diesem engelhaften Frieden fühlten sie auch, daß es etwas geben muß, das nicht ein Engel ist und nicht eine Substanz. Sie fühlten in der Ahnung damit das, was wir als die Dreifaltigkeit bezeichnen. Sie ahnten den Christus. Das nahmen die Menschen tatsächlich noch wahr. Somit war das Gebet für sie ein Hineingehen in eine ganz andere Region und damit ein Verlassen der eigenen Projektionen.

Für uns ist es aber so, daß wir nur noch für unser Wohlergehen beten, und wenn wir von »Hoffnung« sprechen, dann meinen wir eigentlich fast immer »Erwartung«, eine Erwartung im materiellen, sterblichen Sinne. Das Hoffen hat sich somit verwandelt. Wir sehen gar nicht mehr, daß wir zu stark gegründet sind im Leibe und daß wir eigentlich mit Projektionen beginnen und nicht mit einer wirklichen Wahrnehmung, mit einem wirklichen Schauen. Jeder hat bestimmte Muster in sich, und so ist jener, der von einer schizoiden Tendenz gezeichnet ist, vorschnell in seinem Urteil, er bringt mehr den Willen in den Verstand und verfällt dadurch mehr verhärtenden Tendenzen. Wer in diesem Zeichen der Verhärtung ein Gebet spricht oder Meditation übt, der wird in der Meditation oder im Gebet vorschnell zugreifen und sich ein Besitztum machen aus dem, was er erlebt oder erfährt oder glaubt, an Erfahrung zu gewinnen. Er wird es direkt als seine Identität annehmen. Derjenige aber, der mehr depressiv ist, der Angst vor dem Leben hat, der mehr in seinen Gefühlen lebt und vom Gefühlsbereich aus die Beziehung finden möchte, der wird Gott mehr außerhalb seiner als fremde Macht sehen, und er wird mehr und mehr versuchen, sich dieser fremden Macht zu überantworten. Aber damit erlebt er wieder nicht die Welt des Geistes und auch nicht die Stärke der Seele. So neigt der eine zu einem Zugreifen, und das ist mehr wie eine sich sammelnde, dunkle Gewitterwolke – so zeigt es sich, wenn man es einigermaßen treffend beschreiben möchte vom Geistigen her –, und der andere fällt in einen Nebel, in einen

Schlaf, und somit kommt er nicht mehr zur wirklichen Auseinandersetzung, zur wirklichen Sicht, zur Wahrnehmung. Er fällt auf sich selbst zurück, und er sinkt in den Leib hinein, fühlt sich gefangen in seiner Energie. Das sind Zeichen, die man vor allem bei Meditationen erlebt. Wenn jemand zu meditieren beginnt, dann verfällt er ohne konkretere Führung und Anleitung fast immer diesen Versuchungen. Denn es handelt sich mit diesen Mustern um Versuchungen, um Ängste, die einen gefangennehmen. Deshalb benötigen wir als Grundlage zur Seelsorge Wege, die uns wieder stabilisieren, damit wir überhaupt zum Gebet, zur Meditation fähig werden.

Wenn jemand beispielsweise depressiv ist, dann muß ich ihm, wenn er unter meiner geistigen Anleitung steht, verbieten zu meditieren, denn er wird immer nur sich aufgeben. Aber wenn jemand sehr schizoid ist, dann muß ich ihm mehr die Technik des Yoga verbieten, weil er sich zu schnell in irgendeinen energetisierten Zustand hineinarbeitet und dafür die Technik benützt. Er muß erst einen Sinn entfalten, eine Anschauung sich bilden. Dem Depressiven muß ich aber sagen, daß das keine Hingabe ist, die er lebt, sondern ein Sich-Fallenlassen. Denn Hingabe ist schöpferische Aktivität, schöpferische Beziehung und beginnt nicht im Gefühlsleben, sondern sie beginnt in dem Erkennen, dem Wahrnehmen der Wirklichkeit, und dazu muß man sich erst hinarbeiten.

Wie man sich jetzt dort hinarbeitet, dafür gibt es sehr wichtige Voraussetzungen. Wir lesen Schriften, religiöse Schriften, inhaltliche Schriften über Yoga oder über ein anderes, tiefsinniges Thema. Wir sollten hier möglichst gute Schriften auswählen, nicht banale, esoterische Schriften, nicht intellektuelle Theorien, sondern wir wollen substantiell möglichst kraftvolle Schriften auswählen, denn nur inspirative Schriften tragen auch die Kraft in sich, die Individualität anzusprechen. Man erkennt solche Schriften daran, daß man sie zunächst einmal nicht so leicht konsumieren und auch nicht so leicht verstehen kann. Wenn man sie liest, merkt man, daß man das Gelesene sehr schnell wieder vergißt, vor allem die Aussage in ihrem genauen Wortlaut. Hier ist ein wiederholtes Hinschauen erforderlich, ein Entwickeln von den inhaltlichen Aussagen, denn einen Bezug zu den inhaltlichen Aussagen zu entwickeln, erfordert eine enorme Kraft zur Anschauung, eine enorme Kraft zum Gedanken, eine enorme Kraft zum Willen. Man soll diese Gedanken lesen lernen in dem Sinne, wie sie sind. Man soll sich Fragen stellen zu dem, wie der Autor spricht, was er aussagen möchte. Damit studiert man ein anderes Leben. Indem man ein anderes Leben studiert, entwickelt man eine größere mentale und empfindsame Kraft, die bald über die projektiven Ebenen erhaben hinausstrahlt.

So ist in einer geistigen Schulung z. B. das Lernen der Sanskritsprache auch ein vorbereitendes und aufbauendes Training. Das beginnt schon damit, daß es fünfzehn Buchstaben mehr gibt als in unserem Alphabet und einen so reichen Wortschatz, daß es oft zehn Wörter gibt für eines aus unserer Sprache. Im Sanskrit hat man nicht nur die sechs Fälle wie im Lateinischen, sondern acht, und neben Singular und Plural bildet man auch noch einen Dual. Man kann kaum ausdrücken, wie hoch die ästhetischen und künstlerischen Erfahrungen in der Sprache und wie die Gesetze leben. Sanskrit ist wie eine unendliche, kosmische Mathematik. Mit dieser Sprache lernt man etwas kennen, was dem Gemüt noch fremd ist und aus einer schöpferischen, reinen Logik entstanden ist. Heute weicht man so einer Anforderung und so einem Training meist aus. So begibt man sich ins Gebet oder begibt man sich in die Meditation und hat gar keine Grundlage mehr dafür, man hat gar keine Seelenstärke dafür. Die Seelenstärke entwickelt man – einfach gesprochen –, indem man ein Leben objektiv studiert, das man nicht kennt, indem man eine große Persönlichkeit studieren lernt und sie dadurch in sich aufnimmt, sie dadurch schätzen und achten lernt. Solch ein Studium entwickelt die Kräfte zur Anerkennung, zur Ehrfurcht, zur Hingabe, zur wirklich gelebten Hingabe. Die Entwicklung dieser Kräfte könnte man nun natürlich systematisieren, wesentlich ist aber, daß man etwas studieren lernt, etwas anschauen lernt, das man noch nicht kennt und das man durch Anschauung entfaltet zu einer tiefen und immer tieferen Gedankenkraft.

In der Depression ist es ja gerade so, daß wir nicht denken können, weil das Denken in der Depression – wenn wir dies einmal bildhaft ausdrücken – verschluckt ist im Leibe. Man sagt im allgemeinen, der Wille sei gelähmt in der Depression, in Wirklichkeit aber ist das Denken nicht frei aus dem Leib heraus entfaltet. Somit entsteht die Schwierigkeit, daß wir uns gar nicht mehr in Beziehung bringen können und die Freude nicht mehr leben können in der Außenwelt. Es ist ein Zeichen unserer Zeit.

Wir müssen nach und nach die Stärke entwickeln, indem wir die Wege finden, wie man eine Auseinandersetzung pflegt. Der Yoga, wie er hier von mir gegeben ist, soll bezogen auf eine öffentliche Arbeit in erster Linie diese Grundelemente festigen. Von einem wirklichen Gebet kann man noch nicht sprechen. Ein Gebet ohne Selbstverwirklichung, Selbsterkenntnis und Suche nach dem heiligen Geheimnis in Gott ist wie eine Arbeit ohne Orientierung und ohne Ziel. Wir dürfen also nicht dem Fehler verfallen, zu meinen, daß wir schon beten, bevor wir uns eine Anschauung gebildet haben. Die Anschauung, das Bewußtsein zu entfalten, daß es einmal weit wird für den Gedanken, das geschieht, indem wir beispielsweise ein Leben studieren, eine große Persönlichkeit studieren und die Gedanken lesen lernen, uns hineinfühlen lernen, sie erkennen lernen. Diese Vorbereitung ist für das Gebet nötig. Mit dieser Erkenntnisarbeit lernen wir uns letztlich selbst kennen. So gehen wir einen Schritt nach außen über uns hinaus und erhalten als Frucht, als Ergebnis langsam die Selbsterkenntnis. Würden wir aber bei uns selbst bleiben, würden wir im Gebet der Projektion verfallen. Die Projektion ist aber unser eigenes Gefängnis, die Projektion ist das Hauptzeichen unserer Zeit, denn wir sind tief in der Materie eingebunden. Wir können gar nicht mehr den freien Gedanken im Gebet in der Engelswelt erleben. Somit können wir kein Mysterium mehr erleben, weil wir aus dem Wissen herausgegliedert sind. Für die Wiedereingliederung in die himmlische Welt der engelhaft reinen Gedanken benötigen wir eine objektiven Anschauung, die wir tiefer und tiefer ausprägen lernen müssen.

Auf einen letzten Punkt möchte ich noch zu sprechen kommen. Ein wichtiges Anliegen der Seelsorge ist ja die Fürsorge für die Seelen der Verstorbenen. Wie verhält es sich damit? Was können wir tun? Wie verhält es sich mit diesem Reich, das wir nicht einsehen können, das wir aber bei uns, in unserer Nähe wissen? Wie verhält es sich mit unseren Verstorbenen? Was tun wir für diese Verstorbenen? Denken wir an sie zu einer eigens festgesetzten Gedenkstunde oder widmen wir ihnen ein Kreuz, eine Tafel, ein Zeichen? Was tun wir für die Verstorbenen? Es ist nicht ganz einfach, hier eine sinnvolle Bezugnahme zu entwickeln, denn es handelt sich keineswegs um eine Methodik, die man hier anwenden könnte. Wir wissen, daß in besonderem Maße im Mittelalter die Meßfeierlichkeiten zu den Ahnen, zu den Seelen der Toten ausgerichtet waren. Das Meßopfer wurde dargebracht, um zur Erlösung der Seelen beizutragen. Man wußte auch früher noch inniglich, daß die Seelen der Toten mit uns in Verbindung stehen und auf Erlösung warten. Heute weiß man das nicht mehr so recht. Man ahnt zwar Verschiedenes noch, aber man weiß nicht mehr, wie diese Seelen mit uns in Verbindung stehen. Wie steht zum Beispiel unser verstorbener Vater oder unser Großvater mit uns in Verbindung? Oder unser Freund, der verstorben ist, wie steht er mit uns in Verbindung? Das wissen wir nicht mehr. Durch geistige Vision, durch geistige Ausrichtung kann dies aber erschaut werden. Um diesen Themenbereich durch Fragen jetzt nicht zu weit auszudehnen, möchte ich schildern, wie es sich im großen und ganzen verhält. Wenn wir an einen Verstorbenen denken und wir haben eine wirklich nahe Empfindung für dieses Leben, tun wir mit Sicherheit diesem Verstorbenen einen Gefallen. Wenn wir dem Verstorbenen etwas widmen, wenn wir vielleicht freudig mit ihm sprechen, dann tun wir ihm auch einen Gefallen. Aber wir müssen den Verstorbenen empfinden, schätzen können. Es muß eine persönliche Beziehung vorhanden sein. Ein persönliches Element muß tatsächlich tragend vorhanden sein. Das persönliche Beziehungselement ist anders zu sehen als das emotionale Element. Wir können von Trauer oder von Freude über den Verstorbenen, über dessen einstmalige Anwesenheit, überwältigt sein. Die Emotion aber ist letztlich sogar ein Schmerz für den Toten. Dagegen, wenn wir wirklich von uns aus als Person einen innigen Bezug zu dem Verstorbenen haben, der in Wirklichkeit in unserer Nähe ist und nicht in einem fernen Himmel, wenn wir hier ein Bewußtsein ausprägen und eine klare Beziehung, dies realistisch sehen können und realistisch mit ihm in Gedanken sprechen, dann ist es tatsächlich wie ein Sonnenstrahl, der auf ihn fällt, ein Licht der Verbindung und etwas Befreiendes. Denn der Tote leidet in den meisten Fällen an Einsamkeit, und es ist in Wirklichkeit sogar so, daß auch unsere eigene Einsamkeit aus dem Totenreich herauskommt, denn die Toten sind bei uns, und sie bestimmen unser Leben. Und da die Toten bei uns sind, lernen die Toten mit unserem Lernen mit. Der größte Gefallen, den wir den Toten tun können, ist der, daß wir nicht nur für uns selbst, sondern im Sinne von Christus, im Sinne einer Erlösung ein Opfer darbringen, wenn wir uns selbst in der Begierde überwinden. Je mehr wir uns selbst in unserer Begierde überwinden und einen Lernschritt schaffen, um so mehr tragen wir dazu bei, daß die Seelen der Toten, die uns nahe sind und nicht fern, ebenfalls aufatmen, ein Licht der Sonne erhalten, ein freudiges Miteinander oder ein freudiges Kommunizieren direkt erleben. Es ist sogar so, daß jeder Lernschritt, mit dem wir im Leben auf Gott zugehen, zu Gott gehen im Sinne einer Realisation, ein Lichtstrahl wieder sein wird auf den Toten. Unsere Seele wird vielleicht nicht sogleich vollkommen frei werden im Leben, aber wir spüren, daß unser Leben weit und hoffnungsvoll und frei wird. Deshalb ist das Opfer, das unser Leben weitet, heute nicht ein Opfern von Geldscheinen, die wir ohnehin im Überfluß haben, oder von irgend etwas, das wir aus unserem Hab und Gut abgeben, sondern das Opfer betrifft den Weg der Erkenntnis.

Wenn wir einen Lernschritt machen wollen und beispielsweise den Unterschied ergründen wollen zwischen der gedanklichen Projektion und einem reinen, ungebundenen Gedanken, dann ist dies durch eine intensive Wahrheitssuche möglich. Wenn man das durch das Opfer der Wahrheitssuche und der Erkenntnis leistet und den Unterschied wirklich nach und nach erfährt, dann wird der Tote mit uns mitlernen, das heißt, er wird atmen, er wird leben dadurch. Aber wir müssen selbst unsere Grenzen überschreiten. Wir können dies tun, indem wir den Unterschied erkennen zwischen dem, was Projektion ist und dem, was ein reiner Gedanke, ein Gedankenlicht, eine Seinsexistenz im Gedanken ist. Das ist ein schwieriger Lernschritt, denn für gewöhnlich projizieren wir den ganzen Tag, und das müssen wir erst einmal anschauen lernen. Hierfür brauchen wir Monate, aber wenn wir das erkennen und verstehen lernen, ist das etwas ganz Besonderes, und dann haben wir ein Opfer der Erkenntnis gebracht. Mit diesem Opfer aus uns selbst haben wir unsere eigene Grenze überschritten. Dazu ist aber wirkliche Schöpferkraft, Wahrheitssuche, dazu ist ein unbedingtes Wollen für die Nähe und für die Liebe Gottes notwendig.

Hierzu ein kleines Beispiel: Wir können aber auch das Opfer der Hingabe bringen. Dieses Opfer der Hingabe ist vielen Menschen auferlegt, ohne daß sie es wissen. Es lebt unbewußt in kranken Tagen. Wenn man krank ist, dann fühlt man sich ja normalerweise auch so. Wenn man krank ist, dann glaubt man auch an seine Krankheit, und sie wird aus rein medizinischer Sicht sehr wahrscheinlich auch bestätigt. Man ist krank, man hat frei, man ist befreit von der Arbeit. Wenn man krank ist, dann darf man krank sein. Jetzt kann aber eine innerlich starke Persönlichkeit bei sich sagen: »Nein, mit dem Kranksein gebe ich mich nicht zufrieden, denn ich bin selbst durch meine mangelnde Zielsetzung zu dem Höchsten krank geworden und habe noch eine Aufgabe im Leben zu erfüllen. Mein Leben kann nicht mit diesen Tagen schon so in den Verfall kommen. Ich habe eine Aufgabe zu erbringen, ich will nun nicht mehr auf die Krankheit hören, sondern ich will nun im höchsten Glauben etwas Neues beginnen und ein neues Ziel mir setzen. Ich will nicht auf meine, auf die Stimmen des Körpers lauschen, sondern ich will hinlauschen auf dieses Neue. Ich will das Mysterium oder die Wahrheit, die in der Schöpfung lebt, verwirklichen, ich will sie kennenlernen, und ich will ganz in der Nähe dieser Wahrheit sein.« Wenn dies tatsächlich nach und nach gedanklich aus der Entscheidung reift, dann kann manche Heilung eintreten, selbst von schwerer Krankheit. Diese Heilung ist wiederum eine Freiheit für die Toten. Sie ist Erlösung für die Toten, denn sie kommen wieder in Gemeinschaft, sie sind der Einsamkeit des geistigen Daseins enthoben.

So ist für die Seelsorge, um das Vorgetragene zusammenzufassen und abzuschließen, notwendig, die Wege der Realisation nach und nach kennenzulernen. Es ist notwendig, uns eine Anschauung darüber zu bilden, was es heißt, von einem Nichtwissen langsam zu einem tieferen Erkennen und Wissen aufzusteigen. Das müssen wir erst verstehen lernen. Wir müssen verstehen lernen, was es heißt, zu projizieren und was wirkliche Gedankenbildung, was schöpferische Aktivität ist. Diese vorbereitenden Stufen zur Verwirklichung anzuleiten und in ein brauchbares, praxisnahes Konzept zu fügen, ist etwas Notwendiges, denn die Menschen suchen heute nach Wegen der Verwirklichung, nach Möglichkeiten, wie sie sich dem Geheimnis des Geistes annähern können und wie sie aus diesem Geheimnis des Geistes schließlich auch mehr und mehr Sinn im Leben finden. Denn unser Sinn liegt ja nicht in dem, was die Materie und der Materialismus jetzt für uns sind, sondern unser Sinn liegt in der Erfüllung, in der wir Materie und Geist durch Verwirklichung verbinden. Dort liegt der Sinn. Und wir sind zwischen beiden Welten eingebunden.

Jetzt ist es eine große Notwendigkeit, nach und nach diese praktische Arbeit zu entfalten. Die praktische Arbeit beginnt mit einer gedanklichen, empfindungsgemäßen und willentlichen Schulung, die wir aufnehmen können, wenn wir solche Inhalte, wie ich sie ausgeführt habe, studieren, uns immer mehr Fragen dazu stellen und lernen, sie auf den Wegen der Auseinandersetzung nach und nach zu beantworten. Das ist in Wirklichkeit die Nahrung der Seele. Denn wir leben von dieser Entwicklung. Sie ist das beginnende Leben, und das Festhalten an einem intellektuellen oder vitalen Wissen ist im Vergleich dazu der Tod. Das neue Leben beginnt in der Schöpferkraft und hat seinen Ursprung letztlich im Geiste, im göttlichen Geheimnis. Der Beginn dazu liegt nicht in einer fremden Region außerhalb von uns, sondern in uns selbst durch unsere Auseinandersetzung.

Hier möchte ich mit meinen Ausführungen zum Ende kommen. Ich weiß, daß es schwierig ist, sie in Erinnerung zu behalten, und sie sind auch schwer in ein Konzept zu bringen. Dies liegt daran, da der Inhalt aus einer imaginativen Sicht gesprochen ist. Würde ich hier lediglich Konzepte oder Rezepte vorgeschlagen haben, hätten wir damit etwas Materielles erhalten, wir könnten aber sicherlich nicht erkennen, was der eigentliche Sinn des Gesamten ist. Es ist mir ein tiefes Anliegen, daß wir hierfür einen Sinn entfalten und in diesem Sinn im Leben und im Geiste wachsen.

Praktische Perspektiven zur Seelsorge im esoterischen Bereich

München, 8. Juni 1997

Am heutigen Abend werden wir über die Möglichkeit einer spirituell orientierten Seelsorge sprechen, und ich möchte hierzu Grundlagen aufzeigen und darlegen, wie die Seelsorge in unserer Zeit nahezu schon als eine Notwendigkeit und Forderung zur Kulturerhaltung besteht. Wir leben in einer sehr kritischen Zeit und sehen eine Krise, wenn man dies einmal ganz allgemein beobachtet, auf den Gebieten des Sozialwesens, der Wirtschaft, der Politik, vor allem aber auf dem großen, vielgestaltigen Gebiet der Religion. Wir sind in einer sehr kritischen Phase der Entwicklung angelangt, und es stellt sich die Frage, ob die bisherigen Wertbestimmungen und vor allem die bisherigen Beziehungsverhältnisse den tieferen Sinn unseres Menschseins berühren und den rechten Fortschritt noch gewähren können. Ich möchte gerade mit dem Thema der Seelsorge einige wenige Punkte hier herausgreifen, die zwar sehr unterschiedlich und von durchaus verschiedenen Seiten angegangen werden, aber doch für die Kulturentwicklung und vor allen Dingen für die spirituelle Zielorientierung von gemeinsamem Interesse sind. Zu den zentralen Inhalten einer rechten Seelsorge gehören die Erziehung und Ermöglichung einer rechten Hingabe, die in ihrer Summe und Zielsetzung eine rechte Beziehung zu Gott ist. Vielleicht mag sogleich jemand voreilig sagen, wenn er dieses Thema oder diese einführenden Gedanken hört: »Über dieses Thema oder über diese Gedanken haben wir schon stapelweise Bücher gelesen. Wir kennen die Notwendigkeit von Hingabe, wir kennen die Notwendigkeit von einer Verehrung, von einer Beziehung, die wir aufbauen müssen zu einer größeren Dimension, zu einer größeren Kraft, die wir in letzter Konsequenz Gott nennen. Wir kennen mit Gewißheit die Bedeutung von Hingabe.« Von mir wird aber trotz der Gewißheit mancher selbstsicherer Stimmen immer wieder das Gegenteil gesagt: Wir kennen die Bedeutung von Hingabe nicht oder zumindestens zu wenig. Nicht, daß mit dieser fast absolutistisch klingenden Aussage jemandem die Fähigkeiten und die inneren Privilegien in der Seele abgesprochen werden. Es ist mehr ein allgemeines Zeichen, daß wir von Inhalten oder Bereichen und von Begriffen sprechen, die wir aber letztlich eher auf eine falsche Weise praktizierend und konsumierend oder materialistisch verwirklichen und damit eine nicht gerade förderliche Beziehung zur Gesamtheit, zur Schöpfung und zu Gott erbauen. Die spirituell orientierte Seelsorge und der dominierende Materialismus unserer Zeit und unserer religiösen Systeme können sich nicht ergänzen, sondern sie schließen einander aus.

Die treibende Stromkraft, die wir als Bedürfnis von Hingabe kennen, sehen wir auf zweierlei Weise in unserer Zeit. Wir sehen dies in einer Art, die sehr unglücklich erscheint, weil die Hingabe im Sinne einer Selbstaufgabe geschieht, mehr im Sinne eines Fallenlassens des eigenen Wesens. Somit geschieht die Hingabe in passiver Form, in passiver Verehrung oder, vielleicht am trefflichsten gesagt, die Hingabe wird zu einer heimlichen Erwartungshaltung. Wir sehen dann aber noch ein anderes psychologisches Phänomen, und dieses andere Phänomen ist die Angst vor jeglicher Hingabe, vor jeglicher Verehrung, die Angst vor Selbstaufgabe, die uns so sehr bedrohlich im Blute sitzt. Diese Angst vor der Selbstaufgabe mag vielleicht diejenige sein, die wir am häufigsten beobachten können. Wir sehen diese Angst vor der Selbstaufgabe besonders auch daran, wenn wir die verschiedenen Raffinessen beobachten, wie der zynische Journalismus gegen Personen vorgeht, die sich einem spirituellen Impuls mit großer, leidenschaftlicher Intensität hingeben. Der moderne »Freidenker« betrachtet sie als Sektierer und verwirft sie als Sektierer. Die Verwerfungen, Bewertungen und Erniedrigungen sind in Wirklichkeit eine Reaktion aus Angst vor Hingabe. Eine Angst, die eine typische Angst des Materialismus, eine Angst vor Nähe ist, und die die Psychologie bezeichnet als schizoide Angst, äußert sich im Gegenbild eines Hingegebenseins. Sie ist aber nur der antipathische Gegenspieler zu der ersteren Form einer sympathischen, freundlichen und unterwürfigen Beziehung. Sie mag sich vielleicht gar nicht ganz konkret so zeigen, wie wir die schizoide Form der Angst kennen, aber sie drückt sich überdeutlich in den verschiedenen Verkleidungen aus als eine Angst vor Einswerdung. In letzter Konsequenz ist sie die Angst vor dem Geiste, die Angst vor Gott. Dieses Problem, das wir so weit verbreitet gerade in unserer westlichen Kultur antreffen, ist meines Erachtens ein sehr schwerwiegendes Problem, denn es zeigt Leiden, es zeigt Not, es zeigt einen inneren seelischen Verfall, eine hoffnungslose Entfremdung. Die aktuelle Seelsorge der meisten kirchlichen Einrichtungen reagiert mehr materialistisch auf diese Problematik und kann dem gesamten Problemfeld keinen rechten Inhalt entgegensetzen. Die andere Seite der Hingabe, das passive, unterwürfige Sich-Fallenlassen ist aber auch nicht die Lösung. Sie entspricht mehr der Depression, dem Aufgeben der eigenen Persönlichkeit unter einer göttlichen Allmacht, die aber in ihrer Wirklichkeit des Seins nicht erkannt wird. So sind im großen und ganzen zwei Extremformen sichtbar, und diese Extremformen können niemals zur Wahrheit führen. Es existiert und gedeiht in der Fähigkeit zur Hingabe, im Lichte einer tieferen Einsicht in die Zusammenhänge, die lebt und gegeben ist und im Lichte der Betrachtung selbst bleibt, die Antwort auf die ersehnliche Frage.

Die Hingabe ist ein himmlisches Geschenk, sie zeichnet etwas Himmlisches in unser Leben. Die Hingabe, wenn sie in reiner Form besteht, in tiefer, reiner Form, führt sie unmittelbar zu einer Verschmelzung mit dem Objekt und schließlich, wenn die Hingabe zu Gott ausgerichtet ist, zu einem Verschmelzen mit Gott. Hingabe ist eine himmlische Melodie. Eine Musik, die vom Himmel kommt und in der das Selbst, das ewige geistige Geheimnis des höchsten Mysteriums spielt. Die Hingabe zeichnet sich in den verschiedensten, zum Teil gelungenen und sympathischen und zum Teil antipathischen und entstellten Formen. Die vielen entstellten Formen zeigen sich – wie wir gesehen haben – zwischen den extremen psychischen Haltungen von Depression und schizoider Angst. Diese zwei Extremformen sind natürlich meist nicht in ihrer reinen Ausprägung sichtbar, sondern sie verhäkeln sich ineinander, sie bilden immer wieder verschiedene Bilder. Je mehr aber die Hingabe mißverstanden wird, desto mehr wird auch der gesamte religiöse Weg zu einem Versinken in die Materie geleitet, und er wird damit zu einem religiösen Weg, der das Gegenteil erfüllt und nicht im Sinne der wirklichen Religion rückverbindend wirken kann.

Wenn wir die Hingabe betrachten, dann betrachten wir immer die Nähe, die Verbindung und letzten Endes die Liebe, die tief in uns als eine Melodie spielt. Es ist dies eine geheimnisvolle Melodie im Menschsein. Betrachten wir einmal, wie sich eine Mutter zum Kinde hingibt, so spüren wir etwas Feines von dieser Melodie. Betrachten wir einmal weiterhin zwei junge Verliebte, ein junges, verliebtes Paar. Wir werden bei diesem verliebten Paar immer etwas wie ein schönes, weiches, samtartiges Kleid um sie herum feststellen. Tatsächlich, wenn jemand frisch und jung verliebt ist, gleich, ob dies jetzt sehr positiv oder sehr träumerisch ist – in jungen Jahren verliebt man sich ja mehr idealisierend und träumerisch – zeigt sich in all diesen Formen doch mehr oder weniger deutlich sichtbar ein Eingehülltsein. Es ist wirklich eine Aura sichtbar, die anders ist, als bei denjenigen Personen, die mehr nüchtern im Leben stehen, bei denen diese Form der Liebe schon erloschen ist, bei denen das Zueinander nicht mehr von jener idealisierenden Faszination getragen ist und die Gewohnheiten des Alltages schon mehr den Hauptcharakter wieder übernehmen. Die jung Verliebten sehen tatsächlich so verliebt aus, daß man es ihnen auf dreißig Meter Entfernung schon ansieht. Man benötigt dazu gar keine großen hellseherischen Fähigkeiten, man sieht das Verliebtsein ihnen an. Es lebt in ihnen eine gewisse Form der Hingabe. Es ist eine Hingabe, die wir im Leben wohl alle kennengelernt haben, eine Hingabe, die uns auch befähigt, für den anderen dazusein, uns selbst aufzuopfern oder aufzugeben. Es ist vielleicht ein Sich-Fallenlassen, und vielleicht ist es ein sehr träumerisches, ein noch sehr kindliches Sich-Hingeben. Vielleicht ist dieses Sich-Hingeben noch voller Leidenschaft, Spontaneität, voller Idealisierung und damit noch gar nicht in einem wirklichen Reifezustand. Es zeichnet sich aber ein geistiges Wesen bei diesem Verliebtsein, bei diesem hingebungsvollen Verschenken an den anderen, das wir schon als einen ersten Beginn einer wirklichen Liebe benennen können.

Es stellt sich aber nun ganz deutlich die Frage: Wie unterscheidet sich nun die religiöse Hingabe von dieser Form der ersten Hingabe bei einem Verliebtsein? Religiöse Hingabe besteht ja – und muß auch darin bestehen – in einer erbauenden Liebe, in einer tragenden Liebe zu Gott und zu den Heiligen, zu den Eingeweihten, zu all jenen Personen, die aus dem Geist geboren sind, und letzten Endes besteht diese Liebe nicht nur zu den Heiligen, sondern sie besteht zur Schöpfung, sie besteht zu dem Apersonalen und zum Personalen. Hingabe besteht letztlich in ihrer höchsten Ausprägung auch zur sogenannten sündhaften Welt, wenn sie wirklich als Liebe geboren ist.

Weiterhin stellen sich für uns die Fragen: Welche Notwendigkeiten zeichnet oder erfordert diese religiöse Rückverbindung, die Liebe zum Geiste Gottes, die Liebe zu den Heiligen, die Liebe zu einem geistigen Lehrer und bei uns im Christentum die Liebe zu Christus? Durch welche Besonderheit enthebt sich diese Liebe aus der Leidenschaft? Solange die Liebe, die Hingabe noch ganz in einem träumerischen Zustand lebt und noch ganz von der Spontaneität, von der Sache, von der überwältigenden Ausstrahlung einer Sache abhängt, so lange ist sie noch nicht wirklich reif und so lange führt sie wieder von der ersten Liebe, von der ersten Sinnenglut, in ein Leiden, weil sie auch noch leidenschaftlich ist. Welches Geheimnis oder welche Dimension lebt hinter der religiösen Hingabe? Welche Kraft oder welches Zeichen ist es, das uns dann wirklich aus dieser Versunkenheit oder aus dem träumerischen Ideal enthebt zur wahrhaftig gelebten, klaren Religion und damit zu einer reinen Form der Liebe? Es beginnt die Hingabe häufig in einem idealisierenden Schwärmen, sie muß sich aber aus der Leidenschaft, aus der Sinnenglut und aus den Äußerlichkeiten, aus dem Überwältigtsein von Emotionen entheben. Die Liebe bleibt, wenn sie sich aus dem Feld eines ersten leidenschaftlichen Begeistertseins, das doch noch Projektion ist, enthoben hat. Es ist dieses Zeichen, diese Kraft, die uns entgegengeht, das göttliche Mysterium selbst, das im Selbst oder im Ich-Wesen lebt. Dieses Ich-Wesen ist unsere höchste Personalität und unsere zur Reife strebende Personalität, das, was uns letztendlich enthebt aus den gesamten leidenschaftlichen Gefühlen, aus den egozentrischen Gedanken, aus den ganzen Organprojektionen. Wir tragen in uns ein Geheimnis, ein Mysterium. Dieses Mysterium ist das Ich, das Selbst. In Indien wird es als das Selbst bezeichnet, als der »jīva«, der sich einmal in »atman« offenbart. Der »jīva« ist die individuelle Seele, die durch die Körperlichkeit individuell eingebunden ist, die aber in Wirklichkeit aus »brahman«, aus der reinen kosmischen Wirklichkeit, aus der höchsten Bestimmung kommt und das Selbst, das ewige, heilige Geheimnis darstellt. Dieses Selbst lebt in uns, aber es lebt als ein Mysterium in uns. Es ist dieses Selbst nicht das Bewußtsein, und es ist dieses Selbst auch nicht identisch zu sehen mit dem Körper. Es drückt sich dieses Selbst aus durch das Bewußtsein, und es drückt sich durch den Körper aus, aber es bleibt in letzter Konsequenz ein heiliges, unantastbares Mysterium. Dieses Mysterium, dieses Selbst, ist die tragende, ewige Energie, die in Wirklichkeit die Hingabe, die reine Form der Hingabe offenbart. Sie ist die tragende Kraft, dieses Selbst ist die einende, die tatsächlich existierende alleinende Energie. Je mehr in uns diese Reife zum personalen Wesen entsteht und je mehr wir aus den Projektionsfeldern zu einer immer klareren Bewußtheit in diesem Selbst oder zu diesem höchsten, unberührten Ich-Geheimnis erwachen, um so mehr entsteht die wahre Freiheit. Je mehr wir erwachen zu diesem einzigartigen Selbst, um so weniger können die bindenden Extremformen, die Angst vor der Hingabe, die schizoide Angst und die Depression oder das Versunkensein und Sich-Fallenlassen, uns tatsächlich ergreifen.

Nun stellt sich aber eine praktische Frage: Wie ist es möglich, dieses Selbst realistisch im Leben zu erkennen, dieses Selbst in seiner verborgenen Weite und Tiefe zu identifizieren und damit dieses Selbst, dieses erstrebenswerte Zeichen der Hoffnung in uns zu einer größeren Reife, zu einer größeren Strahlkraft und damit zu einer tragenden Kraft zu offenbaren? Damit streifen wir sogleich den ersten Punkt der Seelsorge. Dieser erste Punkt ist heute durch die gegenwärtige Situation und die einseitig nur an das Leben ausgerichtete Seelsorge kaum mehr realisiert. In den offiziellen christlichen Religionen kennen wir die Frage nach diesem einen, ewigen Selbst kaum mehr. Wir haben diese Frage in unserer Kultur fast gänzlich verdrängt, und deshalb werden auch die Formen der Hingabe entweder mehr pauschal von der Welt als Sektenmerkmal bezeichnet, oder der gebildete Weltenidealist schließt die Hingabe vollkommen aus den Denkgewohnheiten aus. Der ideologisierende Geist wagt gar nicht mehr, dieses so schwierige und notwendige Selbstwerden im tieferen Sinn zu betrachten. Es ist aber die tragende Kraft der Kultur und das Zeichen des Schönen, des Wahren, ja, des Einzigartigen, wenn dieses Selbst zum Wachstum kommt. Wie bewirken wir ein Wachstum dieses Selbst? Diese Frage kann jetzt von verschiedener Warte aus beantwortet werden. Die Antwort, die von mir gegeben wird, ist nicht die einzig gültige, aber sie stellt doch eine gewisse Mittellinie und so eine wesentliche Möglichkeit dar für das Wachstum des Selbst.

Das Selbst werden wir niemals finden, wenn wir uns nur um uns selbst, um unsere Körperlichkeit, um unser bisher manifestiertes Bewußtsein, um die bekannte Welt in uns kümmern. Selbst wenn wir das Unbewußte in uns analysieren, dann werden wir das Selbst nicht wirklich finden. Wir werden andere Kräfte finden, aber nicht das geistige Geheimnis, nicht das Mysterium. Die Mystik ist im wesentlichen der Weg hinein nach innen in ein Einswerden, in ein Verschmelzen mit den innersten Empfindungen, mit der innersten Wahrheit, die wir in uns tragen. Die Gefahr aber in diesem mystischen Sich-Versenken ist, daß wir auf diese Weise – ich möchte diesen Begriff einfach einmal so nehmen – allzuleicht psychotisch werden, das heißt, psychisch schwer krank und irrational werden, weil wir nicht wirklich dieses Mysterium entdecken, sondern unsere eigene Organwelt stimulieren. Wir versenken uns zu sehr körperlich oder entsprechend der sinnlichen Wahrnehmung nach innen, suchen nach dem geistigen Geheimnis, nach der Wahrheit, wir entdecken aber die Strahlkräfte der Organe, wir entdecken etwas, das in uns aufgespeichert ist aus dem Erbe, aus Fleisch und Blut, aus den Ahnen, aus den Großvätern und Vätern. Wir entdecken das mehr Manifestierte. Das unmanifestierte heilige Mysterium ist aber schwer zu finden, wenn wir noch nicht auf gediegene und ausdauernde Weise einen Sinn für eine tatsächliche geistige Realität ausgeprägt haben. In Indien hat der Sehergeist hier einen Begriff geprägt, »ántara«, das »Innere«, und in der fünften Stufe des Raja-Yoga, in Pratyahara, wird ganz wesentlich vorgeschlagen: »Ziehe deine Sinne von der Außenwelt zurück, wende dich nach innen.« Zu früheren Zeiten aber – und das muß der Suchende auf seinem Pfade heute wissen – betrachtete der Mensch die Körperlichkeit nicht als das Innere, sondern er betrachtete das Innere als etwas außerhalb von ihm oder von der Körperlichkeit Liegendes, als das geistige Innere. Dieses geistige Innere sah er mehr in einer Engelswelt, in einer Welt, die anderer Natur ist, als die manifestierte Welt. Er sah das geistige Innere, eine Engelswelt, eine Welt, die voller Geheimnisse ist. Er blickte hinein in diese Engelswelt, er blickte aus sich heraus, aus seiner Organwelt heraus in diese Engelswelt hinein und identifizierte damit geistige Wesen, geistige Substanzen, und wenn er einen Sinn dafür ausgeprägt hatte, ahnte er das hereinragende Mysterium von den großen Eingeweihten oder, christlich gesprochen, von Christus. Er identifizierte in diesen Engelswelten das heilige Geheimnis der göttlichen Natur, die göttliche Personalität von Jesus Christus. Aber er sah von der Körperlichkeit hinweg oder über diese hinaus. Nach außen schauen wir zwar täglich im Leben, aber auf eine mehr materialistische Weise, mehr im Sinne des Erwerbes, im Sinne des Erfolgsstrebens, im Sinne des Trachtens nach einem Nutzobjekt, das uns vielleicht Hilfe verspricht für das Leben. Dieses nach außen Schauen oder, besser gesagt, über die Materie Hinausschauen ist aber im Sinne der Hingabe etwas ganz Wesentliches.

Die gelebte und versuchte Hingabe, die nötige Verehrung geschieht heute zum Leidwesen der Entwicklung meistens emotional, sie geschieht ohne das Wissen um die Verbindung zum anderen Menschen und ohne den Gedanken der wirklichen Gegenseitigkeit und Beziehung. Mir ist aufgefallen – und in verschiedenen christlichen Zweigen ist das ganz häufig –, daß Anhänger einer religiösen Lehre jubeln, frohlocken und in einer Vitalität begriffen sind, in einer Emotion begriffen sind, in einer Begeisterung sich gebärden und dabei vollkommen übersehen oder gar nicht erkennen wollen, daß der, den sie verehren, unter diesen aufwallenden Emotionen leidet. Die Verehrer sehen in ihrer Emotion und ganzen Fülle der Begeisterung häufig auch nicht mehr, wie die Menschen, die wirklich in Verbindung sind und den ganzen religiösen Impuls durch Dienstleistungen fördern wollen, wie sie kurz vor dem psychischen Zusammenbruch stehen. Die Menschen reden heute von Hingabe und sehen aber nicht ihre Mitmenschen. Ganz oft habe ich dieses Zeichen beobachtet, daß ein Lehrer an vollkommener Erschöpfung leidet, die Schüler des Lehrers aber in einer ungemein vitalen Ausstrahlung leben. Bei einer etwas sorgfältigen Begutachtung der Sache ist sehr leicht auch für den Laien festzustellen: Hier handelt es sich nicht um wirklich gelebte Hingabe, hier handelt es sich um einen grotesken Irrtum. Hier scheint irgend etwas zu fehlen, so daß das Gesamte in eine Versuchung und damit in eine Form der Vitalität, in eine Form der Angst hineingelockt ist, die nicht der Realität des Geistes und gesunden Entwicklung entspricht. Die Menschen werden deshalb durch diese emotionale Verehrung nicht schöner, sie gedeihen nicht, sie wachsen nicht wirklich, sondern sie schaffen sich mit Hilfe von Gott oder mit Hilfe der Möglichkeiten, mit Hilfe des Evangeliums, mit Hilfe von spirituellen Lehrern eine Berechtigung für das irdische Leben. Die Versuchung sagt ihnen insgeheim – obwohl dies nicht bewußt in böser Absicht geschieht – aber insgeheim spricht die Versuchung in ihnen: »Gott soll mir dienen, der Lehrer, das Evangelium, die Heilige Schrift soll mir dienen, denn ich brauche Gott.« Wir können somit nicht von Hingabe sprechen, denn dieser Weg ist umgekehrt. Denn wer dient wem? Dient Gott dem Menschen oder dient der Mensch Gott? Ich glaube, die Antwort dürfte sehr einfach sein. Wir müssen der Schöpfung dienen, und nicht die Schöpfung uns. Und wir dürfen von einer Person nicht erwarten, daß sie uns dient – wir haben die Verpflichtung zu dienen. Solange Gott verpflichtet wird, uns zu dienen, und die Versuchung aus uns selbst heraus spricht, aus der vitalen Begeisterung spricht, so lange haftet an uns ein zerstörendes Merkmal im Sinne der wahren Religiosität. Es mag sein, da ich dieses zerstörende Merkmal gleich sehr stark in den Mittelpunkt rücke, daß ich damit einen sehr wunden Punkt anspreche. Es ist nicht meine Absicht, nur das Negative herauszustellen, ich möchte aber dennoch diese verzerrten religiösen Formen hier ansprechen, weil sie mir als eines der häufigsten Zeichen unserer Zeit so sehr auffallen – und es ist dies ein Zeichen des Verfalls und Leidens.

Hingabe lebt und besteht in erster Linie gar nicht in der Emotion. Hingabe besteht mehr im beginnenden lichten Gedanken und in einem langsamen Erwachen der inneren Empfindungs- und innersten Sinneswelt. Hingabe ist wahrhaftig ein tiefster Sinn selbst des inneren Wachwerdens, des geistigen Aufmerksamwerdens. Eine gelebte Form der Hingabe benötigt die tragende Kraft des Denkens und die tragende Kraft des Gedankens selbst. Hingabe ist damit aber nicht intellektueller Natur, sondern sie ist durch den Gedanken primär getragen. Wir können hier – das mag vielleicht schwer vorstellbar sein – aber wir können dies hier so ausdrücken: Die Hingabe muß von oben herab beginnen, vom Lichte des Gedankens ausgehend zu dem Gefühl und zum Willen in Taten sich umsetzen, sie darf nicht von der Projektionswelt, also vom Willen, von den Wünschen und von den Leidenschaften ausgehend beginnen. Sie muß aus der Reinheit, aus der Wachheit, aus der Aufmerksamkeit beginnen, und das ist nur im Gedanken und im gehobenen Bewußtsein möglich. Deshalb beginnt die Hingabe, im allereinfachsten Sinn gesagt, mit einem Denken an den anderen, mit einem bewußten Wahrnehmen des anderen. Dieses bewußte Wahrnehmen des anderen ist ein erster beginnender Funke zur Liebe und zum Verliebtsein, auf das wir auf dem religiösen Feld trotz aller theologischen und anthroposophischen Gegenstimmen doch nicht verzichten wollen, und die lichte Wahrnehmung ist der erste beginnende Funke zum inneren Wachstum in der Seele, zu einer Freude, die nicht vom Körper kommt. Wahrhaftig, jener ist stark, der den anderen erkennt, denn er kennt den anderen und erkennt damit sich selbst. Die tiefe Erkenntnis der Wirklichkeit des anderen ist die eigene Erkenntnis. Das wird in Sanskrit in einem wunderbaren Satz ausgedrückt: »tat tvam asi«, »Das bist du«. Dieser Ausdruck bedeutet, daß die Menschen in früherer Zeit das Gesicht des anderen noch sahen, sie sahen die Strahlkraft des anderen, sie sahen den Lehrer, sie sahen durch die reiflich intuitive Erkenntnis ihr Gegenüber. Die Menschen früher sahen die Schöpfung und die verschiedenen Offenbarungen der Schöpfung und sie sahen damit sich selbst. Sie lebten damit die natürliche Einheit und Verbindung, die Hingabe in dieser Form von »tat tvam asi«, »Das bist du«. Dieser Weg führt erst in die Aufmerksamkeit, und in dieser Aufmerksamkeit nimmt man eine Verbindung zu dem anderen auf.

Es gibt nun verschiedene praktische Möglichkeiten wie diese Wachheit, diese Aufmerksamkeit ein Förderung erhält, wie diese erste Erkenntnisbildung und damit diese erste Art der Hinwendung in die Gestaltung findet. Zum Beispiel sehen wir häufig, wie auf eine natürliche Weise eine wache Anziehung von einer Faszination aus lebt, die die Sinne zur Aufmerksamkeit bewegt, die die Aufmerksamkeit nicht mehr losläßt von dem anderen. Die Schönheit des anderen zieht die Aufmerksamkeit an, man will das Geheimnis sehen, es besteht eine Anziehung – eine Anziehung, eine unmittelbare, spontane Form der Hingabe. Dies ist bei jenen, die ein hohes

Ideal besitzen und die sich sofort und unmittelbar für die Ausstrahlungen und Offenbarungen des Geistes begeistern. Wenn dieses Ideal im Innersten lebt und das Ziel zu Gott im Mittelpunkt steht, werden jene Personen eine überwältigende Anziehung auf das Gemüt ausüben, die im Geiste verwirklicht waren. Das ist heute auf praktische Weise die Faszination, die von den großen Lehrern wie Sathya Sai Baba vom Osten ausgeht.

Für unsere Kultur und für unsere Zeit dürfen wir den Osten und seine überragenden Botschaften und lichten Bemühungen um das höchste Geheimnis nicht mehr außer Acht lassen. Wir haben hier im Westen durch eine einseitige Theologie und kaum gelebte Religion den Sinn für die schöpferischen Geheimnisse fast gänzlich verloren und sind in einer gefährlichen Krise angelangt. Die Seelsorge erfordert nicht neue theoretische oder einseitige soziale Bemühungen, sondern vielmehr eine weit gewählte Ökumene und eine praktische Vertiefung eines ersten spirituellen Lebenskonzeptes. Viele Menschen suchen heute zwar noch nicht nach dem höchsten Mysterium in Gott, aber sie suchen nach ersten Möglichkeiten eines geistigen Studiums und eines Studiums der integralen Lebensgeheimnisse von Geist, Seele und Körper. Für ein Studium des Geistes gibt es verschiedene wunderbare Verse, wenn man die Bhagavad Gita liest. In der Bhagavad Gita wird das Gesetz der Hingabe durch die heilige Seherkraft ausgedrückt beispielsweise mit dem Vers: »ye yathā māṁ prapadyante tāṁs tathai'va bhajāmy aham mama vartmā'nuvartante manuṣyāḥ pārtha sarvaśah« (IV, 11). »So wie du Mir mit deiner ganzen Aufmerksamkeit entgegengehst, so werde Ich dir entgegengehen.« Das ist ein Geheimnis in der Schöpfung. So wie wir mit den Gedanken, mit unserer Wachheit dem anderen Menschen und damit dem heiligen Lehrer, dem Eingeweihten oder in aller Summe Christus entgegengehen – gleich mit welchem Namen wir Gott benennen, gleich wie wir unsere Aufmerksamkeit hier fixieren – so, wie wir dem anderen entgegengehen, mit unserer wirklichen inneren, reifen Wachheit und Aufmerksamkeit, mit unserer Anziehung und Faszination, so wird dieses Selbst, das geistige Geheimnis aus dem Leben uns wieder entgegengehen. Der Weg aber beginnt nicht in der Emotion, nicht in der Projektion, sondern der Weg beginnt in der Wachheit des Gedankens. Er beginnt in der Erkenntnis und ersten Sinngestaltung zu dem heiligen Geheimnis. Die Erkenntnis führt zur Hingabe, beziehungsweise, die Erkenntnis und die Hingabe sind in einer gewissen Weise schon identisch. So wie wir den anderen erkennen, so werden wir uns selbst erkennen. Hier benötigen wir in der Seelsorge – und

Seelsorge ist ja nichts anderes als die Bemühung, die Seele in dieser Entwicklung zu fördern – erst wieder ein Wissen, eine Grunddisziplin, auf die wir gleich zu sprechen kommen werden.

Es gibt noch viele Möglichkeiten, wie diese Hingabe in der Wachheit, in der Gedankenbildung angesetzt ist. Es gibt eine Möglichkeit der Erkenntnis, die wiederum so wunderbar niedergeschrieben ist in der Bhagavad Gita: »eṣā brāhmi sthitiḥ pārtha nai'nāṁ prāpya vimuhyati sthitvā'syām antakāle'pi brahma-nirvāṇam ṛcchati« (II, 72). »Dies ist die Ebene Brahmans. Wer diese erreicht, wird nicht mehr verwirrt.« Sie werden sich vielleicht fragen, warum gerade in unserer westlichen Kultur diese Sanskritverse der Bhagavad Gita so wichtig erachtet werden, wenn wir doch bei uns einen Kulturschatz besitzen, der sicherlich nicht unbedingt dürftiger vorhanden ist. Es wäre doch besser, könnten wir einwenden, wenn wir uns mehr um unsere christlichen Begriffe kümmern würden und von diesen ausgehend die Seelsorge leiten und ein beginnendes Studium, das zur Unterstützung eines ganzheitlichen Werdegangs beiträgt, unterrichten würden. Dieser Einwand kann sehr berechtigt sein. Die Bhagavad Gita eignet sich aber mit ihren Versen ganz besonders zur Vorbereitung und zum Verständnis der westlichen Pfade, da sie in ihrem Keim die Gesetze unserer Schöpfung und des aufsteigenden Mysteriums trägt. Die Bhagavad Gita lehrt in erster Form eine praktische Grundlage zur Unterscheidung, die sich als sehr hilfreich für das Studium der Evangelien erweist. Diese Unterscheidung und Unterscheidungsschulung ist wohl für unsere weitere Zukunft ein dringlicher Baustein zur Seelsorge, da wir hier im allgemeinen noch gar nicht die Fähigkeit zur Beurteilung besitzen von dem, was der Reinheit des Gedankens entspricht und dem, was Projektion ist.

Es ist der Weg hinüber zum Du, hinüber zu einer heiligen Quelle, ein Weg, der Aktivität, Gestaltungskraft, Wachheit und Aufmerksamkeit erfordert. Auf diesem Weg überschreiten wir immer die Projektion, auf diesem Weg überschreiten wir uns selbst. Von Hingabe dürfen wir wirklich erst dann sprechen, wenn wir uns in dieser Disziplin üben, wenn wir die Fähigkeit entwickeln, unsere Projektionswelt, unsere Organstrahlungswelt tatsächlich zu überwinden.

Von diesem Gedanken ausgehend wollen wir einmal zu einem nächsten Gedanken überleiten. Es wird innerhalb der verschiedenen Religionen Unterschiedliches proklamiert oder gelehrt. Ein wesentliches Zeichen in der Verehrung, in der Hingabe, lebt im Singen des Heiligen Namens. Gerade vom Osten klingt dieses Singen des Heiligen Namens in Form von Bhajan-Singen oder Mantra-Singen, das Singen von heiligen Versen, zu uns herüber. Dieses Singen von heiligen Namen ist ein sehr schönes, ästhetisches Zeichen. Es bedarf aber auch eines Verständnisses, damit es in die wahre Reife gehoben wird. Wir werden mit dem Singen von heiligen Namen nicht gleich große Fehler begehen, wir können aber Unterschiedliches entwickeln. Wir können uns entheben aus uns selbst in eine Trance, oder wir können uns entheben aus uns selbst in einen Zustand der realen Erkenntnis und der realen, tiefen Identität. Das Entheben aus uns selbst ist durch das Singen eines heiligen Namens angeraten, ja, es liegt im Sinn der Sache. Das verehrende Bewußtsein will sich in diesem Namen gründen. Dieser Name soll wirken, er soll Gestalt gewinnen, er soll seine Strahlkraft in uns entfalten, er soll den Schlüssel gewähren, daß wir das göttliche Geheimnis in diesem Namen erkennen.

Nehmen wir einmal ein Lied aus unserem Kulturkreis, beispielsweise ein älteres, lateinisches Lied, »Tota pulchra es Maria«. Es liegt schon eine ziemliche Zeit zurück, da hat man die Schönheit und Reinheit der Maria besungen, da wollte das nach Wahrheit suchende Gemüt diese Reinheit kennenlernen, dieses Wesen der Reinheit schauen. Das lag den Gesängen der älteren Zeit noch inne. In den heutigen Liedern und im heutigen Singen ist das nicht mehr enthalten. Zum Beispiel in den Taizé-Liedern – sie sollen vom Gesanglichen her nicht abgewertet werden – liegt der tiefe, spirituelle Sinn nicht mehr inne. Es sind schöne Lieder, aber das heilige Geheimnis ist nicht mehr enthalten, es wurde nicht mehr erschaut. Dagegen in den Kompositionen der Gregorianik ist das heilige Geheimnis noch erschaut und hörbar. Ein sehr bekanntes Lied, das noch das heilige Geheimnis in sich trägt und das wir an Weihnachten immer singen, ist »Stille Nacht, heilige Nacht«. In den einfachen Versen ruht noch das heilige Geheimnis der Weihnacht, die Sphäre der Weihnacht mit ihrem Schweigen. Ein wunderbares Lied ist es und eigentlich ein heiliger Text. Es liegt diesen älteren Liedern ein geistiger Schatz zugrunde. So ist es auch in den Mantren, die vom Osten heraufklingen. Es liegen heilige Geheimnisse in diesen Mantren.

Das heilige und verborgene Geheimnis der Lieder läßt sich praktisch gesehen auf zweierlei Weise, auf eine mehr dunklere und eine mehr lichtere

Weise erfahren. Wir können uns im Singen in eine Trance hineinleben, in einem Trance-Zustand aufgehen, oder mehr den Schlüssel ergründen und in dem Geheimnis des Namens selbst, im offenbarenden Klange, in der offenwerdenden Realität und neu erwachenden Identität unmittelbar uns erkennen und somit das Mantra, das Lied, das Geheimnis erkennen. Der Trance-Zustand ist nicht unbedingt förderlich, er bringt eine Dunkelheit, er führt mit der Zeit zu einer Spaltung im Wesen, und er führt – wenn ich es ganz vereinfacht ausdrücke – mehr zu einer organischen Stimulation. Ein Trance-Zustand sollte nicht unbedingt als religiöse Rückverbindung seine Wertung erhalten. Trancezustände können sehr unterschiedlich ausfallen, sie können sehr verschiedentlicher Natur sein. Im allgemeinen aber erscheint die Trance ohne Bewußtsein, und um so mehr besteht ein organisches Eingehülltsein. Der aufmerksame Betrachter kann dies durchaus sehen, und er sollte es auch beobachten lernen. Die Zeit ist reif, daß wir die Dinge direkt einmal betrachten lernen. Es besteht bei jemandem, der in Trance ist, nicht die wirkliche Beziehungsebene zur Schöpfung, die Beziehung zum anderen, die Wachheit im Gedanken, die Reinheit in der Empfindung. Die Trance – das können wir uns etwa so vorstellen und geistig gesehen ist es auch tatsächlich der Fall – ist wie ein entrückter und enthobener energetisierter Schlafzustand. Die Schwierigkeit liegt darin, daß es in dieser schlafenden Hülle keinen wirklichen Bewußtseinsfortschritt gibt. Die alten indischen Yogins, die noch die Formen der Askese gelebt haben, vollbrachten vielfach mit Hilfe von Trancezuständen außerordentliche Leistungen. Wie diese Leistungen auch immer sind – ob sie positiv oder negativ zu bewerten sein mögen –, allgemein gesehen sind sie doch für unsere Zeit ein kritisches Zeichen. Wir sollten nicht eine solche Einhüllung und damit ein Aufgehen in der Organwelt als Ideal anstreben. Die Gefahr besteht, daß wir auf diese Weise evolutionsgemäß zurückfallen und auf unmerkliche Weise psychische Krankheiten entstehen. Das psychotische Merkmal ist vom organischen oder vom körperlich-medizinischen her gesehen immer ein Dominieren der Organwelt auf Kosten des Bewußtseins. Dadurch kann der einzelne großartige Leistungen vollbringen, er ist stark, aber er ist nicht im richtigen Sinn integriert in die Gesamtheit der Schöpfung. Dadurch ist eine Macht tätig, die nicht zu ihm gehört. Es ist eine Wesensmacht, eine Einhüllung gegeben, die mit den Organen korrespondiert, die aber aus den astralen Versuchungsszenen kommt. Deshalb sollten wir eine Trance mit dem Singen nicht anstreben. Gleich welcher Art Mantra-Wiederholung, Singen, welche kulturelle Ausdrucksform im Mittelpunkt steht, Trancezustände sind im allgemeinen nicht förderlich. Aus ähnlichen Gründen ist vor den neuen Formen der Erlebnisweisen, wie sie das Bibliodrama und das charismatische Zungenreden darstellen, abzuraten.

Mit den folgenden Darstellungen wollen wir eine ganz einfache Seite einmal ansprechen, die man gar nicht so sehr beachtet. Nehmen wir als Beispiel noch einmal das Singen von heiligen Liedern und Mantren. Wo lebt das Mantra? Wie lebt das Mantra, wenn es Gestalt gewinnt, wenn es in der Erkenntnis, in der Wachheit des Gedankens Gestalt gewinnt? Wir sprechen oder singen es, aber wenn es Erkenntnis, Wachheit, reale Gestalt gewinnt, wo müßte es leben? Es muß im Raum leben, es muß sich aus dem Geist herausgestalten und nicht aus dem Körper strahlen und klingen. Die Versuchung sagt uns aber, wir müssen es besser aus dem Körper herausgeben, daß es im Geist einmal da ist. Den Unterschied wahrzunehmen, zu hören, das müssen wir erst lernen, aber der Unterschied ist hörbar, wenn das Bewußtsein führend wird und das Mantra während des Rezitierens im Geist lebt, im Geist bleibt und aus dem Geist strahlt und auf unser Herz zurückstrahlt. Dann erfüllt es das Herz mit Empfinden und Seligkeit. Das ist also ein Weg aus dem Geist zur Materie, und dieser erfüllt die Materie, während jener Weg der Versuchung aus der Materie versuchend hineinmöchte in den Geist, und jener fühlt sich schmerzlich an und endet auch immer wieder in schmerzlichen Erfahrungen. (Es wurde zum Vergleich ein Mantra in unterschiedlicher Weise rezitiert.)

Es ist jener Weg der organischen Versuchung und Stimulation nicht ganz auszuschließen, und er wurde von manchen Mystikern immer wieder gegangen, aber er funktioniert nur sehr schwerlich und in den meisten Fällen funktioniert er kaum mehr. Aus dem Geist muß sich das Mantra herausgestalten. Deshalb können wir von einer Vorstellung ausgehen, daß wir zunächst das Mantra im Geiste anschauen als ob es ein realer Gegenstand wäre. Das heißt, wir nehmen es so, wie wir eine Blume halten. Die Blume lebt sichtlich als reale Form. Darüber gibt es keinen Zweifel. Wir singen ein Lied und wissen, es handelt sich um etwas Geistiges. Dieses Geistige strahlt unsichtbar durch den Gesang. Wir hören den Gesang. Wir ergründen dieses Geistige und wir lassen es als etwas Geistiges, so wie sich dies noch im kindlichen, naiven Bewußtsein zeigt, wenn die Kinder beispielsweise auf das Christkind warten. Die Kinder sehen im Christkind etwas Geistiges. Sie werden niemals auf die Idee kommen – wenn sie noch klein sind –, daß das

Christkind etwas Materielles ist, denn sie haben den Gedanken noch nicht fixiert an ihren Willen und damit auch nicht an den Körper. Für sie ist der Gedanke etwas Wesenhaftes, etwas, das lebt, das sich bewegt, das tatsächlich geistiger Natur ist. Deshalb kann das Kind noch nicht in die Versuchung kommen. Aber wir sind keine Kinder mehr und wir können in das Stadium des Kindseins auch nicht mehr zurückkehren. Dennoch können wir aber eine reine Vorstellung pflegen. Wir können jene Vorstellung von einem Lied, von einem Mantra, von einem heiligen Namen pflegen, wenn wir einen heiligen Namen singen, beispielsweise: »Om śri śivanandaya namaḥ«. Hier haben wir den Namen Sivananda. Und wir können damit beginnen, uns bewußt zu werden: Es handelt sich zunächst um eine Form und Melodie, die wir gegenständlich wahrnehmen und hören. In der Form aber lebt eine unbekannte geistige Saat, die weder durch Gefühl noch durch ein Denken antastbar erscheint.

Jetzt kann man die Wirkungsweisen und Ergebnisse des Singens auch geistig betrachten, sie immer mehr im Resultat sehen lernen. Nehmen wir an, wir hätten schon eine gewisse Ahnung, ein erstes Bewußtsein für astrale Wesenssubstantialität. Die astrale Wesenssubstantialität ist unsichtbar, aber sehr leicht spürbar. Die astrale Wesenssubstantialität spüren wir zum Beispiel, wenn wir in einen Raum hineingehen und der Raum eine schlechte Schwingung hat; dann spüren wir das am Nervensystem. Wir spüren, wenn Zusammenkünfte stattfinden und diese durch sehr eigenartige Themen geformt sind, die astrale Substantialität an einem Gefühl von Unruhe und Unbehagen und auch an Kopfschmerzen, Kribbeln und vielem mehr. Es ist fast immer so, daß in religiösen Zusammenkünften dieser astrale Einfluß anwesend ist. Woher das kommt, darauf will ich dann gleich zu sprechen kommen in einem letzten Punkt. Diese astrale Wesenssubstantialität entfaltet sich entsprechend zu dem, wie wir singen, wie wir religiöse Hingabe in Form von Singen und Mantra-Wiederholung pflegen. Wir können singen und in eine Trance hineinkommen. Und wenn das Bewußtsein in die Trance hineinkommt, dann mag sich vielleicht durchaus nichts Negatives zeigen, nichts, das negativ ausstrahlt, aber es zeigt sich eine astrale Wesenssubstantialität, die aus dem Seelenreich der Verstorbenen herangezogen wird. Sie wartet auf Erlösung und kann die Erlösung nicht finden. Es ist eine Welt mehr des Rauches, wie es in der Bhagavad Gita beschrieben wird mit »dhūmo rātris tathā kṛṣnaḥ ṣaṇ-māsā dakṣiṇāyanam tatra cāndramasaṁ jyotir yogī prāpya nivartate« (VIII, 25). Eine Welt der Nacht wird hier beschrieben, eine Welt, in der das Bewußtsein zu stark in eine innere organabhängige Mystik hineintaucht. Es ist ein Hineingehen in die Gefühle, ein Hineintauchen in eine Trancewelt, das geleitet ist durch Wesen aus dem jenseitigen Himmel, durch Kräfte aus der Welt der Verstorbenen. Diese Kräfte aus der jenseitigen Welt sollen uns nicht erschrecken, sie sind täglich anwesend. Sie sind in Form der astralen Substantialität immer anwesend, denn unsere Toten sind bei uns, nur sehen wir sie nicht. Wir sehen sie nicht, aber wir spüren sie. Beispielsweise spüren wir sie dann, wenn wir früh am Morgen aufwachen und spontan »Ja« sagen wollen, weil wir denken, da hat doch jemand nach mir gerufen. In Wirklichkeit hat eine solche astrale Substantialität sich gerade in das beginnende Wachbewußtsein hineingemischt und hat unseren Namen gerufen, und wir haben ihn gehört. Das gibt es, denn die Toten sind bei uns. Sie sind immerfort bei uns. Nur sollten wir uns mit diesen Trancezuständen und dem Hineintauchen in diese Welten nicht zufriedengeben, denn das entspricht noch nicht der wirklichen Welt der Religion, der wirklichen inneren Hingabe. Es entspricht noch nicht der Erkenntnis und dem Selbstwerden. Das Selbstwerden muß diese Welt der astralen Substantialität überschreiten lernen, dann erst gedeiht der Same der Hingabe, der Klang, die Melodie der Seligkeit aus dem Geiste. Wenn wir singen, wenn wir Namen rezitieren, dann können wir uns ganz einfach ein Bild von diesem Namen machen, im Geiste diesen Namen lassen und aus dem Geiste diesen Namen entstehen lassen. Verbunden ist diese Aktivität aber immer mit einer Erforschung des Geheimnisses, mit einem Studieren des inneren Sinns, der in diesem Namen lebt. Das heißt, wir ergründen, wenn wir Sivananda nehmen, das Beispiel Sivanandas, das Mysterium von Sivananda. Wenn wir Sri Aurobindo nehmen, ergründen wir Sri Aurobindo, wenn wir Sathya Sai Baba nehmen, ergründen wir das Mysterium von Sathya Sai Baba, und wenn wir Christus nehmen, ergründen wir das Evangelium, ergründen wir das Geheimnis von Christus. Und wir nehmen vielleicht die Wege zu Hilfe, die uns gegeben sind durch die verschiedenen Botschaften, Initiationsbotschaften und Heiligenbotschaften und ergründen dieses Mysterium. Wir ergründen Jakob Böhme und finden über ihn hin zum heiligen Geheimnis von Christus. Aber wir müssen den Namen ergründen. Der Name ist in Wirklichkeit etwas Geistiges. In Indien wußte man das und sang zum Beispiel »yamunā tīra vihārī«. Das ist ein Lied, das ganz Krishna geweiht ist, und wenn man es übersetzt, sind es lauter Namen für Krishna. Es ist etwas Geistiges. Es ist ein geistiges Loblied, und wer dieses Lob ergründet in den differenzierten Formen, erkennt sich selbst in der universalen Einzigartigkeit, er erkennt das Mysterium, und er wächst im Selbst, er erkennt seine eigene außerirdische Natur im Namen Gottes. Der Weg führt über die Wachheit, über die Gedankenbildung, über die schöpferische Auseinandersetzung und über eine erste Unterscheidungsentwicklung zu den Qualitäten des Denkens. Der wichtigste Hintergrund, der mit dieser Seelsorge verbunden ist, ist darin zu sehen, daß wir Reflektionen und Projektionen von den reinen und lichten Gedanken unterscheiden lernen. Wir müssen die projektiven Kräfte überwinden lernen, um diese Reinheit im Gedanken zu erfahren. Hierin liegt das Hauptproblem und damit die Hauptaufgabe in der Seelsorge. Denn die unterschiedlichen Kirchen und Glaubensgemeinschaften scheinen heute geradezu den Weg in diese Versuchung zu unterstützen, indem sie missionarisch eine vollkommen zweifelhafte Jesusverkündigung mit emotionalen Bekenntnissen ohne inhaltliche Bewußtwerdung proklamieren. Damit sieht der missionierende Idealismus nicht mehr das heilige Geheimnis, dem das Menschsein sich verdankt, er achtet es nicht mehr und grenzt es aus der Erinnerung aus. Wir können das heilige Geheimnis nur sehen, wenn wir frei von uns selbst sind, frei von unserer eigenen organprojektiven Welt, wenn wir frei von Trancezuständen werden, die das Bewußtsein umhüllen, wenn wir die Kraft im objektiven Wahrnehmen zum Gedanken entfalten. Wie bringen wir diese Kraft zum Wachsen? Dazu will ich noch ein weiteres Zeichen unserer Zeit einmal ansprechen.

Dieses Zeichen der Zeit ist über Deutschland sehr weit ausgesät, aber nicht nur über Deutschland, sondern es ist über sehr viele Länder ausgesät. Es entsteht aus der Astralwelt, aus der projektiven, jenseitigen Welt, aus einer Welt, die unsichtbar ist. Aber vielleicht hat so mancher schon bemerkt, der aufmerksam durch die Gassen und Wege geht, wie traurig sich die Natur anfühlt. Vielleicht hat so mancher bemerkt, daß die Natur nicht mehr die gleiche ist wie vor zehn Jahren. Und mancher hat sicherlich auch schon vernommen, wie schwierig es geworden ist, in einer religiösen Gemeinschaft eine Basis, eine wirkliche Gemeinsamkeit, Liebe, Verehrung, Verbindung, Aktivität, einen Tatendrang und eine sinnvolle Gestaltung zu finden. Wie schwierig ist dies in unserer Zeit geworden. Die religiösen Gemeinschaften sind derzeitig belastet von etwas Dunklem. Alles, was sich zur Gemeinschaftsbildung hinbewegt, zieht gleichzeitig diese dunkle Atmosphäre heran. Ob es sich um Yogaschulen, ob es sich um christliche Einrichtungen oder um andere religiöse Gruppierungen handelt, im allgemeinen ist es fast überall so. Selbst sehr gute, erbauende Gruppierungen sind von diesem Wesen der Traurigkeit heimgesucht. Wir sehen gegenwärtig etwas am Himmel – nach der esoterischen Lehre wird dieser Himmel als »kāmaloka« benannt –, wir sehen etwas in unserer Atmosphäre, das wir dem Namen nach aus den prophetischen Urkunden alle kennen. Nach der Johannes-Apokalypse trägt es den Namen »das Tier«. Es ist das Tier, das die Zeit regiert. Dieses Tier ist etwas Versuchendes, etwas Animalisches, etwas Dunkles, ein psychisches Potential der Traurigkeit. Dieses Tier gibt jetzt – gerade in unserer deutschen Kultur – eine Beschwernis, die kaum mehr zu bewältigen ist. Jener, der sich jetzt religiös vertiefen möchte, der Liebe und Erbauung finden möchte, der Gott sucht, der ehrlichen Herzens nach Gott strebt, der wird von diesen Kräften des Tieres aufgezehrt, er wird erschöpft, und er erfährt nichts anderes als Verwirrung und Mißerfolg. Das Tier besitzt die Kraft zur Zerstörung aller Gemeinschaften, und wo immer es wütet, zerstört es das gesunde Leib-Seele-Gleichgewicht.

Diese geistige Atmosphäre des Tieres sehen wir jetzt, und seine Erscheinung erfordert eine besondere Seelsorge, eine Fürsorge für die Seele, die in dieser krisenhaften Zeit für sie eine Disziplinierung und Ausrichtung gibt und sie in ihrem Wachstum zu fördern vermag. Wir müssen lernen, unser Denken aufzubauen im Sinne des Gedankens. Wir müssen lernen, die Empfindungen im Sinne der wirklichen Empfindung aufzubauen. Empfindung ist etwas sehr Reines, es ist die Buddhi, die weise Intelligenz in uns. Der Gedanke ist Manas, der Gedanke ist ein geistiger Bürger. Er gehört in Wirklichkeit nicht in diese Welt. Der Gedanke darf nicht als eine intellektuelle Produktion, die aus dem Gehirn kommen könnte, verstanden werden. Der Intellektualismus ist – wenn ich es ganz kurz einmal nur so nenne – in Wirklichkeit etwas rein Projektives, Organabhängiges und Willenhaftes. Er ist eigentlich Wille. Er ist nicht ein Produkt aus dem Gedanken, sondern ein Ergebnis eines besonderen Wollens. Mit dem Intellekt greifen wir projektiv aus unserem Gehirn in die Welt hinaus. Deshalb haben wir im Intellektualismus am allerwenigsten Seele und Reinheit im Gedanken. Es ist wahrhaftig paradox, aber es ist so. Im Intellektualismus haben wir kein Denken. Das Denken ist, wenn es von Reinheit getragen ist, etwas Engelhaftes. Das Denken ist Geist, das Denken ist etwas Einzigartiges und das Denken formt unsere Empfindung. In der praktischen Seelsorge müssen wir jenen ersten Schritt erst einmal lernen, unsere Empfindungen und unser Denken auszuprägen. Diese Seelsorge ist unabhängig von jeglicher religiösen Richtung und muß auch in der Zukunft von den engen Dogmen theoretischer und nicht verstandener Glaubensformulierungen frei werden. Wir bewegen uns infolge mangelnden Wissens und einer mangelnden Auseinandersetzung und infolge mangelnder Lehrer, die die Problematik kennen, in vielen Versuchen und Versuchungen und vergessen dabei die Entwicklung unseres Denkens zu einem freieren Gedanken, die Entwicklung unserer Empfindungen zu Reinheit und die Entwicklung unseres Willens zu einem reinen Willen. Es ist notwendig für die Arbeit in der Seelsorge, daß wir Wege entwickeln, die die Auseinandersetzung fördern und somit das Denken aus materialistischen Bindungen und das Fühlen von Emotionen befreien.

Mit einem weiteren einfachen Beispiel wollen wir nun diese notwendige Entwicklung unserer Seelenkräfte auf praktische Weise verdeutlichen. Wir können das Fühlen und das Empfinden, das Wahrnehmen, das Vorstellen, das Denken und den Gedanken entfalten, indem wir uns mit heiligen Schriften beschäftigen und durchaus auch mit Texten von Mantren und Liedern. Wir beschäftigen uns mit den Schriften, indem wir sie zuerst reflektieren, dann wiederholt darüber kontemplieren und schließlich diese Texte tief in unsere Erinnerung einprägen, so daß diese Gedanken in uns wirken. Das geschieht auf eine Weise, die einfach, aber dennoch etwas ungewöhnlich ist. Nehmen wir einmal an, wir haben einen Text aus der Bhagavad Gita und lesen dazu eine Interpretation. Wir lesen die Interpretation von Sri Aurobindo. Sri Aurobindo wird uns damit zu einer Brücke zur Bhagavad Gita. Ohne eine solche Brücke ist es schwierig, sich der Bhagavad Gita, die schon einer sehr lange zurückliegenden Zeit angehört, anzunähern, weil von Inhalten die Rede ist, die wir nicht so leicht entschlüsseln können. Es ist die Bhagavad Gita eine äußerst schwierige Schrift. Aber auch wenn wir ein Werk studieren wie das von Sri Aurobindo, müssen wir davon ausgehen, daß wir das Werk nicht verstehen. Denn gehen wir davon aus, daß wir es verstehen, dann würden wir ja damit gleichzeitig schon aussagen, daß wir auch schon identisch sind mit dieser heiligen Gnade, die in Sri Aurobindo gelebt hat. Und das ist meistens nicht der Fall. Wir würden Erlösungskraft aussenden, wenn wir solch ein Werk verstehen würden oder wenn wir die Kernaussagen, die Kernintuitionen aus solch einem Werk verstehen würden. Deshalb müssen wir im allgemeinen den Standpunkt des Nichtwissens beziehen. Solange wir uns im Wissen wähnen und uns mit unserem Wissen identifizieren, kann das eine gefährliche Identität bedeuten und zu einem sehr stolzen Anspruch beitragen. Der Standpunkt des Nichtwissens ist der sicherere Standpunkt und der Standpunkt eines günstigen Ausgangs, denn vom Nichtwissen schauen wir das Wissen als etwas Fremdes an, und damit ist die Voraussetzung gegeben, daß wir beginnen, die gegebenen Inhalte wirklich anzuschauen. Dagegen vom Standpunkt des Wissens oder des vermeintlichen Wissens aus schauen wir das uns eigentlich noch Fremde an und sagen: »Das kennen wir schon, freilich, ganz klar, alles klar. Gottes Liebe ist überall – wissen wir, haben wir schon gelesen, leben wir, wir meditieren jeden Tag, wir wissen es.« Und somit schauen wir die Schrift nicht an, wir projizieren. Dieses Projektionsfeld wird zu einer Abschirmung, zu einer Hülle. Und es schirmt die wahre Gedankenbildung, die wahre Aufmerksamkeit ab. Wir lernen dann nicht mehr, den Gedanken in uns aufzunehmen. Auf diese Weise lernen wir nicht, Sri Aurobindo aufzunehmen. Es ist unmöglich, wenn wir glauben, das Evangelium schon zu kennen, daß wir dann das Evangelium wirklich noch aufnehmen. Denn selbst ein Initiierter, ein Eingeweihter, der geistig tief schauen kann, der die Intuitionen eines Sri Aurobindo schaut, der die Intuitionen eines Sivananda oder das Evangelium in seinen Geheimnissen schaut, muß sich täglich neu diesen Intuitionen hinwenden, er kann nicht von einem aufgespeicherten Wissen sein Studium beginnen. Wenn er die Intuitionen wissen will, muß er sich immer wieder neu zu ihnen ausrichten. Es mag vielleicht sein, daß wir durch unendliche Wiederholung eines Tages eine Intuition berühren und eine hohe Erkenntnis leisten. Aber drei Wochen später werden wir sie neu formen, in der Wachheit neu wieder berühren lernen müssen, denn die Intuition ist zum Wissen, sie ist zur Projektion, sie ist zu etwas Altem geworden, und wir werden damit wieder in den starrmachenden Kräften des Intellektes gefangen sein. Deshalb ist der Weg der Auseinandersetzung, der Weg des seelischen Wachstums immer ein neu zu formender, ein neu zu belebender und ein täglich aktiv zu beschreitender Weg. Dieser Weg kann nicht institutionalisiert werden, denn er ist lebendig und vielgestaltig und individuell unterschiedlich. Wir dürfen niemals der Routine, dem mechanischen Handeln, dem Getriebe unserer Gewohnheiten verfallen.

Wenn wir einen Text in der dargestellten Weise lesen wollen, dann nehmen wir uns am besten nicht zu viele Absätze vor. Wir wählen einen Text aus, von dem wir wissen, daß er eine außerirdische Kraft in sich trägt. Beispielsweise lesen wir ihn am Morgen und nehmen die Gedanken in uns auf, am Mittag erinnern wir uns intensiv an diese Gedanken und am Abend schließlich versuchen wir diese Gedanken erneut zu reflektieren und darüber zu kontemplieren. Wir wollen vor allen Dingen den Hauptgedanken und das Hauptanliegen des Autors identifizieren. Und wir lesen die Texte mehrmals. Wir werden feststellen, wenn wir ein Werk lesen wie das von Sri Aurobindo, daß wir den Wortlaut nicht leicht behalten. Der inspirierte Textlaut ist ungreifbar. Mit Übung wird der Gedanke aber gedanklich faßbar und durch dieses gedankliche Fassen entsteht mit der Zeit etwas Innigliches, es stimmt sich eine Empfindung ein und es bereitet sich im Inneren des Äthers ein himmlisches Wissen vor. Mit dem leisen Erfassen der Hauptgedanken eines Werkes klingt das Wissen in Gedanken heran. Das geschieht auf folgende Weise: Wir beschäftigen uns mit rhythmischem Lesen und Nachsinnen mit den anspruchsvollen Gedanken der Schrift. Während wir uns hinwenden, reflektieren und kontemplieren, verstehen wir die Inhalte der Texte noch nicht. Wir schlafen eine Nacht darüber und am nächsten Tag wenden wir uns erneut dem gleichen Text wieder hin und erweitern um einen Absatz und um einen Hauptgedanken den Text. Schließlich entsteht nach und nach ein Bewußtsein für das, was Sri Aurobindo aussagen möchte. Der Gedanke formt sich in die Weite und aus der Weite des Geistes. Wir schlafen wieder eine Nacht mit den Gedankeninhalten und erschaffen somit eine neue Gedankenebene und Gedankensphäre, die zu Seele und Inhalt im Leben wird. Dieser geistige Werdeprozeß aus der Erkenntnisbildung im Gedanken mag mühselig und langwierig erscheinen, und er mag vielleicht nicht gleich in den ersten zwei Wochen Erfolg versprechen. Wir sehen aber in demjenigen, der dies auf diese Weise praktiziert – das Studieren der Texte kann etwas unterschiedlich gestaltet werden, aber das Prinzip sollte in etwa verständlich geworden sein – bei diesem Menschen sehen wir ein sehr lichtes Aussehen um das Haupt, sein Bewußtsein beginnt sich aus einer freudigen und seligen Gedankensphäre zu erweitern. Sein Bewußtsein beginnt sich aus einem universalen Raum auszudehnen. Wir nehmen über den Gedanken die Seele auf, die sich personal in uns gründet.

Vielleicht mag es sein, daß wir ein halbes Jahr nur Mißerfolg haben und uns mit diesem Studium plagen und nicht immer die größte Freude daran haben. Wir könnten fragen, wo das Verliebtsein und die Emotionen bleiben und wo das Schwelgen in den angenehmen Energien aus den verschiedenen Versenkungs- und Trancezuständen bleibt. Diese Frage ist aber für die Seelsorge nicht wichtig, denn sie hat doch noch recht wenig mit der Seelsorge zu tun. Wir nehmen durch solch ein organisiertes Studium aber die Saat des Geistes auf, denn in den Nächten arbeitet der Gedanke aus der inniglichen Saat des Geistes weiter. Während des Tages üben wir, reflektieren wir, kontemplieren wir, besinnen wir uns, schaffen uns eine ruhige Stunde, erbauen wir einen Rhythmus und ergründen den Kerngedanken und die Kernabsicht einer Schrift. Wir praktizieren im Prinzip der Wiederholung. In diesem Prinzip der Wiederholung prägt sich das Äthergefüge, das in der Wirklichkeit einen seelischen Schimmer bereitet und ein Wissen anlegt, das nicht aus den Organen durch Reflektionen entsteht. Der Äther ist eine geistige Geburt und geistiges Leben. Dieses neue Äthergefüge prägt sich in der Nacht. Wir kommen damit der Seele Sri Aurobindos näher. Wohlgemerkt, in der Nacht arbeitet die Seele aus dem Geiste, aus dem Äther an uns. Das heißt, wir verstehen Sri Aurobindo aus Sri Aurobindo mit der Zeit selbst, weil wir uns diesem Geheimnis annähern. Wir werden das Evangelium mehr aus dem Evangeliumschreiber, aus der geistigen Saat des Evangeliumschreibers selbst verstehen, wir werden Sathya Sai Baba verstehen aus Sathya Sai Baba selbst heraus, wenn der Gedanke im Gedanken durch sich selbst seinen Keim entfaltet. Die Saat beginnt im Gedanken und sie beginnt in der Folge seiner Keimkraft die Empfindungen einzustimmen. Wir bemerken, wie das geistige Geheimnis aus dem Geiste heraus sich durch uns formt. Dieses geistige Geheimnis formt sich eigentlich aus einem Fremden heraus, aus einem unmanifestierten und doch existenten Sein, aus einem Leben, das ein Mysterium selbst ist, aus einem heiligen Saatgut heraus. Und es gewinnt durch uns Gestalt. Und es befreit uns auf langsame Weise von den gesamten Mustern unserer Organwelt, es befreit uns schließlich von dem Erbe des Vergangenen.

Die Aktivität zur wirklichen Annäherung an eine heilige Quelle kann in vielerlei Weise ausgeprägt werden. Sie beginnt in dieser Aufmerksamkeit, sie beginnt in dieser Form der Hingabe, sie beginnt in einer Verehrung, frei von Emotionen und doch klar in der Empfindung gegründet. Wir benützen unsere Aktivität und entfalten damit unsere Schöpferkraft, wir wachsen in unserer mentalen Kraft, wir wachsen in unserer Empfindungskraft, wir weiten unser Bewußtsein. Es ist wesentlich und notwendig für die Seelsorge als eine auferbauende und hilfreiche Begleitung des Menschen, daß unser Bewußtsein nicht durch Technik wächst, sondern daß es aus den Saaten der Heiligen wächst. Es soll wachsen aus dem innersten Studium, das in Wirklichkeit Meditation ist. Hiervon benötigen wir in der Seelsorge unbedingt ein Wissen. In den Kirchen ist diese Art der Seelsorge vollkommen verlorengegangen, denn die Entwicklung in der Mystik ist eigentlich stehengeblieben und auch nicht mehr unbedingt zeitgemäß, und die Intellektualität in der Theologie kann auch keine Hilfe geben. In unseren christlichen Bereichen ist es deshalb sehr schwer geworden, der Aufgabe der Seelsorge gerecht zu werden. Aber auch in den Bereichen, die mit Yoga und Meditation zusammenhängen, ist es sehr schwer geworden, die Entwicklung der Seele wirklich zu fördern. Dazu ist es wesentlich, die Seele eines Heiligen aufzunehmen, und dies geschieht etwa auf einem solchen Weg, wie er hier aufgezeigt worden ist, durch die schöpferische Entwicklung der innersten Seelenkräfte.

Die Erscheinung des Engels und des Tieres auf den geistig-religiösen Wegen

Niederalteich, 7. Mai 1997

… Damit wir für den heutigen Abend eine Vorstellung von jener schrekkenserregenden, tierischen Wesenheit, die wir Versuchung nennen, bekommen und eine Vorstellung von dem erhalten, was der Engel auf der anderen Seite beschreibt, müssen wir einmal unser menschliches Sein, unser Dasein, unser physisches wie auch psychisches Dasein, unsere innere gesamte Personalität genauer einmal vorstellen und genauer in die Begriffe hineinfügen, die wir im Yoga zwar für gewöhnlich nur profanerweise benützen, die aber eine philosophische Grundlage sind und die Dreidimensionalität der Schöpfung beschreiben. Das ist das Gefüge von Körper, Seele und Geist. Was ist der Körper? Was ist die Seele? Was ist der Geist? Hier werden wir vielleicht ganz einfach nach einer Art Volksmeinung diese Fragen beantworten: Der Körper scheint das zu sein, was wir mit den physischen Augen sehen. Die Seele scheint dasjenige zu sein, was wir im Gefühlsleben tragen. Und vielleicht weiterhin werden wir noch sagen: Der Geist ist dasjenige, was wir im Denken besitzen. So sind wir nach dieser einfachen, volkstümlichen Meinung ein Wesen aus Denken, aus Gefühlen und aus einem Körper oder vielleicht aus einem Instrument, das zur Handlung fähig ist. Diese sehr vereinfachte und profane Darlegung einer Dreigliederung muß aber für die Erklärungen etwas genauer genommen werden. Wir dürfen die Dreigliederung nicht so ganz trivial den Seelenkräften von Denken, Fühlen und Wollen zuordnen, sondern wir müssen sie etwas genauer einteilen und genauer in ihrer Dimension und Aussage bestimmen. Was ist die Seele? Was ist der Geist? Hier bildet man sich meistens sehr wenig eine praktische und gediegene Vorstellung, da der philosophische Aspekt schon fast gänzlich aus der Theologie herausgestrichen ist, und so ist man mit diesen Begriffen eigentlich gar nicht mehr praktisch vertraut. Wir fragen nun aber auf eine intensivere Weise und lenken das Licht der Aufmerksamkeit auf eine weitere Vorstellung. Was ist der Teil der Seele, der auch nach dem Tode weitergeht? Und was ist jener Teil oder jene Dimension, die man als rein geistig und unsterblich bezeichnet, als ein nicht-wesenhaftes Sein, sondern als übergeordnetes, einzigartiges Mysterium?

Das einzigartige Mysterium des Geistes, das in uns personal lebt, aber auch auf apersonale Weise in der ganzen Schöpfung sich durch eine unendliche Vielheit ausdrückt, ist jener geheimnisvolle Feuerfunke, den die Schriften im Indischen als das Selbst benennen, als »ātman«, das unsterbliche Ich. Wir können uns das praktisch vorstellen, wenn wir das Ich einmal nehmen, und es von allen Erscheinungen, Modifikationen und Aspekten, von allen Eigenschaften loslösen und uns überlegen, was nach dieser Subtraktion noch übrig bleibt. Wir werden feststellen, es bleibt ein Mysterium, ein Geheimnis übrig. Denn was ist dieses Ich? Dieses Ich, das wir tagtäglich aussprechen, dieses Ich ist in der Welt, aber es ist nicht wägbar in der Welt. Und weil es nicht wägbar ist, deshalb hat es auch gar keine deutliche meßbare und direkte Eigenschaft oder Qualität.

Die Seele aber besitzt im Gegensatz zum Geiste des unsterblichen Ich Eigenschaften oder einen inneren Auftrag. Die Seele arbeitet zwischen Ich und dem Bewußtsein, und das Bewußtsein arbeitet wieder vermittelnd zu der Ebene des Körpers. Die Seele ist deshalb nahe dem Bewußtsein, und unser Bewußtsein ist jene freie und eigene Wesenheit, die wir spüren in Lust und Unlust, Schmerz und Freude, Anziehung und Abstoßung. Dieses Bewußtsein vermittelt zwischen dem, was die einzigartige Welt des Geistes ist und dem, was die sichtbare Welt des Körpers darstellt, oder zwischen Gott und der irdischen Welt. Wir sind mit unserem Bewußtsein hineingestellt in diese irdische Welt, und wir können uns mehr der Erde hinwenden oder wir können uns mehr Gott hinwenden, was eigentlich nicht einen Gegensatz bedeutet, wenn wir diese Vorstellung genauer hinterfragen, sondern insgesamt gesehen eine Einheit.

Dieses Bewußtsein, das wir aus der Seele erhalten, kann in seinen vielseitigen Bewegungsrichtungen aber die verschiedensten Qualitäten aufweisen. Wenn wir das Bewußtsein betrachten, dann sehen wir normalerweise, ob es feuriger Art ist, ob es depressiver Art ist oder ob es in irgendeiner Weise aktiv oder passiv ist. Wir sehen dies, wenn wir es am Beispiel des personalen Gegenübers beobachten oder wenn wir in uns selbst hineinspüren. Diese unterschiedliche Bewegungsrichtung und Fähigkeit zur Gestaltung im Bewußtsein ist nun ausschlaggebend für die so interessanten Aspekte von Tier und Engel, denn wir können durch das Bewußtsein etwas Engelhaftes äußern und wir können durch das Bewußtsein etwas Tierisches ausstrahlen. Beobachten wir ein Tier, eine Katze, einen Hund und vergleichen diese Bilder mit dem Menschen – weniger von der äußeren Form, sondern von dem inneren Eindruck eines geistigen Kräftewirkens – so werden wir in dieser vergleichenden Beobachtung feststellen, daß das Tier ganz von Emotionen getrieben ist. Es kann keine eigenen Entscheidungen in seiner Wirklichkeit der Subjektivität und Gefangenschaft im Körper treffen. Es kann nicht übergeordnet denken. So wie wir übergeordnet denken können, so kann das Tier keinesfalls übergeordnet denken. Es ist von Instinkten geleitet. Es ist von jenen Kräften geleitet – wenn ich den Begriff gebrauche – von einem kosmischen, übergeordneten Geist oder aus einem mehr intuitiv-instinktiven Impuls, der durch das aufgeladene und apersonale Nervensystem wirkt. Wir aber als Menschen haben die Fähigkeit zur Vernunft, wir haben die Fähigkeit zu größerer Bewußtheit. Wir können den verschiedenen Elementen, Ereignissen, den verschiedenen Daseinsbedingungen eine eigenwillige, für unseren Sinn idealere Richtung geben. Dadurch ist es möglich, daß wir als Menschen etwas sehr Schönes, Himmlisches, Reines, ethisch Großes, Erhabenes und Königliches ausdrücken, was wir in der Summe der Erscheinung als gut bezeichnen. Oder wir können etwas ausdrücken, das tatsächlich mehr dem Triebhafen, Leidenschaftlichen, Emotionalen, einseitig Intellektuellen, Verschrobenen und Groben entspricht und somit mehr dem, was wir als schlecht bezeichnen…

… Es ist aber weiterhin eine ganz interessante Frage, gerade für diejenigen, die mit Yogaübungen vertraut sind oder mit einem geistigen Schulungsweg arbeiten – und es sind ja doch einige, die sich damit sehr intensiv beschäftigen – es ist diese Frage hochinteressant, wann dieser mehr ersehnte engelhafte Aspekt gefördert wird und wann dieser vom scheinbar Ungöttlichen aufsteigende tierische Aspekt mehr in den Mittelpunkt rückt. Diese Frage läßt sich schon einmal in ein erstes Licht des Verstehens rücken und einteilen, wenn wir einmal die Hinwendung zur Materie nehmen. Je mehr wir uns direkt zur Materie hinwenden, je mehr wir unsere Aufgaben in der Welt wahrnehmen, in der Schöpfung und ihrer Sinngestaltung finden, um so mehr werden wir jene Schönheit heranziehen, die in die Richtung des Engelhaften tendiert, also dem lichteren geistigen Leben entspricht. Die Hinwendung zur Materie entspricht dem Weg des Opfers. Dagegen, je mehr wir uns von der Erde hinwegwenden, um so mehr verfallen wir in der Regel auch jenen traurigen Kräften der Versuchung, die uns mehr tierähnlich machen. So gibt es in unserem Leib-Seele-Verhältnis jene feinen Kräfte, die durch uns tagtäglich wirken, und sie machen uns entweder lichter, himmlischer und reiner oder sie machen uns schwerer, nicht nur depressiver, sondern sie machen uns tatsächlich tierähnlicher.

Durch die Hinwendung aber an die Materie, so paradox das Gesamte klingt, um so mehr ziehen wir die erbauenden, himmlischen Kräfte heran, während wir durch die bloße Ausgestaltung des Selbstbewußtseins, und zwar des Selbstbewußtseins im rein äußeren Sinne, diejenigen Kräfte heranziehen, die uns mehr tierähnlich machen.

Im Licht des Engels lebt eine Freiheit und diese Freiheit ist eine innere in der Seele, die weit, souverän und in einer einzigartigen Freude lebt. Diese Freiheit verstehen wir ohne genauere Analyse und Betrachtung nicht mehr, denn sie ist eine Freiheit, die der Verstand nicht auf äußerliche Weise konstatieren darf. Sie gründet sich auf Seele und Reinheit und sie gründet sich auf einem Wissen von der außerirdischen Welt. Die Freiheit und ihre Begrifflichkeit ist hier so wesentlich und erwähnenswert, da sie heute in schlagwortähnlichen Forderungen durch die Medien tönt und das Bewußtsein allzuleicht mit ihrer Zweideutigkeit verwirrt. Das Wort »Freiheit« kann eine große Gegensätzlichkeit und eine groteske Paradoxie aufweisen. Der Ruf nach Freiheit ertönt überall in der westlichen Welt, aber diese geforderte und nur begrifflich genommene Freiheit, die so sehr als eine träumende Wunschvorstellung und nahezu als eine Begierde über die Zonen hinweg erklingt, ist eine andere Freiheit als die des Engels. In dieser Forderung nach individuell-subjektiver Freiheit erscheint das menschliche Gemüt von einem geistigen Standpunkt aus gesehen heute so unfrei wie wohl noch nie zuvor, weil dieses Gemüt von sich selbst abhängig ist und von seinem Selbstbewußtsein. Was ist, wenn ein Selbstbewußtsein von sich selbst abhängig ist? Ist das nicht eine Paradoxie? Ja, nicht wahr, wir sehen diese Abhängigkeit in den Gemütern, weil die Stimmen und Forderungen dem anderen gegenüber keine Freiheit einräumen wollen. Wir sehen hier in unserer Kultur dieses vermeintliche Bewußtsein, das uns automatisch wie eine Maschine durch ein sehr eigentümliches Individualisieren und seltsames Voneinander-Abgrenzen dirigiert. Die Intrigenspiele, die auf religiösen, politischen oder wirtschaftlichen Unterwanderungen beruhen, sind eine Äußerung eines gestürzten und niedrigen Selbstbewußtseins, die eine lange Kette von unheilvollen und magischen Wirkungen in die Welt bringen. In der Machenschaft einer Intrige sind nach einer geisteswissenschaftlichen Forschung das menschliche konkrete und sympathische Zueinander und die natürliche Gegenseitigkeit sowie auch die Anerkennung einer höheren gerechten Ordnung aus dem Bewußtsein ausgeschlossen, und deshalb sind jene Menschen in der Folge der Entwicklung, die in diese Versuchungen stürzen von einer mehr oder weniger sichtbaren dämonischen Macht ergriffen. Die tierische und dunkle Gestalt wirkt wie eine ungesehene Hand durch die Macht der Lüge. Eine weitere tierische Reaktion muß in der Welt scheinbar immer dann auftreten, wenn in der offiziellen institutionierten Religion Krisenpunkte auftreten. Der Wortbegriff »Häresie« deutet in sich bereits auf den philosophischen Widerspruch, den es normalerweise in einer gelebten und zu Gott ausgerichteten Religion nicht geben dürfte. Der sogenannte Ketzer oder, wie wir ihn heute benennen, der sogenannte Sektierer, der religiöse Revolutionär oder der Esoteriker ist mehr ein Spiegelbild einer Religion, die in sich selbst aus dem reinen und überzeugenden Strombett des Glaubens entglitten ist. In diesem Denken der Klassifizierungen und Einteilungen in eine offizielle und nicht offizielle Religion, in Kirchen und Sekten, in geduldete und nicht geduldete Religionsausübung liegt bereits der erste Keim eines sehr materialistischen und von der wahren religiösen Realität entfernten Denkens, und so besitzt jene ergreifende Macht des Tieres viele Wege der Gewaltausübung und der Einschränkung der individuellen Freiheit. Dieses Problem, das allgemein mit dem Begriff Häresie aufkommt, ist sehr weit verbreitet und eröffnet weiterhin ein Denken, das die Wahrheit des wirklichen Geistes verschleiert und somit die Menschheit in einem gewissen einseitigen und sehr materialistischen Denken festhält. Vielleicht müssen die materialistischen und bewertenden Strukturen in der religiösen Kultur so lange bleiben, bis das menschliche Bewußtsein einmal im allgemeinen selbst durch sich selbst zur inneren Selbstwerdung und damit zu einem idealeren Aufstieg zu Gott fähig ist.

Das Zeichen des Engels und des Tieres sehen wir in der Apokalypse auf verschlüsselte und doch auf so deutliche und so wunderbar künstlerische Weise beschrieben. Die Johannes-Apokalypse kann in diesem öffentlichen Vortrag nicht von der gesamten Bedeutung vorgestellt werden, das wäre viel zu weit gegriffen und würde das Gemüt unnötig überfordern. Deshalb kann sie nur in ganz kurzen Beispielen einmal in das Licht der Betrachtung rücken. Es wird uns in der Apokalypse von Johannes erzählt, daß die Menschen ein Zeichen tragen werden, das das Zeichen Christi ist, und das werden sie an der Stirn tragen. Und es wird uns weiterhin erzählt, daß manche das Malzeichen des Tieres tragen, und das werden sie ebenfalls durch die

Stirn ausstrahlen. So werden wir durch den Text, wenn wir die geheimnisvolle Apokalypse lesen, auf diese Siegelzeichen aufmerksam gemacht, die an der Stirn einmal auf sichtbare Weise erscheinen werden. Es sind dies sogenannte Zeichen, die das menschliche Bewußtsein erst in ferner Zukunft lesen können wird. Heute kann sie der Geistgelehrte nur lesen, wenn er die Empfindungen, die Augen dafür ausgeprägt hat. Ein hellsichtiger Mensch kann heute bereits diese geheimnisvollen Zeichen lesen, entweder das Malzeichen des Tieres oder das Zeichen von Christus, was letztendlich das Zeichen des Engels ist. Das Engelszeichen erscheint an der Stirn, denn das Zeichen Christi tritt nicht wirklich in die Welt hinein, sondern bedient sich eines Engels, um es auszudrücken.

Was bedeutet dieses mysteriöse Siegelzeichen, das an der Stirn sichtbar wird? Die Antwort führt uns in eine etwas detailliertere Darstellung über die unterschiedliche Art des Selbstbewußtseins, das wir in einem verborgenen Gut im Inneren unseres Herzens tragen. Das Herz ist der zugehörige Ort, wo das innerste Selbstbewußtsein, ja, der innerste Lebensgeist oder das Lebensfeuer ruht. Und in dieses Herz, das wissen wir auch, ist Verschiedenes hineingeschrieben. Es ist nicht nur ein Organ, durch das das rote Blut geleitet wird, es ist ein doppelseitiges Organ, in das sich tatsächlich zutiefst die Seele oder die Wesensanlage einprägt und sich auch darin äußert. Wir haben das Herz als ein inneres, großes Selbst oder Ich im Verborgenen in uns, und dieses Herz entscheidet, was wir wirklich sind. Aber was wir wirklich sind, das sind wir in dem, wie wir unsere Gedanken nach außen senden, wie wir unsere Empfindungen nach außen in die Umgebung hineinstrahlen. Innerhalb der allgemeinen Meinungen der Zeit denken wir immer so, daß der Mensch dasjenige sei, was er zum Beispiel ißt und was er an religiöser Lehre aufnimmt. Also wir denken nach Klassifizierungen. Wir denken schematisch und nehmen an, wenn jemand eine richtige Glaubenslehre hat, dann muß er ein guter Mensch sein. Und wenn jemand eine schlechte Glaubenslehre hat, einer sogenannten Irrlehre verfallen ist, oder wenn jemand geschieden ist und seine Kinder verlassen hat, dann muß er auch ein schlechter Mensch sein. So denkt der klassifizierende Verstand im allerprofansten Sinne. Aber auch an den Hochschulen denkt der gelehrte Geist mehr oder weniger stark nach dem Prinzip der Klassifizierung. Wir sind aber, wenn wir unser Herz betrachten, nicht dasjenige, was wir in uns hineinnehmen, gleich wie die Nahrung oder wie die übliche mentale Erziehung und mentale Standardisierung, wir sind nicht dasjenige, was wir konsumierend aufnehmen können, sondern wir sind dasjenige, was wir tatsächlich nach außen durch unsere Gedanken und Empfindungen und Handlungen geben. Dieser nach außen gerichtete Teil in Worten, Taten, Empfindungen und Handlungen wird auch derjenige überragende Teil sein, der nach dem Tode entscheidend ist. Nach dem Tode werden wir nicht gefragt, beziehungsweise wird sich das nicht aufspeichern können, was wir konsumiert haben, denn das Aufgenommene kommt in den Körper und fällt hinweg, es wird zu Staub. Aber das, was wir hinausgegeben haben an Gedanken, Gefühlen, Empfindungen und Handlungen, das, was wir in die Welt hineingebracht haben, das sind wir wirklich. Das ist unser ganzes Wesen, unsere Kapazität, die in den Mittelpunkt, in das Herz hineingeschrieben ist. So ist es eine tiefe Wahrheit, die sich über die Gedanken – und der Ort für diese ist die Stirn, die Begrifflichkeit würde im Yoga sagen, das sechste Energiezentrum, das »ājnā-cakra« – ausdrückt. Und so sieht der innere Sinn, wenn er einen Menschen aus seinem hellseherischen Auge betrachtet, was und wie er seine Gedanken in die Welt hinaussendet.

Aber in einer relativ nahen Zukunft von einigen wenigen Jahren, dann, wenn die derzeitige Kirchenkrise und ihre Strukturauflösung überstanden ist, werden viele Menschen das spüren, daß mit dem einen Gedanken etwas Schönes, Angenehmes, etwas, das zur Berührung fähig ist, verbunden ist, und mit einem anderen Gedanken ist etwas verbunden, das tatsächlich ergreifend, emotionsgeladen, vitalisierend, ja, verschlingend und zerstörend ist. Und so haben wir in der einen Kondition das Wirken des Lichtes eines Engels und in der anderen Kondition haben wir das Wirken einer tierischen Wesenheit.

In aller Kürze können wir hier einen Ausflug machen, wie der Engel früher sichtbar war, und wie das Tier, sein dunkles Gegenbild, das für unsere Begriffe heute projizierende Wesen, sichtbar war. Die lebendige Schau war noch zur Zeit von Hildegard von Bingen, so im frühen Mittelalter, aber reichte durchaus bis ins späte Mittelalter, bis in die Scholastik hinein. Thomas von Aquin hat diese Wesen noch gesehen, die tierischen Wesen mit ihrer Dunkelheit, und die engelhaften Wesen mit ihrem Lichte. Wenn wir uns an das Gebet von Hildegard von Bingen erinnern, dann merken wir, wie ihr Geist in einer entzückenden, himmlischen Sphäre gewesen ist. Diese Entzückungen waren zu dieser Zeit, vor nahezu tausend Jahren, für sehr reine und kindlich gebliebene Persönlichkeiten nicht so etwas Außergewöhnliches, denn die Menschen konnten sich noch leichter von dieser ergreifenden, weltlichen Macht oder von dieser schweren Körperwelt loslösen und im Gebet hineingehen in eine himmlische Entzückung. Und sie empfanden das Spiel der Engel. Und die Engel inspirierten sie wieder, so daß sie wußten um verschiedene Geheimnisse des Daseins. Das ist heute auf diese kindliche Weise nicht mehr möglich, aus dem ganz einfachen Grunde, weil wir heute unser Leben viel tiefer im Körper eingebunden empfinden. Und wir empfinden den Intellekt als eine dominierende Macht, aber vermissen die lebendige Schau des Gedankens, und weil wir die lebendige Schau des Gedankens nicht empfinden, empfinden wir auch nicht den Engel, der in der Vision tätig ist. Es ist nicht der Gedanke der Engel, sondern durch den Gedanken wirkt der Engel oder das Tier hindurch. Nehmen wir einmal an, Ihr hättet gerade im Moment eine sehr schöne Stunde und Ihr könntet für zehn Minuten einmal den Gedanken beobachten so wie Ihr den Kerzenleuchter hier anschaut. (Es wird auf den Kerzenleuchter nebenan hingedeutet.) Der Gegenstand ist wie der Gedanke. Durch den Gedanken oder in dem Sinne durch den Gegenstand kann der Engel oder das Tier hindurchleuchten, so wie Licht durch eine Lampe leuchtet. Und so schaute der Weise früher den Engel und wußte, wenn der Engel durch die Stirnesorganisation leuchtet, dann ist jene ersehnte Befreiung, Entzückung, jene himmlische Melodie gegeben. Die ältere Heiligenvision merkte im Gegensatz aber auch, wenn das Tier herannahte, also die Versuchung, das, was der Volksgeist tatsächlich als den Teufel nimmt, als die Macht der Sünde, die eine gewaltige Wesensmacht aus unterschiedlichsten Kräften ist. Dann nimmt diese den Gedanken und verschlingt ihn in ihre Welt der Dunkelheit. Und somit sah der damalige Heilige wie ein Leiden und eine Trennung zur Schöpfung entstand. Der Heilige empfand dann das Getrenntsein von Gott oder von den himmlischen Welten in einem schmerzlichen Darniederliegen. Das ist das Getrenntsein, das Verlorensein, das Verlassensein, das die Alten empfanden, wie es auch von Grünewald dargestellt ist in der Versuchungsszene des heiligen Antonius mit dem Ergriffen-Werden durch das Tierische. Diese Szene hatten die alten Mystiker erlebt. Heute kann der gewöhnliche Bürger diese nicht mehr erleben. Heute kann selbst der Gelehrte den Engel nicht mehr richtig erleben und auch die Versuchung nicht mehr identifizieren, weil die Sinneswahrnehmung heute im Körper tief gefangen ist.

Wir können heute den Gedanken nicht mehr so betrachten wie einen Gegenstand oder wie diesen Kerzenleuchter hier, sondern wir können den

Gedanken jetzt nur noch hinaussenden, und so wissen wir nicht, ob jene umschriebene dunkle oder lichte Substanz durch ihn wirkt. Aus dieser Unwissenheit hat der naturwissenschaftlich geprägte Verstand heute ein positivistisches Ideal aufgestellt und spricht in den esoterischen und in vielen konfessionellen Kreisen von der Notwendigkeit positiver Gedanken. Das positivistische Ideal, das wir hier in unserer Kultur leben, das ist gut, aber es ist deutlich zu unterscheiden von einer spirituellen Ebene, also von einer spirituellen Auseinandersetzung, denn für Spiritualität müssen wir die Natur des Gedankens kennenlernen. Solange das Denken nur auf eine positive Ebene gelenkt wird, bleiben wir in der Dualität des Bewußtseins eingebunden und legen einen Schleier über die tiefere metaphysische und übersinnliche Wahrheit. Für die Spiritualität müssen wir die Natur unserer Seele kennenlernen. Dazu müssen wir noch tiefer gehen, als nur positiv zu leben und zu denken. Denn im Positiven lebt genauso die Projektion, die Bindung und die Abhängigkeit, es lebt psychologisch gesehen genauso unsere Mutterbindung, oder es lebt philosophisch gesehen die ganze Macht des Schicksals und so kommt auch gegenüber dem positiven Denken die dunkle Macht des Tieres heran, und wir sehen sie nicht, denn die positiven Werte sind ja von Zeit zu Zeit verschieden.

Wir schaffen mit dem positivistischen Ideal noch nicht die wirkliche Schau der Seele. Deshalb, wenn das von mir jetzt erzählt wird, ist es in diesem Sinne schwierig, weil es sich nicht um positive Gedanken handelt, sondern um eine Erzählung aus diesen Grundprinzipien der geistigen Welt heraus. Das ist etwas Fremdes für uns, und so müssen wir genau hinhorchen, damit wir dieses Fremde identifizieren, ja, damit wir eine Vorstellung für die übersinnliche Dimension und Realität des Seelenseins bekommen. Ja, es ist schwer, mit dem erstmaligen Zuhorchen hier eine wirkliche Vorstellung von jenen feinen Strömungen des Geistes zu erhellen. Was ist der Gedanke als eine freie, unberührte Wesenheit, wo der Engel hindurchwirken kann, und was ist der Gedanke als eine Bindung, dessen sich das Tier bemächtigt?

Für das Verständnis des Engels und des Tieres ist es eine ganz wesentliche Aufzählung, daß wir jene kritischen Lehren und Institutionierungen erwähnen, die über lange Zeiten und weite Zonen hinweg zu unauslöschlichen Ungerechtigkeiten geführt haben. Manchmal wäre es besser, über diese Taten zu schweigen, damit die Vergangenheit tatsächlich eine Vergangenheit bleiben kann. Das Tier oder der Engel können aber nicht genügend und zufriedenstellend ihre Skizze erhalten, wenn wir nicht auf die mächtige Gewalt hinweisen, die durch eine falsch verstandene, menschlich geschaffene religiöse Institutionierung ausgeht. Die institutionierte Religion ist nicht mehr die wirkliche Religion. Sie ist vielleicht Organisation und sie dient im besten Sinne zu einer exoterischen, nicht richtenden und nicht verurteilenden Verbreitung des Evangeliums. Wann ist aber diese anspruchsvolle Haltung in der Geschichte und in der Gegenwart innerhalb der Verwaltung der religiösen Überlieferungen zufriedenstellend gelungen, und wann können wir auf wirkliche christliche Zeiten zurückblicken? Das Tier bemächtigt sich wohl am stärksten der religiösen Institutionen, und dies dann am auffälligsten, wenn der Klerus mit dem Staate zusammenarbeitet. Immer dann, wenn eine gegenseitige Machtunterstützung zur Durchsetzung von ideologisierten und nicht mehr verstandenen Zielen eintritt, kommt es zur erheblichen Gewaltanwendung in der Religion. Für die Bindung von Staat und religiöser Bemühung sind das Christentum und der Islam wohl charakteristisch, und wir sehen in diesen Religionen ein lange Kette von erschreckenden Bluttaten. Diese Bluttaten finden heute nicht mehr auf psychische Weise statt, sondern die Gewalttaten finden sich mehr im Medienkrieg. Vielleicht mag dieser Medienkrieg tatsächlich harmloser sein als der blutige Krieg, in dem Menschen verfolgt und hingerichtet wurden. Von einem geistigen Standpunkt ausgehend lebt aber auch in diesen pausenlosen Verurteilungen und zynischen Bewertungen eine schwerwiegende Gewalttat, die einhergeht mit dem Begriff des Yoga »hiṁsā«, der so viel wie »töten« heißt.

Die Welt ist ein Gerichtsort, in der eine Entwicklung stattfindet, und die in vielen sichtbaren und unsichtbaren Gewalttaten abläuft. Die Welt ist tatsächlich ein Kampfesort oder ein Kriegsschauplatz, in der sich die verschiedensten Mächte und Gewalten begegnen und gegeneinander ihre Kämpfe austragen. Ein Gefühl des Schauderns und des Bedauerns gleitet uns bei der Betrachtung der sogenannten Ketzergeschichte durch die Glieder. Es ist ja ein wahrhaftiges Gesetz der Entwicklung, das die Geschichte zeigt und die Gegenwart widerspiegelt, die, ich muß sagen, bei fast allen Pionieren der Wissenschaft und vor allem bei jenen tiefsten christlichen Geistern mit ihrer Andersartigkeit und ihrem Wahrheitswillen eingetreten ist und auch eintreten hat müssen, daß sie Verfolgung, Ungerechtigkeit haben ertragen müssen. Die Entwicklung brachte und bringt immer das Spannungsfeld des schwierigen Neubeginns oder der Ablösung von Altem und der Auferstehung eines Neuen mit sich. Die Widersachermacht bedient sich jener, die in Formen und Strukturen sich in der Welt ihre Etablierung aufgerichtet haben. Wenn wir die vielen Beispiele der Geschichte und auch der Gegenwart betrachten, wie ein starrer Geist oder ein weltlichfixierter und nach rein säkularer und institutioneller Sicherheit strebender Geist gegen jenen vielleicht revolutionären Geist oder, wie man sagt, gegen die Ketzer, die eine neue, weiter gefaßte, lebendigere oder zumindestens andersgeartete Idee vertreten, vorgeht, sehen wir ein physisches und psychisches Kampffeld, das man wohl doch immer als ein treffliches Beispiel für den Michaelskampf bewerten kann, bei dem der hohe Engel, der die Erkenntnis symbolisiert, mit dem Tier oder der weltlichen Angst und Sicherheit kämpft. Dieser Kampf zieht sich durch die Entwicklungsströme der gesamten Kultur und äußert sich am auffälligsten am Beispiel weiser Menschen, die mit ihrer Wahrheitssicht mit der Welt in Konflikt geraten sind.

Diese Ungerechtigkeiten, die aus den Etablierungen eines Christentums kommen, das die Wahrheit in der Form sieht und die Lebendigkeit des Denkens ausschließt, ist jenen geistvollen und christlich denkenden Menschen immer etwas sehr Schweres gewesen, und viele weise Geister mußten entgegen ihres friedvollen Gewissens um der Wahrheit willen in den Ketzerstand treten. Die sogenannten Ketzer waren in den meisten Fällen gar nicht gegen die Kirche, aber sie mußten um ihres Gewissens willen und ihrer Treue zu Gott der Wahrheit ihrer Anschauung folgen, und so gerieten sie auf das Kampffeld mit der etablierten und offiziell gültigen Religion. In diesen aktuellen Zeiten, in denen eine Lehre und eine Ausstrahlung des Geistes erwacht, wird der voreingenommene Verstand eine Abwehr gegen diese Menschen erbauen, weil die Ausstrahlungen eine Gefahr für das momentane Selbstbewußtsein der Institution und der Gelehrsamkeit darstellen. Es ist der tatsächliche Michaelskampf, der hier in der Entwicklung auftritt. So müssen Menschen Ungerechtigkeit ertragen, sie müssen tatsächlich leiden für ihr eigenes Gewissen und für eigene Wahrheitsliebe im Herzen. Aber wie oft ist es auch so in Beziehungsverhältnissen, Familien-, Eheverhältnissen und gesellschaftlichen Situationen, in welchen Menschen leiden müssen wegen ungerechter Behandlungen. Das, was mit diesen Worten ausgesagt werden soll, ist: Je mehr eine Person Ungerechtigkeit ertragen muß, je mehr geht sie den Weg in eine engelhafte Welt. Wohin geht jene Seele, wenn sie immer mehr ausgegrenzt wird, zurückgeworfen wird, beleidigt wird, ja, immer mehr jene schmerzliche Verleumdung tragen muß und immer mehr verletzt wird von anderen? Wohin geht sie, wenn sie aufrichtig diesen Mächten standhalten kann und nicht in entgegengesetzte Projektionen verfällt? Sie geht in den Opferdienst zur Erde und erhält den lebendigen Geist. Die Seele entwickelt ihr eigenes Reich und entwickelt Empfindung. Sie empfängt eine viel größere Sicht und Weisheit. So war es zum Beispiel bei Pater Kentenich, das ist einer der letzten Heiligen gewesen, der von der Kirche vierzehn Jahre ins Exil geschickt worden ist. Pater Kentenich wußte von dem Gesetz und dem »Yoga« der Ungerechtigkeit und sagte etwa sinngemäß bei sich selbst: »Ja, hier muß der Lohn groß sein, wenn ich dies ertragen muß.« Wahrhaftig, wenn der kontemplative Betrachter das Antlitz Pater Kentenichs anschaut, sieht er nicht nur einen irdischen Menschen, sondern er sieht durch den irdischen Menschen den Engel leuchten. Hier leuchtet der Engel durch die Physis. Und wahrhaftig liegt hier ein Gesetz vor unserer Seele, das sich durch seine eigene Widersprüchlichkeit oder groteske Verdrehung in die Schöpfung hineingliedert und das Menschenleben dadurch zu einem seltsamen Geheimnis werden läßt: Die Verleumdung, die Ausgrenzung, die Verletzung, die Projektionen von seiten der scheinbar Starken führen den anderen zur Tiefe, nicht nur zur Erde, sie drücken ihn nicht nur in die Erde hinein, sondern in die Tiefe der Empfindung, und der Seele fließt der Engel zu.

Gehen wir in der Betrachtung weiter. Wenn wir jetzt, nehmen wir einmal an, geistig schauen könnten, dann würden wir tatsächlich in der geistigen Welt diejenigen in der Freude und Gemeinschaft vorfinden, die verfolgt worden sind. Das sind die wahren Christen, wie Bonhoeffer zum Beispiel. Aber diejenigen, die auf den Richterstühlen sitzen, um die ist es schwer bestellt. Um sie ist es wahrhaftig schwer bestellt, denn sie haben die Erde verloren und sie haben auch den Geist im Himmelreich nicht gewonnen. Sie haben nichts mehr, deshalb ist es für diejenigen, die ausgrenzen, die auf den Richterstühlen sitzen, es ist für sie eine tiefste Einsamkeit in der jenseitigen Welt. Sie haben nichts und sie müssen leben wie im Wald, verlassen und von Einsamkeit gepeinigt. Das findet sich in der geistigen Welt wieder. Die aber, die verleumdet worden sind und in der Ausdauer durchgehalten haben, die finden sich im Zueinander, in der Gemeinschaft wieder.

Das ist eine tiefe Wahrheit der Schöpfung und der übersinnlichen Welten, und deshalb ist es auch so, daß bei jenen, die am meisten Verleumdung, am meisten Ungerechtigkeit ertragen müssen, jenes Zeichen Gottes, das Siegelzeichen an der Stirn eines viel feineren Denkens erscheint. Vorausgesetzt sei aber, daß sie nicht in Gegenprojektionen und Machenschaften verfallen, daß sie das hinnehmen können und trotzdem ihre Aufgabe erfüllen. Das ist das Siegelzeichen des Engels, das Siegelzeichen Gottes, das sich über die Stirn ausdrückt. Dieser Mensch wird schöner, während aber die Besitzer der Welt zwar ihre irdische Sicherheit haben, aber immer mehr das Siegelzeichen des Tieres aufnehmen. Das Tier grenzt einander aus. Das Tier sieht nicht den anderen, und da es den anderen nicht sieht, geht es hinein in die Einsamkeit des Daseins. Es ist eine Wirkung, die auch überall im Leben, nicht nur auf religiösen Gebieten entsteht, sondern oftmals in Familien, Eheverhältnissen, in der Politik entsteht und Trennungen setzt.

So interessant und paradox sind die Wahrheiten in unserem Leben: Dieses Engelhafte entsteht in seiner subtilen Erscheinung um so mehr, je mehr wir tatsächlich – um den Begriff einmal zu gebrauchen – je mehr wir sterben in unserem äußeren, weltlichen Selbstbewußtsein, je mehr uns das irdische Recht wieder genommen wird. Es entsteht eben dann, wenn wir ausgegrenzt werden. Der Yoga, der höchste Yoga, der noch höher steht als alle klassischen Pfade, ist Ungerechtigkeit ertragen. Dies ist eine Wahrheit, die in den Einweihungsschulen immerwährend bekannt war, und der höchste Yoga, den Menschen oftmals in verschiedensten Positionen leisten müssen. Aber indem sie diese Ungerechtigkeit dauernd ertragen müssen, ihr äußeres Selbstbewußtsein gar nicht leben können, keinen Erfolg leben können, werden sie zu Narren von Christus. Der fabulierende Volksgeist bezeichnet sie als Narren, aber in Wirklichkeit tragen sie Seele in ihren Herzen, in Wirklichkeit strahlen sie etwas aus, das etwas Engelhaftes, etwas sehr Schönes ist. Ja, in Wirklichkeit haben sie ein himmlisches Zeichen an sich. Das sieht vielleicht nur das beschauliche Auge. Aber eine Beobachtung auf dem physischen Plan äußert auch für den gesunden Verstand, daß diejenigen, die hinausgeworfen werden, häufig das schönere Sein haben als diejenigen, die mehr die Position einnehmen. Oftmals ist es so, daß die Siegermacht zwar in der Erde ihre Festigkeit gewonnen hat, aber gleichzeitig auch in der Versuchung gebunden ist. Man sieht dieses Zeichen auch manchmal in Partnerschaften. Der eine bleibt zurück, der andere hat einen neuen Partner. Und er hat einen neuen Partner, und er fühlt sich stark. Und der andere trauert, wehklagt, aber er wird dafür in seiner Seele reiner. Und er gewinnt mehr vom Himmel, als der, der sich das Irdische wieder für sich nimmt mit

Hilfe eines neuen Partners oder neuen Möglichkeiten. So vielseitig, bunt, ineinander verwoben und manchmal für den Verstand äußerst widersprüchlich klingend, sind diese Dinge von der geistigen Welt zu sehen.

Abschließend wollen wir noch eine kurze Betrachtung beginnen. Der Engel wird auf den älteren Gemälden immer mit Flügeln dargestellt. Warum hat der Engel Flügel? Warum wird der Engel auch immer in lichten Höhen dargestellt, während das Tier immer unten dargestellt wird, entweder als Reptil, als irgendein Rabe, der mit den Krallen umklammert, als eine Schlange mit einem giftigen Zahn und in Gestalten mit großen Ohren und Hörnern? So werden die Tiere dargestellt und so wurden sie auch empfunden. So wurden sie lebendig in der geistigen Welt empfunden. Sie wurden als unerlöste Wesen und Seelen empfunden, die leiden und auf ihre Erlösung durch den Menschen warten.

Der Engel wurde mit Flügeln dargestellt, und er wurde licht und tragend gezeichnet. Er hatte Flügel, er war die längste Zeit immer männlich. Er hatte Flügel oder wird mit Flügeln dargestellt, weil der Flügel schützt und tatsächlich ein himmlischer Schutz ist um den Einzelnen. Und gleichzeitig ist der Engel etwas Tragendes. Wir können für die Beantwortung der Frage vom Wesen des Gedankens ausgehen. Der Gedanke, der frei erlebt sein sollte, sollte auch weiterhin dynamisch bewegt sein. Und der Engel ist der, der den Gedanken bewegt. Er ist der, der den Gedanken trägt und durchleuchtet. Würde es keinen Engel geben, so könnte der Gedanke auch nicht getragen sein. Und wir erleben das, wenn wir etwas Fortschritte gemacht haben in der geistigen Schulung, wir erleben das lichte Gedankensein als etwas Tiefseliges, weil wir spüren: Der Gedanke, der gehört mir ja gar nicht. Der Gedanke, den denke ich und den sage ich vielleicht in Worten, aber in Wirklichkeit gehört er der geistigen Welt an. Und auch die Gefühle, sie gehören mir nicht. Ich kann zwar die Gefühle leben, aber sie sind nicht mein Eigentum. Der Engel trägt die Gefühle, der Engel trägt die Gedanken, und das sind seine Flügel. Er muß sie mit den Flügeln tragen...

(Anmerkung: Von diesem Vortrag gingen von der Bandaufzeichnung verschiedene Teile verloren. Der Text wurde deshalb mit einigen Auslassungen im nachhinein rekonstruiert.)

Die Wirksamkeit des Heiligen Geistes in Sakrament und Wort

Vortrag vom 14. April 1997 in Fiecht bei einem Gespräch mit Priestern über die gleichnamige Broschüre

... Es ist im Yoga die grundsätzliche Regel, daß wir nur Inhalte vermitteln oder auch niederschreiben, die ganz aus der Erfahrung geprägt sind. Würden Begriffe in den Veröffentlichungen vorkommen, die nicht aus der Erfahrung entstanden sind, so würde das zu der Schwierigkeit führen, daß wir damit etwas ausdrücken, ohne den Zusammenhang, den Kontext, den Hintergrund und den wirklichen inneren Bezug aufweisen zu können. So ist eine Regel im Yoga, daß wir nur von dem sprechen, von dem wir auch wirklich die Erfahrung besitzen, und nicht von dem, was wir im Glauben nur einmal annehmen. Der Glaube im Yoga, »śraddhā« wird er in Sanskrit genannt, dieser Glaube im Yoga wird anders bezeichnet als normalerweise in kirchlich-christlicher Hinsicht. Der Glaube ist nicht ein Fürwahrhalten, sondern der Glaube ist, in dem Sinn der Begriffsbestimmung des Yoga, direkt die Seele selbst. Er wird zur Seele und tragenden Kraft der Gedanken und Empfindungen selbst, er wird zu dem, was unmittelbar als eine in die Zukunft hineingestaltete Kapazität im Menschen angelegt ist. Der Glaube ist also nicht nur ein Glaubensbekenntnis oder eine Antwort auf die überkommende Gottheit, sondern der Glaube ist wahrhaftig ganz von der Seele und von der Kraft abhängig, die die Seele zur inneren Führung, zur inneren Realisierung aufbringt; das Bekenntnis selbst spielt im Yoga dabei keine Rolle. Mit den Begriffen begegnen wir aber einer ersten Schwierigkeit, denn im Yoga sprechen wir auch von einem Sakrament oder von einer Weihe, von einer Sukzession. Die Sukzession gibt es in den großen Yogarichtungen. Es ist eine entsprechende Form der Weihe, die Übermittlung von Aufträgen und Wissen von einem Lehrer zum nächsten. Nun haben wir also die gleichen Elemente, die wir in etwa auch in der katholischen Tradition vorfinden, nur gibt es da ganz große Unterschiede, und von diesen Unterschieden ist nun auch die gesamte Broschüre geprägt. Es soll auch nicht erwartet werden, daß man dieser Broschüre zustimmen muß oder soll, denn es ist mir schon verständlich, daß man aus der katholischen Tradition heraus nicht zustimmen kann. Man wird aber dennoch, wenn man diese Broschüre genauer durcharbeitet, auf Elemente stoßen, die man erst langsam realisieren lernt, und man wird damit eine sehr große Weite, ja eine sehr große Möglichkeit finden, wie einerseits eine individuelle Orientierung eintreten kann und vielleicht aus dieser individuellen Orientierung weitere größere Möglichkeiten für das Sakrament entstehen können…

… Die Schwierigkeit, die entsteht, ist, daß man anfangs den hohen Imaginationen (den visionären Gedanken), nicht zustimmen kann. Mit der Zeit aber, wenn die Broschüre doch die Aufmerksamkeit nicht losläßt, kommt man immer mehr zu einer Einsicht, welche Dimension mit der Imagination ausgesagt werden soll. Diese Schwierigkeit steht natürlich auch hier im Raum, denn es schreibt noch dazu ein Laie etwas, und in Ihrem Sinne bin ich Laie, bin ich ja nicht von der theologischen Tradition. Es schreibt also ein Laie etwas, und der Laie würde damit den Fachbereich, den professionellen Bereich belehren. Als eine Belehrung sollte dies aber nicht verstanden werden. Der eigentliche Schritt des Lernens besteht meines Erachtens darin, daß man im Sinne der Aufmerksamkeit das andere, Außenstehende, und in dem Fall bin ich der Außenstehende, beobachten lernt. Wir lernen, indem wir den anderen sehen, wir lernen, indem wir etwas Fremdes langsam durch Anschauung realisieren. Wir lernen nicht, indem wir belehrt werden, sondern am meisten lernen wir, indem wir zu einem Austausch kommen und indem wir überhaupt einen Sinn für etwas Fremdes gewinnen. Und das ist ein ganz wesentlicher Sinn im Glauben. Im Glauben wollen wir einen Sinn für das Einzigartige und doch Fremde entwickeln. So besteht bei uns im Yoga von der Grundschulungstendenz her der Sachverhalt, daß wir, wenn wir uns selbst finden wollen, den anderen erkennen müssen. Der Yoga spricht hier von der Realisierung des einzigartigen, ewigen Selbstes in persönlicher Gestalt. Und von dieser Realisierung, die nicht Selbsterlösung ist, denn es wirken Gnade und Eigenaktivität ganz wesentlich zusammen, von dieser Realisierung sprechen wir. Es ist etwas ganz Entscheidendes, das Unbekannte zu erkennen. Und somit sieht man den Fortschritt eines Schülers an dem Maße, wie objektiv er die Außenwelt erkennen kann, wie objektiv er in die Dokumente, in die Urkunden, in die Heiligen Schriften wirklich eindringen kann. Der Gegensatz dazu wäre die Glaubensform, die wir nach Erich Fromm typischerweise als »Haben« bezeichnen, und das ist, wenn man die Sache nur benützt um des eigenen Ichs oder Wohlergehens willen. Je kräftiger der einzelne in der wachen Disziplin wird, das andere zu erkennen, also beispielsweise seine Mitmenschen oder seinen Vorgesetzten oder eben in direkter Hinsicht einen Heiligen, eine außergewöhnliche Persönlichkeit, je mehr er die Persönlichkeit in dem Sinn, wie sie wirklich ist, erkennt, und je mehr er über seine eigenen Projektionen hinauskommt, um so mehr entwickelt sich damit eine innerste Kraft in der Seele. Und diese Kraft in der Seele wird als recht entscheidend bewertet, weil sie erst zur Grundlage des Glaubens wird. Als Glaube wird deshalb von mir, wenn ein Schüler zu mir kommt, nicht gewertet, was er im Moment glaubt, ob er brauchbare Bekenntnisse und Credos vorweisen kann, sondern es wird von mir betrachtet, welches Vermögen der Schüler bereits entwickelt hat und welche Bereitschaft auch in dem Vermögen oder in der Seele liegt, sich wirklich von seinem Subjekt zu einem Objekt hin auseinanderzusetzen. Darin wird auch vor allem die Persönlichkeit und das Werden der Persönlichkeit gesehen. Es handelt sich nicht um ein Unterwürfigsein, wenn ich von Hingabe spreche, sondern es handelt sich um die Fähigkeit, überhaupt von sich, von seiner Individualität zu einer anderen Individualität, zu einer vielleicht größeren Autorität oder von den angelegten Möglichkeiten her größeren Dimension der Erfahrung hinüberzublicken. So ist der Glaube eine Sache, die wir nicht direkt an der Form messen können, sondern an der wirklichen, innersten, psychischen, tieferen Spannkraft der Seele. Und diese Spannkraft in der Seele, oder diese weite, weisende, beurteilende und leitende Objektivkraft, wird in diesem Heft sehr stark betont. Die Spannkraft in der Seele ist etwas ganz Wichtiges, das gefördert werden soll. Ich selbst komme mehr von dem Gebiet der Medizin im Sinne des geistigen Heilens, in dem die Individualität gefördert wird, in dem diese innerste Seite der Seelenkräfte gefördert wird, das Denken, das Fühlen und der Wille namentlich; denn wenn man diese fördern lernt, erzielt man eigentlich immer auch eine Verbesserung der Gesundheit, wie es auch schon Hunderte von Menschen erfahren haben.

Diese Entwicklung bildet jetzt unabhängig von der Tradition, in der man lebt, das Fundament, und so ist sie auch in der Broschüre sehr stark betont. Es wird der Heilige Geist oder der Christus, der erscheint oder sich in der Hostie verlebendigt, gar nicht so sehr im Sinne eines vollkommen freien und damit fast unpersönlichen Glaubens betrachtet, sondern es wird die Stellung des Priesters sehr stark betont und wie sich der Priester zum Sakrament in Beziehung bringt. Ich habe bestimmte Gründe, warum ich dies so stark betone. Die Gründe sind einmal, und das kann eigentlich jeder leicht mitverfolgen, daß sich in unserer Zeit eine wachsende, falsche Individualisierung zeigt. Das heißt das Individuum wird viel stärker betont, von der Reklame angefangen im niedrigsten Sinn, bis hin zu den größtmöglichen Psychotherapien und bis hin auch zu den verschiedenen Glaubenswegen. Deshalb ist es ja auch so schwierig, und das kann auch jeder mitverfolgen, daß man die Kirche oder eine Autorität annehmen kann, weil sich das Individuum so stark betont. Und im Kloster ist es sicher auch eine Problematik, wie es Abt Emmanuel Jungklausen auch sehr deutlich ausgedrückt hat, daß das Klosterleben durch diese zunehmende Individualisierung immer schwieriger wird, weil im Kloster ja die vollkommene Einordnung bestehen muß. Man kann im Kloster nicht einfach sagen: »Heute gehe ich zum Bergsteigen, weil ich einen freien Tag für mich brauche.« Man muß genau nach den Regeln und nach Gehorsam, Keuschheit und Armut oder nach den Bedingungen, die vorausgesetzt sind, leben. Das bedeutet eine Schwierigkeit für das Individuum, wenn auch von seiten der Führungspersonen Rücksicht genommen wird.

In der geistigen Schulung bei mir, und es ist dies eine Schulungsangelegenheit für das Individuum, begegnen wir einer ganz ähnlichen Schwierigkeit. Denn das Individuum darf sich ja nicht fallenlassen, sich nicht aufgeben, sondern muß sich mittels des Denkens, des Fühlens und des Willens, unter Annahme einer größeren Autorität – und dies ist bei uns im Westen in der Regel Christus – zur Sache entsprechend in Beziehung bringen oder einordnen. Somit entsteht mit dieser aufsteigenden Individualisierung die große Problematik, wie man überhaupt Geist, Leben und Einzigartigkeit noch im Sinne der Weihe zusammenbringt, im Sinne der Übertragung eines geweihten Amtes.

Wir haben in der Broschüre Elemente, die für die Tradition hier sicherlich fast gänzlich fremd sind. In ihr wird gesprochen von den drei Seelenkräften des Menschen. Wir haben drei Kräfte in der Seele, das Denken, das Fühlen und den Willen, und es sollte dieses Denken, dieses Fühlen und der Wille natürlich nicht zum Erlöschen kommen, wie man es auch manchmal fälschlicherweise im Yoga nimmt. Man sagt manchmal, daß man sich durch die Askese oder durch bestimmte Gebote vollkommen unterwerfen müsse, und daß man vollkommen in die Einsamkeit gehen müsse. Aber man wird entsprechend Schwierigkeiten bekommen, wenn man das Denken ausschaltet. Es müssen diese Kräfte entfaltet werden, das Denken, das Fühlen und der Wille, aber im Zusammenhang mit einer größeren Autorität.

Die Sukzession gibt es ebenfalls im Yoga, wenigstens in den klassischen Linien. Das ist zum Beispiel die Linie von Sivananda, oder eine sicherlich sehr bekannte Linie, von der ich jetzt einmal nur den Namen nenne, der Surat Shabd Yoga. Da gibt es die klassische Meisterlinie, in der der Meister befugt ist, den Schüler einzuweihen. In diesen klassischen Linien hat man aber die gleiche Schwierigkeit erfahren, wie auch in der ganzen katholischen Tradition, daß das Sakrament einfach nicht mehr in diesem Sinne wirkt, wie es gewünscht wäre. Man bekommt immer mehr die Schwierigkeit, daß sich die heilige Energie eher verwässert oder gänzlich verliert. Und die Heiligkeit muß sich auch verwässern, sie muß sich einfach in der Kraft abschwächen. In den klassischen Linien des Yoga geht man davon aus, daß der Schüler zwei bis drei Jahre vorbereitet wird, und dann wird er in die Einweihung geführt. So habe ich die Linie von Sivananda direkt selbst kennengelernt, aber auch die meisten Yogawege sind mir von dieser Tradition her etwa so bekannt geworden. Jetzt ist es aber Voraussetzung im Yoga, daß eigentlich nur derjenige Einweihung spenden kann, der wirklich auch das Geheimnis – man bezeichnet dies im Yoga mit dem Namen des einzigartigen Selbstes, des einzigartigen, unsterblichen Lebens – realisiert hat. Nur ein sogenannter Meister kann eine Weihe spenden, der das Mysterium des Höchsten realisiert hat. Und so sieht man bei den Yogawegen auch diese Problematik: Wenn die Linie sich fortsetzt zu den verschiedenen Schülern, dann funktioniert sie nicht mehr, dann schwächt sich das sakrale Leben ganz entschieden ab, ja es kommt sogar Gegenteiliges zur Gestaltung.

Was geschieht jetzt bei der Einweihung, wie es zum Beispiel bei Sivananda geschehen ist? Da geschieht etwas ganz Besonderes. Der Schüler wird zuerst ein paar Jahre vorbereitet und dann kann er diese Initiation erst empfangen. Es gibt hierbei zwar eine gewisse Technik oder ein gewisses Ritual, das ist aber nicht bedeutend, es könnte ebenso auch etwas anderes sein. Der Lehrer drückt mit einer bestimmten gewählten Geste auf die Stirn des Schülers, und dies als Ausdruck seines Willens, der in der heiligen Gnade ein göttlicher Wille ist. Nun wird weiterhin dem Schüler vom Lehrer in einem ganz besonderen Zustand, und es muß ein besonderer, vorbereiteter Zustand sein, etwas eröffnet, so daß der Schüler, wenn ich das Beispiel Sivananda nehme, vorbereitet wird, daß er den Lehrer sehen, schauen, erfahren lernt. Das heißt, daß er den Geist des Lehrers wahrhaftig unmittelbar erfahren lernt und auf diese Erfahrung zurückblicken kann. Die lebendig geschaffene Erfahrung bildet die Grundlage zur Individuation. Der Lehrer macht nicht irgend etwas, bei dem der Schüler passiv bleibt, sondern der Schüler wird immer mehr zur Aktivität angeregt, und in dieser Aktivität lernt er dann in einer entsprechend vorbereiteten Zeit den Lehrer schauen. Er lernt dann das Geheimnis, wenn man es einmal in einem sehr unpersönlichen Sinn sagt, das Geheimnis des wirklichen unsterblichen Lebens kennen. Er lernt etwas kennen, das nicht zur Erde gehört, das nach dem Tod weiterlebt, das immerfort eine Existenz besitzt, das niemals sterben kann. Er lernt in der geistigen Vision jenes real kennen, das nicht zur Erde gehört, aber doch geheimnisvoll als Mysterium anwesend ist. Dazu muß der Lehrer aber dieses Geheimnis aufweisen, sonst kann es der Schüler nicht realistisch schauen. Das ist als eine Grundbedingung etwas Selbstverständliches. Wenn dies in Sivananda nicht gewesen wäre, dann hätten seine Schüler Vishnu Devananda oder Satyananda, dies nicht schauen können. Denn sie können ja tatsächlich nur dasjenige schauen, was auch realistisch vorhanden ist. Und es ist in einem verwirklichten Lehrer etwas anderes vorhanden, als in einem, der nicht verwirklicht ist. Selbst wenn einer großartigste Dinge tut, beispielsweise daß er yogatechnisch fliegen kann, dann heißt es aber nicht, daß er das Geheimnis des Glaubens verwirklicht hat, daß er Initiation spenden kann. Es muß eine unmittelbare, wenn man diesen Begriff nimmt, sakrale Kraft erfahrbar sein, so daß der Schüler jenes unsterbliche, wahrhaftige Geheimnis erfährt. Und wenn er die Identität des verwirklichten Lehrers erschaut, wenn er sie wirklich erfährt, nimmt er das heilige Leben (ursprünglich gesprochen: das ätherische Leben) in sich auf, und dann ist die Weihe wirklich vollzogen. Da nehmen wir es im Yoga beispielsweise sehr genau. Wir sprechen also nicht von Initiation, wenn der Schüler diese große und größte Aktivität nicht aufgebracht hat zur Erkenntnis. Daß etwas gemacht wird mit dem Schüler durch Übungen, das ist eigentlich nur einmal eine sehr relative Sache, aber die Initiation ist nun nicht mehr eine relative Begegnung.

Jetzt könnte man sich fragen: Was geschieht, wenn der Schüler das außerirdische Geheimnis schaut? Dieses ganz besondere Geschehen kann man mit der Zeit, wenn man einen Sinn dafür ausprägt, wahrnehmen lernen. Es geschieht eine Veränderung, die so stark und so tiefgreifend wirkt, als ob der Betreffende tatsächlich den Tod erfahren würde. Er lebt physisch weiter, aber er erlebt realistisch dasjenige, was normalerweise eintritt, wenn man stirbt, nämlich die Schau desjenigen, was rein der geistigen Welt angehört und was die reine, einzigartige Individualität ist. Und somit kommt etwas in die Neugeburt, das man bezeichnen kann als die Aufnahme in das Himmelreich. Oder anders ausgedrückt, es trennt sich das Denken vom Willen. Das sind die Begriffe, die in der Broschüre vorkommen. Es trennt sich das Denken vom Willen, und das ist etwas sehr Fremdes von der Formulierung her. Ich weiß, daß es mit diesen Begriffen Verständnisschwierigkeiten geben muß, weil sie sehr fremd verwendet sind.

Das Bewußtsein nimmt mit der Initiation nun eine andere Steuerung ein, das Denken wird vom Willen losgelöst und damit geht der Körper zur Erde und das Denken gewinnt etwas Lichtes. Ich hoffe es ist möglich, die folgende Aussage von der katholischen Tradition her so einigermaßen stehenzulassen, wenngleich auch die Exegese dies anders sieht: Man hat in früheren Zeiten die Initiation ja immer schon gehabt, und so erzählt das Evangelium so wunderschön von der Taufe mit Wasser durch Johannes und von der Taufe mit Heiligem Geist durch Jesus Christus. So haben wir in Jesus Christus die persönliche Taufe, und in Johannes haben wir die Taufe mit Wasser, aber diese Taufe ist eben noch mit Hilfe einer Technik vollzogen worden, und diese funktionierte dann die Jahre später nicht mehr. Deshalb kann man auch nicht von Einweihung sprechen, wenn beispielsweise zufällig jemand einmal den Berg herunterfällt. Es fällt also jemand den Berg herunter und dann erlebt er ganz eigenartige Dinge, weil er scheinbar durch eine Todesszene hindurchgeht. Vielleicht ist der Bergsteiger Hias Rebitsch bekannt. Eine schöne Schilderung hat er einmal gemacht von einem Erlebnis am Goldkappel in den Stubaier Alpen, wie er plötzlich Eindrücke von ganz anderen Phasen des Lebens gewonnen hat. Das könnte man fast als Einweihung bezeichnen, denn er hing dann im Seil und lebte noch. Jetzt hat er aber etwas erlebt, das das Bewußtsein im Moment des Falls so stark herausgerissen hat, Körper und Seele, könnten wir sagen, getrennt hat, wie beim Todesereignis, so daß er erlebt hat, daß das Leben nicht zu Ende ist. Es erleben die Menschen, die abstürzen oder in einen komatösen Zustand kurz hineinkommen, meistens etwas, das mit bestimmten Phasen der Kindheit zusammenhängt oder mit bestimmten anderen Phasen des Lebens. Man kann jetzt an Reinkarnation glauben oder man kann nicht daran glauben, das spielt auch gar keine Rolle, denn das ist immer jener grobe Streitpunkt, der eigentlich keine Bedeutung haben muß. Man kann daran glauben, wenn man es weiß, und man kann es nur für wahr halten oder für nicht wahr halten oder entsprechend der Tradition bejahen oder nicht bejahen, solange man es nicht weiß.

Und deshalb ist es auch nicht von Interesse, ob man Reinkarnation diskutiert oder nicht diskutiert, aber wesentlich ist für unsere Betrachtung des Sakramentes dieses Losreißen des Bewußtseins vom Körper. Und das erleben manchmal Bergsteiger, die herunterfallen, oder jemand, der im Wasser kurz vor dem Ertrinken ist. Dieser Zustand wurde nun von Johannes dem Täufer versucht herbeizuleiten. Johannes der Täufer schüttete nicht bloß Wasser über den Kopf, sondern er hatte ganz besondere Fähigkeiten, indem er abwartete und den Betreffenden unter Wasser hielt, so daß das Bewußtsein verloren ging für einen kurzen Augenblick. Der Betreffende wußte dann, wenn er entsprechend rein war und vor allem auch durch die zeitliche Lenkung des Täufers selbst, denn der hat sich mit diesen Geschehnissen ausgekannt, daß die Seele weiterexistiert, daß das Leben mit dem Tod nicht zu Ende ist; und deshalb lebte er danach anders. Derjenige, der solch eine Erfahrung sammelt, muß, praktisch gesehen, wohl oder übel anders leben. Er muß, wenn er diese Erfahrung des Todes und des Jenseits gemacht hat, anders leben, er kann gar nicht mehr materialistisch leben im Sinne des bloß Haben-Wollens, bloß Zufriedensein-Wollens nur in der Materie. Er muß zwar dennoch in der Materie bleiben, aber er weiß, daß die Materie nicht die letzte Antwort auf das ganze Dasein ist.

Von dieser Erfahrung ausgehend ist nun jene besondere Veränderung im Leib-Seele-Verhältnis wichtig, denn sie gibt der Zukunft eine zu Gott ausgerichtete Perspektive. Beachten wir bitte, daß nicht von der Erfahrung her, jemand, wenn er den Berg herunterfällt und zufällig einmal aus dem Körper heraustritt, eine Initiation erhält, sondern wenn er auf ganz reale Weise die heilige Dimension einer außerirdischen Gnade schaut. Denn ähnlich der Taufe von Johannes, also mit einer Technik das Bewußtsein vom Körper loszureißen, gibt es auch im Yoga eine Technik, wie man dies machen könnte, dies wäre zum Beispiel mit Atemübungen. Dies wird auch zum Teil heute noch gemacht, es ist aber mehr der ältere Weg einer Einweihung und kann heute nicht mehr die persönliche Begegnung mit einem heiligen Lehrer ersetzen. Und beachten wir weiterhin, wenn diese Initiation in der persönlichen Begegnung mit dem Lehrer stattfindet, und das vor allem durch die Entwicklung der Seelenkräfte, also durch ein entsprechend aufgebautes Denken, gereinigtes Fühlen und entsprechend entfaltetes Willensleben, dann geschieht es sehr schöpferisch, sehr produktiv, und der Betreffende sieht realistisch bei sich selbst im vollkommenen Tagesbewußtsein, nicht im Trance-Bewußtsein, daß durch diesen Menschen etwas Unsterbliches lebt.

Es ist eine heilige Gnade in dem Lehrer verwirklicht, und diese Gnade geht auf persönliche Weise auf den Schüler über. Die Gnade ist nicht in der Latenz begriffen, sie ist wahrhaftig verwirklicht.

Was geschieht nun mit dem Schüler, wenn er die gegebene Gnade realistisch erkennt? Wir kommen damit wieder zu diesem Punkt, der bei Paulus angedeutet wird, und diese Stelle von Paulus ist sicher jedem bekannt, in der es ganz eigenartig heißt: »Denn wer ißt und trinkt, ißt und trinkt sich selbst Gericht, wenn er den Leib ‹des Herrn› nicht ‹richtig› beurteilt. Deshalb sind viele unter euch schwach und krank, und ein gut Teil sind entschlafen.« (1. Kor 11,29-30) Das kann man eigentlich heute gar nicht mehr verstehen, was Paulus da zu der Gemeinde sagen möchte, weil das Sakrament zu dieser Zeit tatsächlich noch verbunden war mit dem unmittelbaren Erleben, Erfahren des unsterblichen Geistes. Wenn jetzt jenes initiatorische Ereignis eintritt, und nach und nach tritt es bei Schülern auf, die über die Reife verfügen, sieht der geschulte Blick ein ganz eigenartiges und wirkliches geistiges Phänomen. Der Betrachter aber, wohlgemerkt, muß den Sinn längere Zeit schulen, genauso wie man einen Sinn dafür ausprägen muß, ob ein Bewußtsein mit dem Körper verbunden ist, oder ob es getrennt ist. Dann sieht der Betrachter, daß bei manchen etwas besteht, das gewöhnlich im Leben nicht besteht. Und dies möchte ich einmal an einem Beispiel schildern:

Vielleicht hat schon einmal jemand die Erfahrung gemacht, daß er so ungefähr vier bis fünf Tage vorher ahnte, wenn jemand stirbt. Diese Ahnung ist realistisch. Vielleicht kann sich jemand zurückerinnern an Verwandte, Bekannte; dann, wenn das Begräbnis ist, wenn er abgeschieden ist, denkt er sich vielleicht folgendes: »Die letzten Tage habe ich eigentlich gesehen, daß er stirbt, aber ich habe es nicht realisiert, weil ich es nicht so in den Zusammenhang gebracht habe, aber eigentlich habe ich das wahrgenommen.« Da war etwas anderes in den letzten Tagen sichtbar. Die wissenschaftliche Forschung weiß heute, wenn jemand stirbt, selbst wenn die Todesursache auf einem Unfall beruht, ist es auch so, daß sich der ganze Säftezusammenhang und der Mineralhaushalt, geringfügig verändert. Das ist eine Reaktion, weil die Seele schon eine ganz andere Zuordnung nimmt als sie normalerweise im üblichen Leben zum Körper einnimmt. Vor dem Tode treten also Veränderungen auf, und auf diese Veränderungen kann der geschulte Blick aufmerksam werden. Diese Veränderungen treten auch zum Teil in einer gewissen Weise, aber nur zu einem geringen Grad, im Klosterleben auf. Da treten sie tatsächlich auf, weil der Mönch alles hinter sich lassen muß. Der Mönch hat eigentlich gar nichts mehr, was er behalten kann. Und so treten dort zum Teil auch ähnliche Veränderungen auf, aber nicht in dem Maße, wie bei einem Sterbenden oder bei einem Schüler, der den Pfad der Initiation betritt. Diese Wahrheit könnte, wenn man sie von einer geistigen Vision, von einer geistigen Schau aus nimmt, auch so lauten: Mit dem bevorstehenden Todesereignis tritt rein wissenschaftlich gesehen eine Veränderung ein, aber es tritt auch eine Loslösung des Bewußtseins vom Körper ein, und das sieht der geschulte Blick auch ohne Analyse bei einem Menschen. Jeder Mensch ist, wenn wir den Begriff nehmen, von Engelskräften geleitet, ein Kind ganz besonders, aber auch der Erwachsene lebt noch geringfügig im Schoße der Engel. Der Erwachsene ist ebenfalls von einem Engel geleitet. Der Engel geht aber normalerweise hinter ihm und es ist eine ziemlich große Gestalt, und er geht als große Gestalt dann vor ihn, wenn das Ereignis der Initiation eintritt. Dies ist eine realistische Schau. Und wenn der geschulte Beobachter nun einen Sinn dafür ausprägt, dies tiefer und tiefer wahrnehmen lernt, bemerkt er die Unterschiede von einem Initiierten und einem Nichtinitiierten. Diese Schau ist tatsächlich realistisch und das können eigentlich mittlerweile viele Menschen nachempfinden und kommen gemeinsam, wenn sie die Dinge beobachten, auf das gleiche Ergebnis. Aber sie müssen es genau mit einer wirklich klaren Konzentration beurteilen. Das ist also nicht bloß ein gefühlsmäßiges In-Trance-Sein, sondern es handelt sich wirklich um eine Sinnausprägung. Wir prägen einen Sinn für das Seelengeheimnis der Initiation aus.

Einen Sinn prägen wir notwendigerweise öfters aus im Leben, wir prägen einen Sinn für Sprache aus, wir prägen einen Sinn aus für das, was Persönlichkeit ist. Was ist eigentlich Persönlichkeit? Das ist ein Frage, die an unsere Sinnempfindung appelliert. Wir können das Wesen einer Persönlichkeit zwar an Äußerlichkeiten festmachen, aber wägen können wir eine Persönlichkeit nicht, und so muß man für eine Persönlichkeit auch einen Sinn ausprägen. Und so ist es auch mit diesen Dingen. In der geistigen Schulung wird der Sinn bei den Schülern ausgeprägt für solche Zusammenhänge, die nicht über die physischen Augen sichtbar sind. Es ist diese Sinnausprägung für das Sakrament und die Wahrheit des Sakramentes das Wesentliche, und von diesem Wesentlichen geht die ganze Betrachtung aus, die in dieser Broschüre niedergeschrieben ist.

Gehen wir jetzt mit den Beobachtungen über zu dieser sehr schwierigen Zeit, in der wir uns befinden. Ich denke nicht nur an die katholische Tradition, sondern ich habe keine Tradition getroffen, die nicht in Schwierigkeiten ist. Es bestehen die Schwierigkeiten mit der Individualisierung, dann mit dem Ruf der Seele nach Erfahrung und den beschränkten Möglichkeiten, die angeboten werden können. Und so soll diese Broschüre eine Möglichkeit darstellen für die Zukunft, um über die kommenden Jahre für diese Art der Individuation eine Aufmerksamkeit zu finden. Denn ich habe beobachtet, daß in den Messen die Schwierigkeit immer mehr entsteht, wenn der Priester nicht selbständig führt und nicht mit einer klaren Übersicht immer wieder neu eine Beziehung herstellt, einmal zu den Gläubigen, dann zu dem ganzen Ritual, wenn er sich da nicht selbständig und kraftvoll einsetzt, daß in das Sakrament ganz andere magische Kräfte hereinkommen. Es kommen ganz andere Kräfte zum Tragen, die mehr ins Depressive, mehr in die Schläfrigkeit oder Dunkelheit des Geistes hineinführen. Deshalb ist die Stellung des Priesters, denke ich, eine der schwierigsten Stellungen überhaupt, die es wohl gibt, weil dieses Ritual und jedes Sakrament natürlich heute entsprechend stärker aus der Individualität realisiert werden muß, und da ist das Denken, das Fühlen und der Wille, wie er entsprechend ausgerichtet und geschult ist, sehr entscheidend.

In der Broschüre sind Begriffe genannt, die wohl erst ein, zwei oder drei Jahre benötigen, bis sie einigermaßen als solche eine Anerkennung oder erst einmal eine rechte Einordnung finden können. Es sind Begriffe, die ich aber auch nicht besser umschreiben kann als mit Esoterik und Exoterik. Es wird in der Broschüre jene Wahrheit gesagt, die wohl auf allen Bereichen der Glaubensvermittlung und spirituellen Schule notwendig ist: Unterrichten beziehungsweise eine Glaubensvermittlung kann nur exoterisch stattfinden. Ein Lehrer oder Priester kann ein Sakrament oder eine Weihe nur exoterisch spenden. Dies ist gültig, wenn wir dies jetzt einmal nebeneinander vergleichen dürfen, für den Priester wie auch für den Yogalehrer. Sicherlich, es wird Unterschiedliches vermittelt. Der Yogalehrer vermittelt nur einmal gewisse erste Grundlagen zum Körperüben, zum Atem, zum Verständnis des Atems und zu dem, was vielleicht eine erste Orientierung zur Gedankenbildung und zur schöpferischen Aktivität ist. Mehr kann er eigentlich nicht vermitteln, es sei denn, er hat schon recht viele Erfahrungen, aber das ist kaum der Fall. Er unterrichtet eigentlich immer nur das, was er bei sich selbst wirklich kann. Und er kann letzten Endes, wenn er auf Spiritualität verweist, nur hinweisen, aber er kann nicht sagen: »Ich vermittle Spiritualität«. Spiritualität kann er nicht lehren. Und vergleichsweise liegt auf den Priester bezogen jene Schwierigkeit vor, daß er selbst mit seiner Persönlichkeit das Sakrament nicht spenden kann, denn das Sakrament ist in ihm selbst ja noch gar nicht Wirklichkeit geworden. Das Sakrament sollte aber durch die Institution und durch die Weihe seine Gültigkeit haben. Im evangelischen Glauben ist es ein bißchen anders – die Kirche selbst ist das Sakrament, und dazu wird von mir ganz deutlich in der Broschüre gesagt, daß die Institution nicht Sakrament sein kann, sondern daß sie nur hinweisen kann in der Erinnerung auf Christus und damit zum Sakrament. Aber sie selbst muß als Institution zurückweichen. Und auch der Priester kann eigentlich nur vermitteln bzw. auf einfachste Art hinweisen. Er kann, wenn er sein Denken auch noch so weit formt, letzten Endes nur vermitteln, indem er die Gläubigen sieht, das Geheimnis immer mehr erkennt, und dann in der nötigen Ausrichtung, Bescheidenheit oder mit der nötigen Verantwortung vermittelt.

Dies sind von den Begriffen her gesehen »Exoterik« und »Esoterik«. Die Begriffe sind in einem schwierigen, ungewöhnlichen und neuen Kontext gebraucht, und für mich sind hier auch schon zehn bis fünfzehn Jahre Prägung hinter diesen Dingen. Die Begrifflichkeit ist nicht einfach nur kurzerhand schnell entworfen, sondern sie ist aus der Erfahrung langsam entwickelt. Deshalb auch die Aussage, daß das Spenden der Sakramente mehr vermittelnd sein soll und der Priester nur hinweist. Es würde im herkömmlichen Sinne, wie das heute noch gehandhabt wird, das Sakrament der unmittelbaren Weihe gleichstehen, und das muß den Priester unweigerlich überfordern. Die derzeitige Situation erlaubt dieses Vermitteln nicht, denn der Priester hat wohl durch die Sukzession in der Kraft des Amtes selbst in seinem ganzen Leben noch nicht den Heiligen Geist und Christus als reale Erfahrung erlebt. Besitzt man einen tief geschulten und inneren Sinn, dann muß man tatsächlich diese Erfahrung realistisch sammeln. Aber es muß den Priester unweigerlich überfordern, wenn er stellvertretend im Amte zu Christus wirkt, denn dann müßte er ein Heiliger sein, er müßte ein Initiierter sein, er müßte eine vollkommene, reine und erhabene Persönlichkeit sein, die großartigste Fähigkeiten hat.

Schon etwa 400 n. Chr. mit Augustinus ist der Abbruch in die beginnende Kirchentradition gekommen. Dies wird am Beispiel der Donatisten deutlich. Diese sogenannte Ketzerbewegung hat sich nach anderen, intensiveren Geboten orientiert. Sie hat versucht das Sakrament durch Reinheit zu entwickeln, wo Augustinus gesagt hatte: »Das kann auch ein Nicht-Heiliger«. So ist eigentlich zunehmend das Sakrament aus der persönlichen Stellung entglitten. Zur Zeit von Paulus aber war es noch anders, da wußte man, wenn man auf das Zeichen achtete: Jener verkündet den Tod, denn bei diesem Menschen geht der Engel vorne. So wußte man: Das ist ein Christ. Das wußten die Menschen, die einen Sinn dafür hatten. Sie wußten von der Einweihung, und diese kam durch Paulus in persönlicher Gestalt in die Gemeinde. Damals konnte man sehr stark diese Dinge wahrnehmen, viel stärker natürlich als heute, denn heute ist das Bewußtsein stärker an den Leib gebunden und das Denken damit an den Willen viel mehr gefesselt...

Man sah früher das Weihegeschehen, wenn ein Heiliger auftrat. Die Kirche als Institution kann heute kaum mehr die Weihe spenden, da das Sakrament aus der inneren Sakralität entglitten ist und die Ritualisierung niemals das persönliche Zeichen der Heiligkeit ersetzen kann. Gläubige, die real die Gnade sehen, erschauen und identifizieren wollen, werden enttäuscht.

Eine Institution kann keine Weihe spenden. Eine Weihe kann nur von dem verwirklichten Glauben ausgehen. Wo aber lebt dieser? Die Institution, die man zur gesamten Organisation benötigt, muß sich in der Zukunft zu einer exoterischen Grundbasis entwickeln. Erst dann vermittelt sie, wie Karl Barth schon ausgeführt hat, die notwendigen Informationen zum Leben des Glaubens. Sie ist aber in der Zukunft erst erdenkbar, und sie wird dann nicht mehr zu Spaltungen, sondern zu einem Gemeinschaftsprinzip führen.

Anmerkung:
Alle diese Eindrücke und Erfahrungsschilderungen sind nicht aus der Exegese gewonnen, sondern aus einer fundierten Methode der reinen Geisteserkenntnis und Geistesschau. Sie erheben nicht den Anspruch, der Theologie gerecht zu werden, doch können sie entscheidende Möglichkeiten zum Lebendigmachen des Glaubens geben.

Die Heilungen bei Christus

Bad Häring, 20. Juli 1997

Wir haben für den heutigen Nachmittag das Thema vor unserer Seele über die Heilungen bei Christus. Dieses Thema wurde von der späteren christlichen Zeit und Auffassung kaum mehr verstanden. Das Christentum ist durch seine anspruchsvolle Art der Überlieferung ein weites Gebiet, das von vielen Warten interpretiert wird, aber von der eigentlichen christlichen, tiefen Seite, wie es das Evangelium verkündet und wie es der Initiationsbotschaft der damaligen Zeit entspricht, auf breiter Ebene kaum verstanden worden ist. Wir sprechen zwar sehr viel diese verschiedenen christlichen Botschaften aus, aber wir dürfen durchaus, wenn wir hier mit einem kritischeren, ehrlichen Blick vorangehen, aussagen, daß wir das, was wirklich innerstes Christentum ist, was innerstes Leben des Christentums ist, nicht verstehen. Das zeigt sich beispielsweise an einer ganz einfachen Tatsache, die wir alle beobachten können, wenn wir nur die Augen etwas weiter öffnen als gewöhnlich und nicht nur aus der oberflächlichen Begrifflichkeit die Religion sehen. Wenn wir uns eine Anschauung bilden über die Zeit, dann werden wir sicher einen untrüglichen Eindruck bekommen, daß wir geradewegs ein Gegenteil von dem leben, was im Sinne des Glaubens und der Realisierung des Glaubens liegt. Wir leben ein denkbar hohes, denkbar größtes materialistisches Leben; wir leben in einer Angst eingebunden, die uns zu Sicherheiten bewegt und zu Schritten leitet, die wir wahrhaftig als eigenbezogen benennen dürfen. Wir suchen eine Sicherheit und benutzen die Materie zu dieser Sicherheit. Demgegenüber steht das Leben des Glaubens oder das Leben der Realisierung des unsterblichen, ewigen Geheimnisses. Diese beiden Dimensionen sind vielleicht auf einer äußeren Ebene vereinbar, aber es ist nicht ein Glaube an die sterbliche Sicherheit und gleichzeitig ein Glaube an das unsterbliche Leben möglich. Beide Dinge widersprechen sich. Wenn wir die Augen etwas öffnen und die Zeit dafür einigermaßen kritisch, einigermaßen sorgfältig und tiefgründig beurteilen, stellen wir fest, daß diese Botschaften, diese Verkündigungen, diese Versprechungen, die vielfach von Kirchen oder religiösen Einrichtungen gemacht werden, sich in keinster Weise in der Tat erfüllen. Das Christentum lebt auf einer geheimnisvollen Ebene, es lebt eigentlich gerade dort, wo das gewöhnliche menschliche Bewußtsein es am wenigsten sucht und wo wohl auch am wenigsten darüber gesprochen wird. Wir sprechen sehr häufig über religiöse Faszinationen, die scheinbar sehr deutlich sind und von denen wir eine Begrifflichkeit besitzen. Im tiefen Inneren aber finden wir wenig Substantialität vor. Dort, wo aber sehr wenig über Religion gesprochen wird, lebt noch paradoxerweise so manches stille Geheimnis, so manche stille, innere Seite des Wissens und es verkündet sich so manche religiöse Stimmung. Das ist eine Beobachtung in unserer Zeit.

Damit wir die Heilungen besser verstehen und damit wir überhaupt jene christliche Vision besser einordnen können, ist es einmal günstig, wenn wir uns eine Begrifflichkeit über die verschiedenen Ebenen aneignen, die wir in ganz einfacher Form vorfinden in der Gliederung von Körper, Seele und Geist. Diese ganz einfache dreigliedrige Aufteilung kann uns einmal einen Eindruck vermitteln, wie unterschiedlich ein Standpunkt bezogen werden kann. Wir können einen Standpunkt beziehen, weil wir rein von der Wahrnehmung der Körperlichkeit ausgehen und damit rein von der Sinnessphäre. Wir können aber auch einen Standpunkt beziehen, der von der seelischen Warte aus geleitet ist und das seelische Bezugsfeld als primäre Seite, als primären Aspekt berücksichtigt. Und schließlich können wir von einem noch feineren oder noch entfernteren Standpunkt, der mehr als eine reine objektive Ansicht gilt, von einem geistigen Standpunkt aus das ganze Feld des Geschehens betrachten, und wir werden damit wieder eine ganz andere Dimension und ganz andere Eindrücke erleben. Das können wir vielleicht an einem sehr einfachen Beispiel einmal vorweg, bevor wir zu dem eigentlichen Heilsgeschehen und zu der tieferen Betrachtung des Heilsgeschehens kommen, skizzieren. Wir reichen einander die Hand und wir stellen dabei fest, der andere hat eine sehr warme Hand. Wir bemerken die Wärme in der Hand. Jetzt könnten wir eine kleine wissenschaftliche Philosophie anstellen und mit dieser Philosophie einmal ausfindig machen, wie sich denn diese Wärme auf uns überträgt. Rein von der Beobachtung innerhalb der Sinnessphäre, wenn wir die Gesetze der Physik betrachten, werden wir von dem ganz einfachen Begriff der Wärmeübertragung sprechen. Die Wärme wird von der einen auf die andere Hand übertragen, und deshalb spüren wir Wärme. Diese Betrachtung ist normalerweise geläufig. Sie entspricht unserem normalen wissenschaftlichen Forschungsverständnis und sie entspricht der Sinnessphäre und den Eindrücken, die uns die Sinnessphäre vermittelt. Dadurch haben wir eine mehr in der Materie, im Körper gegründete Aussage. Sie schließt aber noch nicht das seelische Betrachtungsfeld ein, und die geistige Komponente wird noch nicht berücksichtigt.

Analysieren wir weiterhin die seelische Komponente und beginnen wir einmal vom Bewußtsein her primär dieses Geschehen zu hinterfragen, so werden wir auf ein etwas anderes Ergebnis kommen. Es mag vielleicht fast ein wenig theoretisch klingen, wenn dieser Standpunkt so beschrieben wird, aber es ist ein anderer Standpunkt, wenn wir das seelische Leben und das seelische Dasein primär als einen Mittelpunkt nehmen. Es ist ein Standpunkt, den wir etwa so bezeichnen können, daß wir außerhalb des Hauses stehen, außerhalb unseres eigenen Gebäudes, außerhalb unserer eigenen Körperlichkeit. Von dieser außenstehenden Warte betrachten wir das Geschehen und die Vorgänge, wie sie sich übertragen und entwickeln. Solange wir innerhalb eines Hauses sind, sehen wir die Inneneinrichtung, aber wir sehen noch nicht die Stimmung, die sich außerhalb des Hauses entfaltet. Wenn wir aber nun auf den seelischen Standpunkt kommen, so nehmen wir wirklich eine andere Standposition ein, die wir als außenstehende Position bewerten können. Wir stehen gleichsam außerhalb unseres eigenen Gebäudes und betrachten nun den Vorgang. Hier sieht der Vorgang tatsächlich ganz anders aus. Wir stellen uns die Frage: Warum spüren wir Wärme, wenn wir einander die Hand reichen? Wir spüren sie deshalb, vom seelischen Standpunkt ausgehend, weil wir uns von unserem Bewußtsein in dem Moment nach außen geben. Unser Bewußtsein ist sich des anderen oder des Außen bewußt. Damit spüren wir rückwirkend die Wärme im Körper. Diese Wärme in der Körperlichkeit nehmen wir bewußt wahr, aber sie wird erst zum Bewußtsein gebracht, wenn unser Bewußtsein nach außen den Körper verläßt. Das kann auch auf unbewußte Weise stattfinden, beispielsweise wenn wir uns an der Herdplatte verbrennen. Das gleiche Geschehen kann in diesem Moment eintreten, nur wird das Bewußtsein in dem Moment so intensiv nach außen gezogen, daß rückwirkend eine Reaktion entsteht, die bis zur Schädigung des Gewebes reicht. Das ist der seelische Standpunkt. Er hat eine andere Gesetzlichkeit als das Physikalische und sein physischer Betrachtungsaspekt.

Gehen wir nun weiter und betrachten das einfache Beispiel von einem rein geistigen, außerirdischen Standpunkt aus, so werden wir noch einmal zu einem neuen Hintergrund kommen, der sich vor allem im Sinne eines ganz anderen Erlebens zeigt. Wir spüren die Wärme, weil wir in dem Moment zur Wärme selbst werden, weil sich unser Ich oder unser Selbst in diesem Moment in der Wärme gründet. Unser Ich ist ein geheimnisvolles Wesen. Dieses geheimnisvolle Wesen arbeitet genau nach entgegengesetzten Gesetzen, als wir sie normalerweise von der sinnlichen oder physikalischen Beobachtungswarte aus entwickeln. Unser Selbst ist in ganz anderen Gesetzen gegründet, und so liegt in diesem Gesetz auch das Geheimnis des beständigen, augenblicklichen, von der Zeit gar nicht meßbaren Neubeginns. Normalerweise gehen wir vom Physischen aus, von einer Wärmeübertragung. Hier gehen wir aber nicht von Übertragung aus, sondern, wenn wir das Gesetz des Geistes betrachten, dann sehen wir einen beständigen Neubeginn und ein ständiges Ablösen von Altem. Dieses Gesetz arbeitet durch unsere Wesensnatur, ohne daß wir es bemerken. Wir geben einander die Hände, wir spüren eine Reaktion an der Haut, und schon ist ein neuer Aspekt in unserem Wesen in die Erfüllung gekommen. Ständig ist eine neuschöpfende Kraft in uns wirksam, die wir aber als solche neue Dimension nicht bemerken. Das ist der geistige Standpunkt.

Von diesen Betrachtungen aus können wir einmal mit dem Leben des Glaubens einen Vergleich anstellen. Wenn wir dies einmal vergleichen, so können wir tatsächlich den Glauben materialistisch verstehen, ihn ganz von der Materie geprägt auffassen, ganz nach den äußeren, sinnlichen Umständen beurteilen. Dann können wir weiterhin den Glauben nach den seelischen Aspekten lesen und leben lernen. Und schließlich können wir den Glauben, was im Sinne des eigentlichen höchsten Geheimnisses liegt, vom geistigen Standpunkt aus beurteilen und auch leben lernen. Es wird vielleicht jetzt gar nicht so schwer begreifbar sein, daß wir in erster Linie den körperlich-materiellen Aspekt vorfinden und dabei Begriffe verwenden, die eigentlich in diese Ebene kaum im richtigen lebendigen Sinne einzugliedern sind. Der Glaube im rein Materiellen ist durchaus das häufigste, das einfachste und damit das bekannteste Gebäude einer Religion. Dieser Glaube zeigt sich in durchaus sehr vielseitigen und vielschichtigen Äußerungen. Machen wir uns einmal eine kurze Vorstellung davon, wie sich dieser Glaube, der rein im Materialistischen gegründet ist, ausdrückt. Er drückt sich in einer Form des Habens aus, in einer Form des Besitztums, in einer Art des Umgangs, als wäre er eine Marktware, die zu kaufen und zu verkaufen ist. Der Glaube in diesem Sinne und die religiöse Hoffnung und die ganze religiöse Stimmung ist von einem Sicherheitsdenken gezeichnet, das sich äußerst machtvoll beweisen möchte, da es um die eigene Sicherheit besorgt ist. Hier finden wir Grundstimmungen vor, die tatsächlich dem anderen die Freiheit rauben und Urteile nach außen hin über den anderen abgeben, da die Eigenposition im Halten und Festhalten immer wieder bedroht erscheint.

Es ist tatsächlich so, daß der Außenstehende, der einen anderen Glauben besitzt – sei es vielleicht sogar ein ketzerischer Glaube – für das eigene Glaubensgebäude, das man sich geschaffen hat, zu einem durchaus bedrohlichen Faktor, zu einem Störfaktor wird. Hier liegt der Grund eines Urteilens und Verurteilens und Klassifizierens. Gleichzeitig ist auch dieses Sicherheitsdenken, das in einer Angst wurzelt, immer darum bemüht zu überzeugen und zu gewinnen. Dieses Gewinnen, das auch dem Marktprinzip entspricht, das dem Haben-Prinzip entspricht, ist so sehr charakteristisch für unsere ganze Kultur, daß es kaum übersehen werden kann. Der andere kann nicht so recht in Ruhe gelassen werden. Der andere wird in diese Marktorientierung hineingegliedert. Der andere soll auch den Glauben annehmen. Wenn wir im Christlichen schauen, dann finden wir in den verschiedensten, nicht nur kirchlichen Zweigen oftmals diese Forderung vor, die eine Unterwerfung unter Christus fordert. Diese Unterwerfung unter Christus ist aber in keinem Sinne eine Religion. Das christliche Leben oder die christliche Persönlichkeit wird zum Dogma erhoben und zur absoluten Notwendigkeit. Wer nun dieses christliche Dogma nicht annimmt, gilt als Häretiker. Der nach Sicherheit strebende Verstand versucht durch diese Angst den Menschen zu zwingen und versucht, ihm diesen Glauben vorzuschreiben. Das ist eine Domäne dieses rein materialistischen Geschehens, das wir auf der ersten, auf der körperlichen Ebene vorfinden und das das eigentliche Leben des Glaubens, der Seele und der Weiterentwicklung ausschließen muß.

Wir finden dann, wenn wir auf eine zweite Ebene gehen, auf die seelische Ebene, die sehr bewegt ist und die den eigentlichen Seinsaspekt verkörpert, eine sehr wundersame und schon weite, lebendige, freudige Dimension des Erlebens vor. Der seelische Aspekt des Glaubens ist ein ganz anderer. Er wird nicht die äußere Perfektion, das äußere Dogma, die äußere Wissenschaft und das äußere Lehrsystem betonen, sondern er wird, wie es der Seele auch entspricht, die Beziehungsebene von Mensch zu Mensch wichtiger bewerten. Diese Beziehungsebene von Mensch zu Mensch gebiert das Seelische, sie trägt in sich ein sehr feines Empfinden, ein sehr freudiges Wesen, eine Heiterkeit und eine Stärke. Es ist aber dieses Beziehungsgeheimnis durchaus nicht so ganz selbstverständlich. Und um sich in diesem Beziehungsverhältnis einigermaßen gründen zu lernen, bedarf es schon einiger klarer Schritte. Es bedarf einiger Schritte, die auch sehr ungewöhnlich für uns sind. Auf dem seelischen Feld des Glaubens finden wir die Werte in einer ganz anderen Einordnung vor, als es die übliche Moral und die zeitaktuellen Moralüberzeugungen gepredigt haben. Wir finden eine ganz andere, bewegte, lebendige, innere Ausstrahlung aus dem wirklichen aufrichtigen Charakterleben vor. Wenn wir hier einmal genau betrachten, was eine seelische Beziehungsebene ist, dann werden wir immer das Zeichen der Achtung und der Anerkennung im Zueinander vorfinden. Diese Achtung und Anerkennung besitzt eine edle, innere Vornehmheit, eine weitgedachte, innere Schau und eine innere Entzückung zu anderen. Wenn wir dazu vielleicht den ersten Aspekt des Glaubens nehmen, der rein den materialistischen Grundsätzen einer Marktorientierung gerecht wird, dann können wir sagen, hier lebt Rechthaberei, Stolz und verstecktes Festhalten am sterblichen Sinn. Es lebt ein Stolz, der in Sanskrit bezeichnet wird mit »abhimāna«. Hier auf diesem seelischen Feld aber herrscht ein erstes himmlisches, entzückendes Empfinden vor; wir berühren hier ein »devaloka«, eine Ebene des Himmlischen oder ein erstes »ānanda«, ein erstes seliges Sein. Der, der sich in dieser Ebene gründen kann, wird bei einer Begegnung mit einem großen Menschen oder beim Lesen eines Buches von einem großen Menschen entzückende Empfindungen, innere, tiefe Eindrücke gewinnen. Er wird bei sich selbst etwa die Worte sagen: »Jetzt habe ich etwas gesehen, das ist tatsächlich größer, als ich selbst bin. Dies, was ich gesehen habe im anderen, ist für mich eine Hoffnung, ein Neubeginn, und ich werde es lieben. Ich werde dieses Leben für mich achten und anerkennen.« Er wird bei der Begegnung mit einem großen geistigen Leben eine Verehrung spüren. Und mit dieser Verehrung zeigt sich auch ein Ablösen von alten Schuldgefühlen oder von alten Fixierungen an Ängste. Es werden tatsächlich die Ängste von den Schultern fallen, und es wird damit ein erster Aspekt der Heilung geschehen. Diese Heilung muß nun nicht gleich körperlich vollkommen eintreten, aber sie tritt auf einer seelischen Ebene ein. Wir können dieses Bewußtsein, das hier aufflammt, so bezeichnen, wie wir es auch in einfachen Beispielen in der Einleitung gesagt haben. Wir verlassen unseren Standpunkt und sehen plötzlich den anderen und wir werten den anderen wichtiger als uns selbst. Das ist ein seelisches Zeichen. Dieses seelische Zeichen führt zu einer Heilung oder zu einem ersten beginnenden Heilsamen in uns selbst.

Es kann hier vielleicht auch ein ganz einfaches Beispiel skizziert werden. Es mag sein, daß wir ein eifriges Streben in uns besitzen und auch bemüht sind um unsere Fortschritte. Es ist ja auch wichtig, daß wir in unserem Leben unbedingt mit Eifer und Ehrgeiz streben nach Vollkommenheit und Fortschritten. Wenn wir diesen Eifer vielleicht ein, zwei oder drei Jahre aktiv hineingelegt haben in gewisse Übungspraktiken und dann einem Menschen begegnen, der in unseren Augen vielleicht gar nicht perfekt erscheint, der aber ein heiliges Geheimnis in sich realisiert hat, dann werden wir plötzlich von einem Zweifeln übermannt, und gleichzeitig werden wir befreit und wir fragen uns: Was ist dieses Streben nach einer äußeren Perfektion denn wert? Das heilige Geheimnis ist jenseits davon. Es hat mit diesen Dingen nichts zu tun, die man äußerlich an großen Persönlichkeitsmerkmalen, am Können und äußeren Wissen festmachen könnte. Es hat mit dem nichts zu tun. Das so ehrgeizige und strebsame Gemüt wird eine Last von seinen Schultern fallen spüren. Und es wird damit eine ganz andere Achtung im persönlichen Beziehungsfeld geboren. Dies sind Eindrücke, die der Seele entsprechen. Dies sind Eindrücke, die auch der Individuation der Seele nahekommen und somit dem seelischen, religiösen Charakter entspringen.

Es ist vielleicht auch ein kleines Beispiel hier sinnvoll anzuführen, da es auch sehr typisch ist für den Yogaschüler oder für Personen, die sich recht eifrig auf diesem Weg befinden. Ein Streben nach Perfektion ist ja schon etwas Gutes. Nur kann die Perfektion in eine falsche Richtung gleiten und rein äußerliche Merkmale und vitale Eigenschaften und damit entsprechende, tatsächlich negative Ausstrahlungen mit Leistungsdruck und Leistungsaspekten annehmen. Diese negativen Zeichen zeigen sich so sehr, wenn das ehrgeizige Gemüt den Yoga überbetont und auf dem Gebiet des Yoga immer mehr in eine Lehre der Selbsterlösung hineingleitet. Die Selbsterlösung ist eine Gefahr, die im Yoga besteht. Diese Selbsterlösung zeigt sich in einem oftmals ausstrahlenden verhärteten Dasein und in einer sehr unflexiblen Charakterlichkeit. Sie zeigt sich in einem mehr abgespaltenen Streben, das keine wirkliche Gemeinschaft und Integration mehr findet. Es ist in diesem Sinne manchmal vorteilhaft, wenn ein Lehrer sich tatsächlich einmal so benimmt, daß seine Zuhörer sehen, daß er Mensch ist und daß er Zahnschmerzen hat, daß er an seiner Arthritis leidet und daß er vielleicht nicht singen kann, sich vielleicht nicht so gut auskennt auf einem Gebiet und sich in den Vorträgen gelegentlich verspricht. Manchmal macht es auch einen guten Eindruck, wenn ein Redner einen Vortrag beginnt und zuerst einmal zu stottern anfängt. Denn dann kann der Zuhörer zu sich selber sagen: Es scheint sich um dieses Zeichen doch nicht zu handeln, um das

Zeichen des vollkommenen Yogins, des vollkommenen siddhi, der perfekten Vollkommenheit und der Vollkommenheit in einer menschlichen Gestalt, die in der idealisierten Vorstellung erdacht wurde. Wie ist es denn im Leben? Wir schauen vielleicht auf einen großen Lehrer des Ostens. Und was sehen wir bei diesem Lehrer? Er kann gewaltige Dinge tun, wie Materialisationen vollbringen und in ganz besonderen Charismen für seine Schüler wirken. Diese Charismen übersieht das Auge, das an den Verstand und seine Analysen gebunden ist. Das eigentliche seelische Zeichen übersieht dieses an die Sinne gebundene Auge. Wir schauen einen Menschen an nach der äußeren Schönheit und übersehen die innere Schönheit. Wir schauen innerhalb der gewöhnlichen Sinnesberührung den Menschen an nach der äußeren Gesundheit und denken uns, wenn dieser von Gesundheit spricht, dann müßte er ja auch vollkommen in der Gesundheit sein – und dann hat er einen Schnupfen. Was ist für unser Vertrauen damit gegeben? Wir glauben nicht mehr an ihn, weil wir ein perfektioniertes Ideal in uns tragen über ein heiliges Dasein und über eine Vollkommenheit, die wir zu sehr auf den Körper und seine Gestalt fixieren. Wir sehen in dieser uns eigenen weltlichen und isolierten Sicht nicht mehr das eigentliche Beziehungsfeld der Seele und ihre fast unsichtbaren Äußerungen.

Kommen wir zu einem dritten Aspekt in der Lehre des Glaubens. Dieser dritte Aspekt entspricht einem sehr hohen Ideal, das nur phasenweise oder von sehr tiefsinnigen Menschen nachvollzogen werden kann. Dieses ganz tiefe Geschehen des Geistigen und der Realisierung des höchsten Mysteriums lebt im Ich und im Selbst. Wir haben gesagt, wenn wir einander berühren, dann überträgt sich physikalisch die Wärme nach den Gesetzen der Wissenschaft. Wir spüren die Wärme, weil wir uns selbst im Bewußtsein in dem Moment selbst verlassen und eine Rückwirkung auf das Nervensystem in seiner ungeschützten und freigelegten Offenheit möglich ist. Im geistigen Sinne ist es ein Neubeginn, der jede Minute, jeden Augenblick, ja, zeitlich gar nicht meßbar, in jeder Phase unseres Lebens eintritt. Dieses Ich oder dieses Selbst, das hier auf dieser dritten Ebene ausschlaggebend ist und für diesen Neubeginn auch steht, zeigt sich so: Wir begegnen einem Menschen, wir sehen einen Menschen, wir betrachten einen Menschen und wir gewinnen in der tiefsten Welt unserer Seele, im tiefsten Eindruck unseres innersten Wesens diese kaum vorstellbare intuitive Empfindung, daß das, was wir gesehen haben, unser eigenes Selbst ist. Es ist unser eigenes Selbst, nicht das, was wir als unser Selbst im Körper fixieren, sondern es ist das, was wir in dem tiefsten Augenblick einer Entzückung spüren im anderen. Das entspricht dem, was die Yogaphilosophie kennt und in dem Mantra »so'ham« ausdrückt, »ich bin Er«, die Einzigartigkeit der Transzendenz. Das ist dieses Mysterium, das das empfindende Herz durchaus in feinsten, inneren Stimmungen erleben kann. Das, was ich bin, bin ich nicht wirklich, denn ich bin das, was mir von der Außenwelt oder von dem heiligen Geheimnis entgegenkommt. In letzter Konsequenz heißt dies auf den christlichen Glauben bezogen: Ich bin Christus selbst. Das ist ein ketzerisches Wort, das heute kaum ausgesprochen werden darf. Aber in der letzten konsequenten Erfahrung entspricht dies der Wirklichkeit des Eindruckes auf einer rein geistigen Ebene, die nicht mehr der dualistischen Zuordnung entspricht, die frei geworden ist auch von den verschiedenen Beziehungsfeldern und einmündet in ein reines, freies Geistesleben, in dem die Zuordnung und die Beziehungsebene in der Transzendenz eine einzigartige Einheit bilden.

So haben wir drei Ebenen vor uns, welche sich in einer kurzen Wiederholung mehr in einer sinnlichen, materiellen Fixiertheit äußern können, in einer zweiten bewegten Ebene, die einem lebendigen Austausch entspricht, wo wir uns selbst verlassen und den anderen als Gegenüber wahrnehmen und dabei uns selbst vergessen lernen, die Ebene, die dem himmlischen, seelischen Sein entspricht, einem ersten beginnenden »ānanda«, und die Ebene, in der wir unser Ich tatsächlich im anderen sehen. Wir geben uns dabei nicht vollkommen selbst auf, wir sehen nur, daß wir diese Identität, die wir geglaubt haben zu sein, gar nicht sind. Dieses Ich ist in Wirklichkeit das heiligste Geheimnis, das sich in den größten geistigen Führern und den höchsten geistigen Persönlichkeiten ausdrückt. Das ist unser Ich, das in Wirklichkeit ein Ich ist und ein Selbst, das hineingegossen ist in die verschiedenen geistigen Lehrer und großen Menschen.

Von dem Betrachtungsfeld ausgehend, das der Seele entspricht, müssen wir hier, um die Heilungen zu verstehen, in der Mitte ansetzen. Wir müssen uns einmal dieses Beziehungsfeld vergegenwärtigen, das besteht in unserem psychischen Dasein, welches wir einerseits zueinander einnehmen, und welches wir andererseits zu dem, was wir Gott nennen, einnehmen. Dieses Beziehungsfeld sollten wir immer klarer und in die Tiefe hinein prüfen und in seiner Höhe erkennen lernen. Wir sollten es von außen und von innen ergründen lernen, denn in diesem Beziehungsfeld erkennen wir schließlich die eigentliche Bewußtseinsebene, die uns immer mehr öffnet für das transzendente Geistige und die uns immer mehr vorbereitet für die innerste Stimmung des Selbstwerdens, des Selbstwirkens, das geheimnisvoll wie in einem Bild uns von außen nach innen zuströmt. Wenn wir dieses Beziehungsfeld beobachten, so gewinnen wir mit der Zeit ganz andere Eindrücke, die sehr wertvoll für das gesamte Heilwerden sind. Es ist ja so, um vielleicht wieder ein ketzerisches Wort hier auszusprechen, daß in unserer Kultur heute nach wie vor noch ein Glaube in der ganzen Wissenschaft und in der heilshygienischen Bemühung gepflegt wird, der immer noch auf das Wundermittel hofft und auch auf den mehr materiellen Aspekt einer Arznei oder einer Operation das Gewicht legt. Wir finden immer wieder neue Dinge und bringen Prospekte über Prospekte nach außen mit noch besseren Heilmitteln und noch besser konzipierten Zusammenstellungen und werden dabei aber immer kränker. Wir vergessen jenes seelische Beziehungsfeld und sehen dabei nicht mehr, daß wir eigentlich gar nicht gesund werden können, wenn wir ein Heilmittel nehmen, das nur noch unter materialistischen Aspekten, vornehmlich dem Geldverdienen, geschaffen worden ist. Denn es ist nicht für den Menschen geschaffen, es ist für die Wirtschaft geschaffen und wir nehmen auch diese Kraft zu uns. Wir nehmen gerade das auf in unsere Seele, was dem übergeordneten Dasein entspricht. So wollen wir den Körper heilen und machen die Seele krank. Das ist etwas, das uns in unserer Kultur unübersehbar begegnet. Wir können den vielen Arzneimitteln vielleicht gar nicht ganz ausweichen, aber wir können eines tun, und das ist auch der Sinn solcher Ausführungen, wir können unsere Schöpferkraft und unsere innere Dynamik des Schauens, unsere innere Bewußtheit leben lernen und aufmerksam werden auf diese verschiedenen Beziehungsfelder, die uns von innen heraus und von außen herein umgeben. Auf dem interessanten Feld der Seele ist es ein ständiger Austausch von einer personalen Höhe und personalen Tiefe, der uns vielleicht krankmachend oder gesundmachend begleiten kann. Dieser personale Austausch hat eine Gesetzlichkeit und unterliegt deshalb nicht dem Zufall.

Wenn wir nun das Evangelium lesen, dann finden wir dort ganz wundersame Beschreibungen vor, die uns geradezu hinstoßen auf dieses seelische Beziehungsfeld. Das Evangelium will uns ja mit den verschiedenen Heilungen mitteilen, daß eine Beziehung bestehen muß, um die Heilkraft zum Eingreifen zu bringen, um einen Neubeginn herbeileiten zu können. Das Evangelium will uns geradewegs etwas erzählen, das ganz und gar den eigentlichen inneren Seinsbewegungen Not tut. Es ist im Evangelium immer wieder die Schilderung von Heilungen, die durch Jesus Christus ausgeführt werden und die oftmals auf scheinbar sehr paradoxe Weise oder scheinbar sehr schwierige Weise zustande gekommen sind. Vielfach müssen Widerstände überwunden werden für die Heilung, damit der Heilsuchende zum Heiler, zu Jesus Christus hinkommt. Wir erinnern uns vielleicht an die Geschichte, in der ein Gelähmter vom Dach heruntergelassen wird, damit er überhaupt in die Nähe von Jesus Christus kommt. (Vgl. Mk 2,1-5) Vielfach müssen Schwierigkeiten in Kauf genommen werden, Hindernisse von Heilsuchenden überwunden werden, damit die Begegnung stattfinden kann. Das Evangelium spricht präzise von einer Stärkung des Glaubens, wenn der Kranke die Hindernisse bewußt überwinden lernt. Es wird aber auch ganz besonders im Evangelium herausgestellt, daß diese Beziehung bestehen muß zwischen Jesus Christus und dem, der um Heilung bittet. Das mag jetzt vielleicht gar nicht so deutlich sein, weil ja auch viele geheilt worden sind, die mit ihm gar nicht in physischen Kontakt gekommen sind. Das mag uns durchaus als Argument hierzu einfallen. Betrachten wir aber die Schilderungen des Evangeliums vom ganzen Umfang, dann werden wir feststellen, daß doch oft eine Person als Vermittler oder als Bezugsperson besteht. Es kommt beispielsweise eine Mutter, eine Phönizierin, zu Jesus Christus und bittet für ihre Tochter, denn diese ist von einem Dämon besessen. Und Jesus antwortet nicht. Sie bittet wiederholt, und dann spricht Jesus die eigenartigen Worte, die wir heute eigentlich kaum mehr verstehen können: »Laß zuerst die Kinder satt werden, denn es ist nicht schön, das Brot der Kinder zu nehmen und den Hunden hinzuwerfen.« (Mk 7,24-30) Mir ist nun die Aussage der historisch-kritischen Exegese zu dieser Stelle nicht bekannt. Der innere Sinngehalt, der uns hier aber mitgeteilt wird, ist sehr geheimnisvoll. Die Phönizierin ist eher eine Frau, die sich gerne in den Vordergrund stellt. Sie bittet aber, nachdem dies zu ihr gesagt wurde, noch einmal und sagt: »Ja, Herr; auch die Hunde essen unter dem Tisch von den Krumen der Kinder.« (Mk 7,28) Sie spricht Worte, die plötzlich die ganze Stimmung wenden, und Jesus antwortet ihr: »Um dieses Wortes willen geh hin! Der Dämon ist aus deiner Tochter ausgefahren.« (Mk 7,29) Die Frau ist die Bezugsperson, und durch das Opfer der Frau entsteht die Heilung bei einer anderen Person. Es hat aber diese Bezugsebene in Hingabe an Jesus Christus eintreten müssen. Dieses Opfer ist sehr wichtig und es bedarf einer genauen Erwähnung. Die Frau ging zu Jesus Christus, wiederholt mußte sie um die Heilung bitten und erst nach einigen Anläufen konnte sie zu dem eigentlichen Ergebnis kommen beziehungsweise wurde die Heilung gebilligt. Jesus sprach zu ihr: »Um dieses Wortes willen geh hin! Der Dämon ist aus deiner Tochter ausgefahren.« Es ist etwa so, als wenn die Frau mit den eigenartigen Worten von den Hunden, die unter dem Tisch die Krümel des Herrn essen, gesagt hätte: Auch ich bin vollkommen abhängig und kann nichts tun bei mir selbst. Und sie richtete doch die Bitte an ihn und sie wurde gewährt. Hier ist es gut zu wissen, daß die Phönizierin in einer aufrichtigen Anerkennung zur Jüngerschaft Jesu kam.

Wir können diese Geschichte, wenn wir sie wirklich lesen und inniglich aufnehmen lernen, etwa so verstehen. Wir können uns eine Vorstellung darüber verschaffen, wie dieses Heilsgeschehen eintritt. Nehmen wir dazu ein Beispiel. Wir sind ja im Leben immer in einer Geschäftigkeit eingebunden. Wir sind von einer Vitalität geleitet, die uns beständig zu besseren und eifrigsten Taten bewegt. Wir sind sicher nicht in uns mit böser Absicht unterwegs und wollen nach bestem Gewissen das Beste bewirken. Das ist doch wohl so ziemlich die Bemühung eines jeden Menschen, sei er vollkommener oder sei er auf ganz dunklen Wegen noch begriffen. Aber es will das menschliche Gemüt eigentlich doch auf irgendeine Weise eine Besonderheit im Fortschritt erleben. So können wir uns eine Vorstellung aneignen, wie wir in diesem Leben stehen, wenn wir uns einmal eine Arbeitsstelle vorstellen. Wir sind an einer Arbeitsstelle, die untragbar ist und an der wir Unnützes machen müssen. Wir müssen dort aber bleiben, weil wir Geld verdienen müssen, und deswegen nehmen wir eine unangenehme oder unsolide Arbeit entgegen. Stellen wir uns dies einmal vor als Beispiel für eine andere Situation, die im Inneren unseres Menschseins existiert. Wir würden bald krank werden, aber wir dürfen nicht kündigen, weil wir bisher keine bessere Position gefunden haben. Was wäre aber, wenn der Arbeitgeber eines Tages zu uns sagt: »Ab heute brauche ich Sie nicht mehr, Sie sind entlassen!« Es wäre eine Erleichterung für unsere Seele, da wir selbst bei uns eine Entscheidung nicht herbeiführen konnten. Aus Angst konnten wir uns aus eigener Kraft nicht aus dieser Situation befreien. Stellen wir uns dieses Beispiel bildhaft vor, dann können wir uns auch die Vorstellung schaffen, wie es im Sinne der Krankheit aussieht. Wir können uns aus der Krankheit noch nicht befreien, weil wir noch nichts Neues haben. Wir haben noch nicht den versöhnenden Eindruck in der Seele mit jener zukunftsvollen Hoffnung eines wirklich weiten Bewußtseins errungen und deshalb benötigen wir die Krankheit, so schrecklich sie auch sein mag. Wir sind in uns noch nicht an dem rhythmischen Endpunkt, an dem ungesehenen Punkt der Freiheit und der Sehnsucht des Neubeginns angelangt. So halten wir insgeheim die Krankheit fest. Von diesem Neubeginn will uns das Evangelium auch erzählen. Der unabhängige Neuanfang ist jener ersehnte Standpunkt, den wir normalerweise im Leben sehr schwer gewinnen. Im Leben arbeiten wir immer nach einem Drange, nach einer vitalen Einsatzfreude, nach einer Unabhängigkeit, und bemerken nicht, wie abhängig wir tagtäglich von größeren Kräften sind. Wir sind abhängig von der Nahrung, wir sind abhängig von der Luft, die wir einatmen, wir sind abhängig von unseren Freunden, von unseren Verwandten und letztlich sogar von unseren Feinden. Wir sind abhängig von unserem Gegenüber, von unseren Mitmenschen; ob wir groß oder klein im Leben stehen, wir sind voneinander abhängig. Aber diese Abhängigkeit wollen wir pausenlos durch Unabhängigkeit übertönen und schaffen dadurch eine Illusion, eine Täuschung, die im Leben nicht tragfähig ist. So sind wir in einem Eifer begriffen und halten alle unsere Versuchungen und alle unsere Krankheiten fest und können uns dadurch zunächst noch nicht für das eigentliche, größere und höhere Geheimnis öffnen. Die Heilung tritt noch nicht ein. Das will uns aber gerade das Evangelium schildern, daß diese Heilung dann eintritt, wenn die Beziehung auf seelischer Ebene aufgebaut wird und das Licht des Bewußtseins im Lichte selbst erhellt, und wir unsere Identität in diesem Neubeginn des Lichtes erschauen. Wir sehen in der Weite dieses Lichtes wie losgelöst von uns selbst den anderen und bemerken die Lächerlichkeit des egoistischen, geschäftigen Strebens. Wir sehen eine größere Personalität und in der Tiefe oder in der Höhe eine größere Dimension und zerbrechen im eigenen Ich. Das ist die Situation, der die Phönizierin gegenüberstand und in der sie ihre Eigenwilligkeit und stolze Identität durch einen Neubeginn aufgeben konnte.

Wir können hier in einem öffentlichen Vortrag nur mit gewissen Vorstellungen und Bildern arbeiten, die mit der Zeit für uns lebendiger, uns näher und vertrauter werden. Aber stellen wir uns einmal vor, wie solche Heilungen eingetreten sind in der persönlichen Begegnung mit Jesus Christus. Hier war eine Gestalt auf der Erde, die das israelitische Volk damals noch viel mehr wahrnahm, als wir sie heute wahrnehmen würden. Die Menschen in seiner Nähe sahen wahrhaftig die Vollmacht dieses Lebens, diese unglaublich intensive Kraft des Wortes und der Tat. Sie sahen, daß hier ein Mensch auf der Erde war, der sowohl zur irdischen Welt gehörte durch seine Körperlichkeit, und gleichzeitig bemerkten sie, daß er nicht wirklich auf der Erde war, daß der Himmel oder ein Geist, eine Seele, eine ewige Stimme durch diese Körperlichkeit hindurchklang. Sie sahen wahrhaftig ein inkarniertes Leben, das doch in allen Phasen ungreifbar war. Das war etwa die Stimmung, die damals auch empfunden wurde. Die Menschen, die ihm nachfolgten, sahen in ihm einen Herrn, den sie auch Herr nennen konnten, weil sie spürten, das ist ein Name, das ist ein existentieller Geist, der hier ist und doch nicht zu dieser Welt gehört. Und da sie dies sahen, konnte ihr eigenes Ich zerbrechen. Die Heilsuchenden konnten die Last der Krankheit von den Schultern legen, weil sie nun wußten, daß hierin eine andere Dimension liegt. Sie wußten bei sich selbst: »Ich habe diese Dimension gesehen, und weil ich sie gesehen habe, weil ich an diese Dimension glaube und weil ich sie liebe und in der ganzen Erfüllung erfahren habe, ist all dies verzweifelte Mühen um meiner selbst willen nichtig geworden.« Es ging ein neuer Aspekt, ein Neubeginn im Leben auf. Ein neuer Same konnte gedeihen.

Aber wie gedieh dieser Same? Er gedieh weder durch Technik, noch gedieh er durch eine besondere äußere Heilsstrategie. Diese Heilungen geschahen durch die persönliche Begegnung, die zweierlei Richtungen einnahmen. Es ist eine tiefe Wahrheit, daß immer zweierlei personale Beziehungsrichtungen vertreten sind. Der Heilsuchende ringt und hofft trotz vieler ernster und kaum überwindbarer Hindernisse um die Nähe zu Jesus Christus, der von Gott kommenden Heilsquelle. Er schreitet in die Mitte einer Menschenmenge und möchte nur die Quaste des Kleides berühren. Und er erfährt Heilung. Das ist der eine Aspekt einer personalen Bezugsrichtung. Der andere ist jener personale Aspekt von Jesus Christus selbst, der sich zu dem Bittenden herabneigen muß und sein Mitgefühl und sein Bewußtsein ausschüttet. Es ist möglich, daß für die Heilung durchaus auch nur ein Aspekt ausschlaggebend ist, so daß beispielsweise Jesus Christus gar nicht wußte, daß in seiner Nähe eine Heilung stattfand. Ein konkretes Bild für diese Situation ist, wie im Evangelium die Hinwendung der blutflüssigen Frau beschrieben ist, die sich durch die Menge hindurchdrängte, bis sie sein Kleid berührte und geheilt war, ohne daß Jesus konkret von sich aus eine Beziehung geknüpft hätte. (vgl. Lk 8,43-48) Diese Form der Hingabe ist möglich und wirkt heilsam, aber der Willensimpuls des Hinschreitens muß groß sein. Oder Jesus Christus wendete sich aus Mitgefühl hin, und es entstand eine Liebe, die die Krankheit heilte. Es war jedenfalls zu dieser Zeit so – und es ist in gewisser Weise immer in schwächerer Form auch bei christlichen Heilungen der Fall – daß sich in der Nähe eines verwirklichten Lebens, eines im Geiste geborenen Lebens, in dem der sogenannte Heilige Geist wirksam ist, oder das außerirdische Selbst wirksam ist, der Dämon sehr schwer aufhalten kann. Der Dämon ist wie eine Dunkelheit, ein dunkles, tierisches Wesen, das eine Art unterirdisches Dasein führt. Wie die Nacht durch das Licht erhellt wird, so wird auch das menschliche Antlitz durch die personale Gegenwart eines reinen und geistgetragenen Menschen erhellt. Wenn ein reineres Zeichen in der Menschheit entsteht, ist es schwer für ein unreineres Zeichen oder für eine Krankheit, für einen Dämon, für ein herabziehendes, unerlöstes Wesen, zu existieren. Deshalb ist die personale und im Geist gegenwärtige Beziehungsebene ausschlaggebend für die Heilung. Je tiefer die Hinwendung und die verehrende und erhobene Gedankenvision im Volke war, desto weiter war auch die Heilsprophetie, die ganze Heilsmission.

Es liegt auch heute, wenn wir genau beobachten, das Heilsgeschehen nicht in den Händen der reinen Physik und der reinen Chemie oder des reinen Mittels, das wir zur Anwendung bringen, sondern das eigentliche Heilsgeschehen liegt doch immer im wesentlichen in den Begegnungen und in den Möglichkeiten begründet, die aus den Begegnungen wieder zu Wachstum und Neuanfang bestehen. Wir bewerten heute oftmals zu sehr die Methodik und glauben manchmal irrtümlich, daß auch Jesus Christus eine Methode angewandt hat. Er hatte aber, selbst wenn er manchmal mit gewissen Berührungen arbeitete, die in den Evangelien erzählt werden, nicht mit einer bestimmten Methode gearbeitet, sondern das Wesentliche war die Beziehung, die von Mensch zu Mensch oder von Seele zu Seele entstanden war. Heute ist dieses Feld der seelischen Begegnung etwas sehr Schwieriges und Ungreifbares geworden, und es scheint uns auch der ganze Weg zu fehlen, den wir zur Entwicklung der Seele gehen können. Es scheinen uns heute tatsächlich die Möglichkeiten zu fehlen, diese Seele wieder in die Mitte zu bringen. Es ist, möchte ich sagen, durchaus ein sehr langwieriger Weg, und er erfordert heute nicht nur ein Loslassen auf dem äußeren Plan, sondern eine schöpferische Aktivität, eine schöpferische Beziehung, die wir aufbauen müssen aus unseren Empfindungen und Gedanken. Wir müssen in uns aktiver werden auf eine etwas andere Art, als es die normale geschäftige Art unseres Daseins vorschlägt. Wir müssen unseren Empfindungen, unseren Gefühlen, unseren Wahrnehmungen und unseren Gedanken eine zur praktischen Realisation des Gottesgeheimnisses erbauende Richtung geben.

Wir wissen, daß gerade in den Evangelien zwei große Beispiele nebeneinander stehen. Das sind das Beispiel der Armen und manchmal der sündhaften Zöllner, und das Beispiel der Pharisäer. In der Schrift liegt ein Gewicht auf einer Aussage, die sehr bemerkenswert ist: Die Sünder und Zöllner werden eher in den Himmel kommen als die Wissenden, die Reichen und die Pharisäer. (Vgl. Mk 10,24 und Lk 11,37-54) Mit diesen scheinbar absolutistischen Worten ist eine sehr tiefe biblische Wahrheit ausgesprochen. Diese Worte sind vielleicht nicht pauschal als Wahrheit zu nehmen, aber sie tragen einen sehr charakteristischen Wahrheitskeim in sich. Die Pharisäer sind ja aus dem Evangelium nicht gerade sehr positiv bekannt geworden, und auch heute ist es so, daß die intellektuellen Besserwisser im allgemeinen nicht gerade das beste Ansehen genießen. Wir wissen heute eigentlich, daß die reine Intellektualität nicht die Wahrheit und der Sinn der Religion sein kann. Auch emotionaler Idealismus kann nicht das Merkmal einer wahren Religion sein. Das wissen die Herzen und fühlen die Gemüter. Die Herzen fühlen die starren, leeren und hoffnungslosen Stimmungen, die heute nach außen kommen und propagiert werden. Die typische Pharisäerstimmung war damals auch etwas sehr Charakteristisches, das durch das Weltbild des Judentums recht verführerisch aufkommen mußte. Das Weltbild des Judentums hat einmal mit gutem Recht, aber andererseits auch aus einem gewissen schwierigen Verständnis heraus die Lehre sehr stark differenziert zwischen dem transzendenten Gott und dem, was verschiedene andere Wesenheiten und die Welt sind. Die offizielle Religion hat im jüdischen Weltbild sehr stark diesen Hintergrund aufgebaut zwischen dem, was der unmanifestierte Gott Jahwe ist, und dem, was Menschheit und sterblicher Sinn ist. Dieses Weltbild hat die Christenheit bis heute übernommen, und darauf baut letztlich auch ganz wesentlich unsere Kirchenstruktur auf. Wir haben eher eine für Trennung prädestinierende Sicht, die allzuleicht die Gottheit in einem erdachten Himmel annimmt und den Menschen ganz in die irdische Sphäre rückt. Dadurch ist das Christentum, wie bei jedem Weltbild, für eine bestimmte Art der Versuchung prädestiniert. Das Fühlen dieses Weltbildes ist aber auch in unsere Herzen sehr stark eingekehrt. Es lebt bis zum heutigen Tage als eine sehr weit verbreitete illusionäre Vorstellung. Wir denken nach trennenden Gesichtspunkten, nach isolierten Schemata. Wie trennend wir denken, sehen wir bereits daran, wenn wir an Selbsterlösung und an Erlösung durch Gnade denken. In Wirklichkeit gibt es zwar die Versuchung der Selbsterlösung, aber letztlich gibt es nur ein Selbst. Und es gibt nur Gnade und es gibt nur wirkliche Bemühung und Aktivität. Es gibt nicht zwei Arten von Aktivität. Eine Aktivität Gottes, die getrennt ist von einer Aktivität unseres Menschseins gibt es in Wirklichkeit nicht. So gibt es nur eine Aktivität, die in einer gesamten, vielfältigen Multiplikation durch unser Leben ausstrahlt, aber auf nur eine Schöpferkraft zurückzuführen ist. Es ist nur eine Selbstkraft, und so ist es nur eine Gnadenwahl, die existiert. Aber eingebunden in eine Illusion denken wir nach den verschiedenen Kriterien, nach einem himmlischen und nach einem irdischen Aspekt, wir denken nach einem trennenden Aspekt. Dieses trennende Denken ist uns einverleibt; und auch wenn es vielleicht bis zu einem gewissen Grad notwendig ist, ist aber in diesem Denken eine sehr große Versuchung enthalten.

Wie trennend wir denken, das fühlen wir, wenn wir uns erstmals intensiv mit Religion in Beziehung bringen. Wir denken – und das ist eigentlich das typische Denken des Pharisäers – daß wir durch irgendeine Methode, durch irgendeine Sache, zu irgendeiner Zeit und mit irgendeiner erhaltenen Berechtigung in ein besseres, schöneres, höheres, reichhaltigeres Leben eintreten können. Wir fühlen eine Hoffnung, die Erwartung ist. Dieses Fühlen ist aber, wenn wir es mit dem Begriff einmal benennen, kein Fühlen, denn es ist eigentlich nur eine Erwartung und ein Wollen. Wenn wir unsere Empfindungen einmal betrachten, dann werden wir bei einer genauen Analyse tatsächlich etwas Groteskes und Erschreckendes feststellen. Wir werden feststellen – und selbst der Emotionale, der temperamentvolle Emotionale wird dies bei sich feststellen – daß wir gar nicht fühlen. Wir werden feststellen, daß wir, wenn wir fühlen, eigentlich wollen und erwarten. Wir wünschen mehr, wenn wir fühlen. Wir überschütten unsere Welt mit Emotionen, aber wir fühlen nicht mehr. Das kann der aufmerksame Betrachter bei genauer Beobachtung tatsächlich feststellen. Aber er muß seine eigenen wie auch fremde Regungen beobachten lernen und sich in diese hineinfühlen. Und ich muß auch darauf hinweisen, daß wir diese Worte nun nicht so einfach in den natürlichen Begriffsgebrauch hineinlegen dürfen, sondern wir müssen die Worte erwägen, wir müssen sie in eine Vorstellung heben, damit ihr geheimer, übersinnlicher Sinn erwacht. Wir fühlen nicht, sondern wir erwarten. Und in diesem Erwarten liegt eigentlich immer ein schmerzliches Erleben, eine schmerzliche Stimmung, ein schmerzliches Berührtsein. Wir wollen etwas erreichen zu irgendeiner Stunde durch irgendeine Sache, durch irgendeine Berechtigung, in irgendeiner erdachten Hoffnung. Dieses treibende, vitale Lebensgefühl entspricht nicht der Realität. Es ist eine Täuschung, die uns hier im Gemüte begleitet. Und es ist ein typisches Fühlen, das immer mehr in die Richtung einer egozentrischen, intellektuellen oder emotionalen Haltung gleitet. Dieses Fühlen zeichnet auch unsere Körperlichkeit, es umkleidet sie mit einem Schutz. Wir fühlen dann nicht mehr lebendig, wenn wir einen Gedanken denken. Und wenn wir an den anderen denken, fühlen wir den anderen nicht, und wir fühlen nicht mehr das Beziehungsfeld, in das wir eingetreten sind. Dadurch sind wir in gewisser Weise eng und verschattet in unserer Leiblichkeit. Unser Körper ist aus dem Beziehungsfeld tatsächlich herausgelöst. Dieses Fühlen mag in unterschiedlichen Dimensionen zum Ausdruck kommen. Es mag sich in mehr vitalen Formen äußern, oder es kann in verschiedenen Stimmungen und Erwartungshaltungen seinen Ausdruck finden.

Etwas sehr Typisches ist dieses innere Wesen, das in der Trennung die Erwartung stellt, und das Streben nach Perfektion oder das Streben in spiritueller Hinsicht nach dem Geheimnis, das innerhalb der Perfektion erfüllt wird. Wenn wir jetzt Religion als einen Perfektionismus verstehen, so ist diese Auffassung ohne dieses wirkliche Fühlen entstanden, denn Religion hat mit Perfektionismus eigentlich nichts zu tun. Die Bemühung um Vollkommenheit ist in diesem Sinne des Begriffes ein Gegenteil des Perfektionismus. Religion ist immer mit einem ganz anderen Erleben, mit einem ganz anderen Erfahren in Verbindung. Es ist die Religion immer mit dem persönlichen Element der Begegnung, mit der Liebe zur Schöpfung, mit der lebendig gemachten inneren Gemeinschaft und mit dem Fühlen zu den verschiedenen feineren Bereichen einer inneren Sinnessphäre verbunden.

Wenn wir einmal diesem mehr vitalen, materialistischen Fühlen, das im westlichen Kulturkreis die Häufigkeit darstellt, ein typisches christliches Fühlen gegenüberstellen, so können wir das Fühlen eines östlichen Weisen betrachten, beispielsweise von Sivananda. Das Christentum befindet sich schon seit Jahrzehnten viel mehr im Osten als im Westen. Wie fühlte Sivananda? Sivananda fühlte nicht in einem beständigen Müssen nach Aufstieg, sondern er fühlte tatsächlich in einem Beziehungsfeld. Das Fühlen innerhalb eines Beziehungsfeldes macht den Körper ganz anders und schafft eine ganz andere lebendige Stimmung. Das, was der Inder als »śaucá«, als Reinheit versteht, das versteht er als körperliche Reinheit und psychische Reinheit. Und er meint damit auch eine gewisse seelische Reinheit, die er sehr nahe fühlte. Er versteht aber diese körperliche Reinheit nicht unbedingt nur in einem Saubersein von Schmutz, sondern auch in einem Wahrnehmen gegenüber den Gefühlen. Dieses beruhigende und fein entzückende Sich-rein-Fühlen ist heute ein seltenes Empfinden geworden. Hier mag vielleicht eine kleine, etwas zwanghafte Erinnerung entstehen, wenn sich Menschen immer gedrängt fühlen zu Duschen, weil sie spüren, daß sie einen psychischen Schmutz aufgenommen haben und diesen wegwaschen wollen. Dieses Fühlen des Sauberseins, das Fühlen des Reinseins bezieht sich auf eine innere ästhetische und ruhige Seelenstimmung. Sie ist eine sehr charakteristische und tiefe Seelenstimmung. »śaucā« ist das Fühlen von physischer und psychischer Reinheit. Wann fühlen wir uns unrein und wann hatte sich Sivananda unrein gefühlt? Der nicht erkannte christliche Heilige in Indien fühlte sich unrein, wenn er in irgendeiner Weise Gedanken pflegte, die den Mitmenschen negativ entgegenkamen. Er fühlte sich unrein, wenn ihn in irgendeiner Weise ein Wesen besetzte, das ihn zu Trägheit, zu eigenartigen Stimmungen, Urteilen, Leidenschaften, Genußschwelgereien, temperamentgeladenen Emotionalworten, Ausschweifungen und Zufallseingebungen verführte. Er fühlte sich unrein, weil er sich im Körper von einer Last begleitet ahnte, die er etwa so ausdrückte: »Hier ist ein unschönes Wesen an mir, gleich einem Staube an meinem Körper. Hier wird mein Körper zugedeckt.« So etwa fühlte Sivananda und wußte deshalb einerseits das reinigende Bad im Ganges zu schätzen und wußte auch, daß er sich in ein weiteres, reineres Beziehungsverhältnis bringen muß.

Diese und ähnliche Empfindungen bemerken wir, wenn wir einen Sinn ausprägen für die in Höhen aufsteigenden und in Tiefen hinabstürzenden personalen Beziehungen. Wir prägen diesen Sinn aus und schauen auf den anderen, wir nehmen den anderen wahr, ergründen den anderen, ergründen im anspruchsvollsten Sinn ein heiliges Leben. Wir ergründen verschiedene Dimensionen, die uns noch nicht so eigen sind, und wir bemerken bei uns selbst rückwirkend, daß sich unser Bewußtsein infolge der schöpferischen Aktivität nach außen verlagert. Wir bemerken erstmals eine seelisch reale Ebene. Wir bemerken bei uns, daß uns einmal Staub besetzt mit gewissen sinnlichen Gedanken, die wir an das Vergnügen hegen, und unterscheiden davon auf eigenständige Weise ein reines Fühlen, das mit der Aufmerksamkeit und Achtung zum Gegenüber ausgedrückt ist. Diese verschiedenen Gefühle über die Ebenen des Körpers und jene geistigen Substanzen, die ihm anlasten, erkennen wir durch die Entwicklung einer schöpferischen Beziehungsebene. Die Heilungen in den Evangelien sind aus dieser schöpferischen Ebene durch die tragende Kraft des Geistes entstanden, und sie konnten zu dieser Zeit eintreten, da es noch sehr viele Menschen gab, die das reine von einem unreinen Wesen unterscheiden konnten. Wir aber können diese Unterscheidung heute im allgemeinen nicht mehr aufbringen und leiden unter der zunehmenden seelischen Verarmung und Beziehungslosigkeit untereinander. Diese hier geschilderten Erzählungen aus der geistigen Erkenntnis sollen uns auf die Notwendigkeiten einer Auseinandersetzung mit den innersten Geheimnissen der Seele aufmerksam machen und erste Wege bahnen zu einer innersten Heilwerdung, die nicht durch eine Methode geleitet sind, sondern durch ein interessiertes geistvolles Wachwerden für die Mysterien.

Es ist eines der schönen, ganzheitlichen Werdeformen, daß die Körperlichkeit in den Bezugsfeldern der Seele integriert ist. Der Körper ist nicht nur Materie. Der Körper sollte schöner werden. Er sollte schöner, anmutiger, anziehender und lebendiger werden. Er wird lebendiger, je mehr wir uns in diesem Seelischen, in diesem Beziehungsfeld, das erwähnt wurde, durch lebendige Entwicklung und Empfindung gründen und auch jenes hohe Geheimnis kennenlernen, das im Mysterium des Selbst oder Ich und damit in Christus gegeben ist.

Diese unterschiedlichen Empfindungen sind etwas sehr Wesentliches. Deshalb wurden sie auch von mir zum Abschluß so deutlich herausgestellt. Wir können auf diese Empfindungen horchen und sie entwickeln, und wir werden auch mit der Zeit immer mehr unsere Erkenntnisse entfalten. Wir können dieses Heilsgeschehen, das mit Jesus Christus auf die Erde kam, verstehen und durch das Studium aufnehmen. Diese Auseinandersetzung ist nicht an eine ausschließende Methode gebunden und sie ist frei von einer konfessionellen Zugehörigkeit. Wir studieren die schöpferischen Geheimnisse des Lebens und entwickeln eine Liebe zu diesen hohen und höchsten Weisheiten, und indem wir dies tun und in mutiger Tapferkeit die begrenzten Standpunkte des Intellektes erweitern, mögen wir zu der einsamen und einenden Erkenntnis gelangen, die in uns selbst liegt. Die Heilkraft, die durch Christus auf die Erde kam, liegt nicht außerhalb in fremden Techniken und fremden Personen, sondern als ein Mysterium oder als eine geheimnisvolle Realität in der unmittelbaren Nähe in uns selbst und in der Mitte der Menschheit.

Die Heilkraft der Seele und das Reiki-Heilen

Bad Häring, drei Vorträge vom 17. Mai 1997

I
Unterschiedliche Heilsansätze in den vergangenen Zeitepochen bis Christus

Vorweg ist es notwendig, einige Gedanken auszuführen über das geistige Lebensgesetz der Seele, über den Werdegang der Seele und über die Verschiedenheiten der Inkarnationsprozesse von früher und heute. Ein nächster Sinn in der Ausführung ist die Betrachtung zum Wesen der Krankheit. Die Krankheit ist real gesehen ein Mysterium für sich, ein Geheimnis, ein verborgenes Wesen, denn wir wissen zwar verschiedene Keime als Ursache für manche Entzündungen zu bewerten, aber wir kennen eigentlich den verborgenen Sinn der Krankheit in letzter Konsequenz nicht. Wie dieses Wesen der Krankheit arbeitet, sollte einmal in einer ersten Betrachtung herangeführt werden. Und dann stellt sich die Frage, wie der Betroffene die Krankheit aus dem Körper oder aus dem Wesen wieder herausbringt und wie er allgemein die Reinheit oder die persönliche Entwicklung stabilisiert. Hier gibt es verschiedene Methoden. Eine Methode ist die Reiki-Heilung, Handauflegung oder auch relativ ähnliche Heilmethoden, die in der Geistheilung angewandt werden. Diese verschiedenen Methoden werden nun nicht pauschal summiert, und sie sollen auch nicht klassifiziert werden in gute und schlechte Heilmethoden. Es ist ja leider ein Merkmal unserer Zeit, daß sich beispielsweise eine religiöse Institution anmaßt, über eine andere Disziplin oder eine andere Methodik ein Urteil abzugeben, aber dabei die Methode nicht kennt. Mit Urteilen oder Verurteilungen anderer ist für die seelisch-geistige Entwicklung kein Fortschritt gesetzt. Klassifizierungen würden nur unnötig einen Unfrieden zwischen Menschen säen und dadurch die Heilwerdung auf universaler Weise erschweren.

Es soll nun nicht eine Methode klassifiziert und abgewertet werden und eine andere aufgewertet werden, sondern wir wollen uns einen inhaltsreichen Sinn für das menschliche Gesetz und für diese Möglichkeiten aneignen, die wir bislang zur Heilung gefunden haben, die allgemeingültig sind und die auch durchaus Heilung bringen, wenn auch auf unterschiedliche Weise. Ganz besonders interessieren uns die Unterschiede, wie die Seele und das Wesensgesetz unserer Seele im Zusammenhang mit diesem Geschehen stehen. Dieses Dharma der Seele wollen wir ganz sorgfältig betrachten und uns auch einen Sinn aneignen, wie früher beispielsweise bei Dr. Usui die Heilung stattgefunden hat und wie sie heute stattfindet. Was hat der Begründer der Reiki-Methode, Dr. Usui, einstmals erfahren, und wie erlebt der in seine Linie eintretende Heiler das durchaus auch heute und muß es auch gezwungenermaßen erleben? Hier sind in der gesamten Ausgestaltung große Unterschiede gegeben. Die Unterschiede bestehen deshalb, weil sich das Bewußtsein individuell formt und weil es sich auch über die Zeiten hinweg unterschiedlich ausgestaltet. So spricht eine Tradition manchmal von gleichen Begriffen, und dennoch sind mit diesen Begriffen völlig unterschiedliche Qualitäten in Verbindung. Wir reden manchmal von Heilung und meinen damit aber etwas anderes als bei den Älteren früher darunter verstanden worden ist. Diese Unterschiede wie die Heilungen früher im Vergleich zu heute stattgefunden haben, wollen wir genauer herausarbeiten.

Es mag das Gesetz der Seele schwierig sein, doch wir müssen uns diese Betrachtungen unbedingt vorweg inhaltsintensiv schaffen, damit wir eine vergleichende und zur Erkenntnis führende Vorstellung gewinnen. Wenn wir dieses Gesetz der Seele, das Dharma des Daseins betrachten, so ist eine Dreigliederung unseres Wesens oder unseres Seins notwendig. Diese Dreigliederung kennen wir allgemein mit den Begriffen Körper, Seele und Geist. Diese Dreigliederung mag aber für eine erste gemeinsame Vorstellung einige Schwierigkeiten aufwerfen, da der Körper schon eine sehr verborgene Saat in sich trägt und die Seele nicht nur das Gefühlsleben ist, das wir täglich spüren, und Geist nicht nur der Intellekt ist. Somit ist es schwieriger, daß wir die Begriffe genauer in dem Kontext nehmen, wie sie in einem inneren Sinn erscheinen. Der Geist ist die Unbegrenztheit, das Unsterbliche, das unaussprechliche Sein. Das unaussprechliche Sein wurde immer schon als ein Mysterium bezeichnet. Dieses Mysterium ist treffenderweise das Ich, das Selbst, die Individualität oder das Einzigartige. Dieses Mysterium, diese verborgene Saat, die uns allen gemeinsam ist und sich nach der Terminologie des Sanskrit als der sogenannte »jīva« (individuelle Seele) unterschiedlich ins Leben hinein ausgestaltet, bringt ein entsprechendes Bewußtsein hervor. Und dieses Bewußtsein kennen wir bis zu einem gewissen

Grad in unserem Tagesbewußtsein. Es ist das Bewußtsein, das wir im Fühlen, im Denken und Wahrnehmen und auch im Identifiziertsein mit den körperlichen und willentlichen Regungen spüren. Das Bewußtsein ist uns deshalb mehr vertraut. Vom Bewußtsein können wir schon einigermaßen eine Vorstellung gewinnen. Vom Körper, der wieder die Saat des Bewußtseins in sich trägt, haben wir ebenfalls eine Vorstellung. Wir sehen den Körper. Der Körper gehört der sichtbaren Welt an. Der Körper ist tatsächlich ein physisches Glied, und er gehört ganz dem sterblichen Sein an, das heißt, daß wir einmal im Wandel des Gesetzes zu Staub werden. Der Körper wird zerfallen. Bleiben werden aber die höheren Glieder, die Saat des Bewußtseins, und bleiben wird immerfort das Mysterium, das wir Geist nennen. Es wird etwas nach dem Tode bleiben, das unsterblich ist. Das ist der ewige Geist, das ewige Selbst, wie es in der indischen Tradition benannt ist. Dieses ewige Selbst bleibt immer erhalten. Dieses ewige Selbst gibt uns aber entscheidende Rätsel auf. Praktisch betrachtet ist dieses ewige Selbst in uns ständig gegenwärtig. Aber wie ist dieses Ewige mit einem Begriff und damit mit einer geistigen Substanz gegenwärtig? Es ist das Ich oder das Selbst. Dieses Selbst wird als das zweischneidige Schwert betrachtet, das Schwert, das zum Töten fähig ist und das Schwert, das auch zum größten Heil führen kann. Dieses Ich ist ein geheimnisvoller Bürger, der die Philosophen über die Zeit hinweg immer beschäftigt hat und der uns als individueller, einzigartiger, nichtwandelbarer Teil einverleibt ist. Wir haben ein Selbstbewußtsein. Und dieses Selbstbewußtsein gestaltet sich entsprechend in die verschiedenen Bewußtseinsformen aus. Wir sprechen »Ich« und wissen eigentlich nicht genau, was dieses Ich ist. Ist dieses Ich der Körper oder ist es mehr als der Körper? Ist es dieses individuell gewordene Sein oder ist es ein viel, viel Größeres, das im Zusammenhang mit dem Universum, mit dem einzigartigen, ewigen Teil steht? Deshalb ist dieses Ich immer schon eine der entscheidensten Fragen in der Philosophie gewesen. Und auch im Yoga oder in der Heilkunst und im Heilwesen ist das Ich der Ansatzpunkt und der Angriffspunkt. Wir wissen vielleicht, daß wir in einem guten, gediegenen, geordneten Selbstbewußtsein am wenigsten krank werden. Aber dann, wenn dieses Ich, dieses Selbstbewußtsein darniederliegt, wenn es zu Krisenzuständen, zu Konfliktsituationen im Leben kommt und uns die natürliche Integration innerhalb der natürlichen Bewußtseinseingebundenheit verloren geht, dann treten in der Regel vielerlei Arten von Beschwerden auf. Das kann natürlich schon auf sehr unterschiedliche Weise sein, je nach Alter und Situation.

Das Selbstbewußtsein oder dieses geheimnisvolle Ich ist immer der Ansatzpunkt in der Heilung, und es sollte dieses Ich oder, nehmen wir einen anderen Ausdruck dafür, dieses Feuer, »agní« in Sanskrit, dieses geheimnisvolle Element des Feuers gestärkt werden. Das Feuer ist ein Sinnbild für das ewige Geistige und das Urelement des Anfangs, so wie das Ich oder das Selbst, das Wesen oder das Sein, das Geheimnis des Anfangs darstellt. Dieses Selbst muß gestärkt werden. Jetzt ist es aber eine Besonderheit und eine ganz wichtige Betrachtung, die wir uns über dieses Ich auferlegen müssen, um zu erkennen, wie dieses Wesen des Feuers, wie dieses geheimnisvolle Mysterium unterschiedlich in den verschiedenen Zeiten war.

Wenn wir in alten Schriften lesen, dann war das Selbstbewußtsein noch nicht so tief in das Leibliche inkarniert wie heute, und so waren die Heilsansätze früher natürlich noch ganz anders als sie heute sind und auch sein müssen. Früher sprachen die Heilkundigen noch von der Dämonenaustreibung, wie wir aus den Evangelien wissen. Heute wissen wir, daß die Dämonenaustreibung etwas sehr Gefährliches sein kann und auch in der Regel nicht mehr funktioniert. Früher hatte man ganz andere kosmische Rhythmen in der Heilsanwendung. Heute ist der Heilsansatz fast immer innerhalb der Materie zur Materie hin, also innerhalb von bestimmten Vorgehensweisen durch Medikamente. Wir sind heute in der Materie stärker gebunden als früher, und so ist der Ansatz auch stärker in der Materie. Es ist einmal eine ganz interessante Betrachtung, sich zu vergegenwärtigen, wie wir selbst die Umgebung und die Welt betrachten. Wie betrachten wir selbst die Umgebung? Wir betrachten sie durch die Wahrnehmung, die uns durch die physische Sinneswahrnehmung gegeben ist. Es wird wohl keiner bezweifeln, daß wir durch unsere Augen die Welt betrachten und mit diesen Augen auch die Welt von diesem Sinnesschein her beurteilen. Durch diese sinnliche Betrachtung entwickelt sich aber ein ganz anderes Bezugsverhältnis zum Denken. Der Sinnesaspekt ist vor dem Denken, und dann entwickelt sich entsprechend der Gedanke.

Das war früher nicht so. Früher, zur Zeit Platons oder, noch eindringlicher, zur Zeit der Bhagavad Gita, dreitausend Jahre vor Christus, wurde diese Sinnesbetrachtung klassischerweise in Sanskrit als »māyā«, als eine Illusion bezeichnet. Daher kommt auch das Wort »māyā« im Yoga. Die Menschen zu jener Zeit sahen mit den Augen in die Welt und bemerkten die physische Welt und sagten sich: Das, was ich sehe, ist eine Illusion. Das ist nicht die Wirklichkeit, denn diese Wirklichkeit entsteht durch bestimmte Wesen, die in die Schöpfung hineingegangen sind. Durch bestimmte Mächte, Wesen und Kreationen oder Elementargeister, wie sie genannt werden, entsteht diese Schöpfung. Und das indische Mental hatte sich damals gesagt: Dies ist nicht Wirklichkeit, dies ist eine Täuschung in den Sinnen und somit ist es Illusion. Und es fügte den Satz ein: »māyā tataṁ idam sarvam jagad«, das ist die »māyā«, die ausgebreitet ist über die Erde. Und sie breitet sich zunehmend aus mit der kommenden Zeit. Die »māyā« erkannte der Weise aber schon damals als die Ausströmung aus dem Einen. Diese Sinnestäuschung war aber für ihn unbrauchbar für die Meditation und unbrauchbar für die geistige Entwicklung. Und er versuchte deshalb zurückzukehren in die eigentliche Welt, die er als Brahman benannte. Und er wollte zurückkehren in die geistigen himmlischen Ebenen, in Ebenen, die keine Verdichtung aufweisen, die noch die Urform und Urbetrachtung des Erlebens in sich tragen. Diese Bewußtseinsform von Brahman war zu der Zeit noch real erfahrbar. Der indische Geist wußte von einem himmlischen Reich und einem kommenden, immer dichter werdenden irdischen Reich, was er als »māyā« benannte. Es ist recht interessant, wie der Inder die Welt damals sah. Er sah die Welt von einem träumenden Gedankenlicht ausgehend und nicht vom Sinneslicht aus. Er wußte wie die Sinnesberührungen die Versuchung und das Hineingehen in die weltlichen Abhängigkeiten bringen. Und so sagte er sich: Diese weltlichen Berührungen, diese Abhängigkeiten, diese »māyā« sind nicht tauglich für den Fortschritt in der Meditation und für das Zurückgehen in die ewigen Welten, denn hier lebt der sterbliche Sinn. So zog er sich von der Welt zurück. Der Gedanke war damals zwar noch nicht eine reife Bewußtheit, aber er war Realität. Der einzelne bewegte sich in einem blassen Gedanken und sah von diesem Gedankenlicht aus die Welt. Er sah die Welt von oben nach unten, und er sah sie tatsächlich wie von der Sonne ausgehend das Licht von oben nach unten scheint. Heute sehen wir aber die Welt genau entgegengesetzt. Wir sehen sie vom Sinnesschein ausgehend und so sehen wir sie von unten nach oben. Wir sind also unmittelbar in einem umgekehrten Verhältnis zu jener Zeit, wie sie vor fünftausend Jahren gewesen ist. Das muß der forschende Schüler berücksichtigen, denn dieser Unterschied erscheint immer wieder in den alten Schriften. Die Heilung sollte den Menschen dafür vorbereiten, daß er auch das Heil der Seele erfährt und sich somit stärker im Licht des Gedankens gründet und nicht so sehr in der Illusion des Sinnesscheines.

In der alten ägyptischen Zeit, in der Hochkultur Ägyptens, zur Zeit der Könige Ramses und Tuthmosis, zur Zeit also der großen Könige, die als große Götter verherrlicht wurden, zu dieser Zeit gab es auch den Beruf des Heilers. Aber dieser Beruf des Heilers war natürlich ein ganz anderer, denn die Einordnung und die Inkarnation der Seele waren eine ganz andere. Das muß der Geschichtsbetrachter berücksichtigen. Wenn der damalige Arzt zu dieser Zeit jemanden heilte, hatte er immer die kosmischen Rhythmen berücksichtigt. Zu dieser Zeit existierte eine lebendige Astrologie und ein lebendiges Fühlen und Schauen der vielen Wesenszusammenhänge, die mit dem Universum, also mit dem gesamten Kosmos in Verbindung standen. So wußten die Heilkundigen früher den Zusammenhang der Sterne zum irdischen Leben und der Wesen, die an die Sterne gebunden sind. Der Heilsansatz mußte entsprechend dieser kosmischen Wesensschau ausgerichtet sein. So war er, um ihn in aller Einfachheit einmal anzusprechen, immer mit einer Veränderung der kosmischen Einstrahlung verbunden. Ganz einfach gesehen könnten wir uns das so vorstellen: Wir sind draußen in der Sonne, und wenn wir zu lange in der Sonne sind, bekommen wir einen Sonnenbrand, da die Sonnenstrahlen zu intensiv sind und uns an der Haut verbrennen. Als ganz einfache Heilsmaßnahme gehen wir in den Schatten oder treffen eine Vorsichtsmaßnahme mit einer Sonnencreme, um das Licht abzuschirmen, damit die kosmische Sonnenstrahlung uns nicht so stark ergreift. Das ist eine Methode, die für uns heute sehr selbstverständlich und logisch ist. Wir müssen die Einstrahlung des Lichtes verändern, indem wir den Schatten aufsuchen.

Etwas ähnlich, aber viel weiter, differenzierter und umfassender gedacht, ist es damals zu der ägyptischen Zeit gewesen. Die Menschen hatten zu dieser Zeit auch schon sehr viele Krankheiten. Es waren zwar andere Krankheiten, aber sie hatten doch vielerlei Beschwerden. Der Arzt wußte damals, daß er den Menschen in eine andere Region bringen mußte. Der Sklave, der krank war, wurde von der Arbeit zurückgezogen und ihm wurde eine ganz andere Einordnung gegeben, so daß dieser auch in ein anderes kosmisches oder, mit einem anderen Begriff, in ein anderes Wesensstrahlfeld kam. Der Heilkundige wußte von diesen Hintergründen und wenn das Wesensstrahlfeld auf den Kranken anders hineinwirken kann, dann kommt die Krankheit nicht mehr an ihn heran. Man mußte also die Umgebung, den Standort, die Disziplin oder allgemein die Einordnung des Betreffenden verändern. Und so wurde dieser, wenn er in einer anderen Ordnung war, gesund. Das spielt heute durchaus auch noch eine Rolle, nur wissen wir diese Verschiedenheiten nicht mehr. Nur ein gewaltiger Unterschied ist zu bemerken, wenn der Geschichtsbetrachter die Zeit früher und heute vergleicht. Der große Unterschied ist jener, daß heute die Seele tiefer im Körper ist und die Wesenskräfte auch tiefer an den Körper gebunden sind als früher. Früher war das Strahlungsfeld noch mehr von außen nach innen oder von oben nach unten gehend, wenn wir es versuchen lokal zuzuordnen. Heute ist aber die Inkarnation und die Festigkeit tiefer im Leib. Das heißt, wir sind tiefer gegründet in unserem Körper und müssen insofern auch stärker aus uns selbst heraus arbeiten. Das ist zwar ein Zeichen des Selbstbewußtseins, aber eine andere kosmische Einordnung. Wir sind jetzt stärker inkarniert als früher. Deshalb ist die Sicht zum Kosmos auch schwieriger. Denn wenn wir den Kosmos erkennen wollen, müssen wir uns selbst im Inneren, in der gesamten Innerlichkeit erkennen. Erst dann entdecken wir die kosmischen Wesensmächte in uns. Früher sah der Mensch nach außen, er sah die kosmischen Wesensmächte und sah, wie sie im Bezug zum Leibe stehen. Heute hat sich das nach innen hinein verdichtet.

Zur Zeit, die uns das Evangelium erzählt, zur Zeit der Geburt Jesu, kam in Judäa und Palästina ein ganz bemerkenswertes Heilszeichen durch Christus auf. Dieses Heilszeichen durch Christus interessiert uns dann am Ende der Betrachtung ganz besonders, und wir vergleichen es im Unterschied zu den früheren Heilsmaßnahmen. Die Ärzte damals waren typische Geistheiler. Sie waren nicht Mediziner, wie wir sie heute haben. Sie waren tatsächlich typische Heiler, die Heilmethoden anwandten, um den Dämon herauszutreiben, um etwas, das sich zu stark verdichtete oder als unreines Wesen bemerkbar machte, um ein kosmisches Wesen, das sich hineinverhäkelte in das Leibliche und Entzündung oder Verfall mit sich brachte, mit entsprechenden Methoden und sogenannten Zeichen herauszutreiben. Diese Zeichen sind verschiedenartig und haben meist eine planetarische Zugehörigkeit. Sie haben beispielsweise eine Zugehörigkeit zum Merkur. Wenn nun die Störung typisch merkurial ist – heute kennen wir als typisch merkuriale Störung Lymphstörungen und Stauungen – wenn also das Fließen in den Drüsen und Lymphbahnen unterbrochen ist, dann muß der Heilkundige etwas heranführen, das merkurialer Natur ist. Die Ärzte damals hatten die Fähigkeit, ein Zeichen heranzuführen, das merkurialer Natur ist. Und das kombinierten sie mit einer entsprechenden Intensität, mit einer Art Mantra, also mit einem göttlichen Wort, mit einem tiefen Weisheitswort, um den Dämon, der in den einzelnen hineingefahren war, herauszutreiben. Der ärztliche Geistheiler gab bestimmte Worte und ein bestimmtes Zeichen und übte damit einen Einfluß auf den Kranken aus. Wenn jetzt dieser von einem Wesen besetzt war, wie zum Beispiel von Lepra, also von einem Bakterium, dann versuchte der Arzt damit dieses Wesen, das diese Unreinheit verursachte, zu bekämpfen. Das gelang aber nicht oft. Es gelang immer seltener, denn die Wesen waren sehr widerstandsfähig, sie wurden immer resistenter, da alle Zeit weiter und weiter im Laufe der Evolution zur Verdichtung schritt. Deshalb gingen diese Heilungen nicht mehr sehr glücklich voran. Die meisten Dämonenaustreibungen in dieser Form scheiterten. Die Ärzte standen dem Verfall und dem Härterwerden im Leibe immer machtloser gegenüber.

Und so kam plötzlich ein reines geistiges Zeichen, das alle Zeichen selbst übertraf, und das war durch Jesus Christus und seine Heilungen bedingt. Hier entstand dann auch der Streit mit den Gelehrten, den Pharisäern, die mit diesen noch alten Zeichen sehr vertraut waren. Sie sagten beispielsweise zu ihm: Zeige uns dein Zeichen! Welches Zeichen machst du? Und sie entdeckten die Heilung ohne Zeichen und gerieten in Aufruhr und Ärger. »Du hast ja gar kein Zeichen, du treibst also mit Beelzebub die Dämonen aus, dem Obersten der Dämonen. Du wendest ja Dämonen an und bedienst dich damit teuflischer Machenschaften«, sagten sie boshafterweise, weil sie dieses Heilsgeschehen aus ihrer Situation heraus nicht verstanden. Es kam tatsächlich mit Jesus Christus wieder eine ganz andere Art der Heilung, so daß ein Wesen aus dem Körper herausfuhr oder ein Wesen zur Erlösung, zur Befreiung aus der Verdichtung gebracht worden ist.

Diese unterschiedlichen Heilsansätze erklären sich auch aus der Evolution der Seele. Zur Zeit der ägyptischen Hochkultur wußten die Ärzte noch ganz um die kosmischen Einflüsse und veränderten diese. Dann wurde die Zeit materialistischer, und der Heilsansatz war stärker mit der Methode, mit einem Mantra, das heißt mit einem heiligen Wort, mit einer heiligen Wortsilbe verbunden. Der Geistheiler versuchte damit dem Dämon das Niveau zu geben, das er nicht ertragen konnte und somit ausfuhr. Mit Christus kam aber ein Heilsansatz, der frei von der Methode war. Es wurde kein Zeichen und kein Mantra benutzt. Es wurden zwar manchmal die Hände aufgelegt, wie das Evangelium erzählt, aber das Handauflegen ist unbedeutend. Auch das Benützen von Erde hat eine andere symbolische

Bedeutung. Die Erde wurde nicht zur Heilung verwendet. Die Heilung bei Christus, und das ist das ganz Besondere, das uns im Evangelium nach Markus oder Matthäus geschildert wird, geschieht unmittelbar aus der Persönlichkeit selbst heraus, aus der Mitte des Menschen und seiner eigenen Energie. So heißt es: »Wenn ich aber durch den Finger Gottes die Dämonen austreibe, so ist also das Reich Gottes zu euch gekommen.« (LK 11,20) Die Heilung geschieht unmittelbar aus der Persönlichkeit und aus ihrer ausstrahlenden mystischen Energie heraus. So will es auch das Evangelium verdeutlichen.

Dieses Heilen führte immer zurück oder empor in die kosmische Harmonie. Im einfachsten und trivialsten Sinne gesprochen heißt Heilung, eine Harmonie herzustellen zwischen Körper, Seele und Geist. Oder, im etwas anspruchsvolleren Sinne formuliert, es sollte mit der Heilung eine Harmonie zwischen dem ewigen Sein, dem Kosmos und dem irdischen Sein entstehen. Dies entspricht einer Heilung, wenn wir in die Harmonie, in dieses Gleichgewicht unseres Seins und des universalen Seins hineinkommen. Die Heilung aber hat verschiedene Wege genommen. Lesen wir beispielsweise in einem Buch über Reiki, dann wird uns erzählt, daß schon der Name Reiki »universale Heilsenergie« bedeutet; »Rei« heißt universal und »ki« die Heilsenergie. Es soll eine universale Harmonie durch die Methode des Reiki entstehen. Wir sollten aber nicht nur allein den körperlichen Aspekt sehen, sondern es sollte ein Universales zu dem Körperlichen in Harmonie wieder hinzukommen. Dazu benutzt der Behandler nach dem System von Dr. Usui das Handauflegen und das Offenwerden für die kosmische Einströmung. Wie aber jetzt diese Methode funktioniert, welche Wesen damit arbeiten und wie diese Wesen in die Erlösung, Befreiung oder Wiedergeburt kommen, das wird uns im Verlauf der Betrachtung interessieren. In dieser Betrachtung können die sogenannten Dekadenzerscheinungen, die auf einem Weg, der sich in breiter Ebene in der Welt verströmt, keine Berücksichtigung erhalten, denn wir wollen lediglich die klassische Methode und ihre Möglichkeiten untersuchen.

Wir wollen also einmal betrachten, wohin die Wesen ihren Weg nehmen auf dem Weg der Heilung. Je mehr wir hier eine Einsicht entwickeln, um so klarer wird uns auch der Seelenzusammenhang. Je klarer uns aber der Seelenzusammenhang wird, um so mehr entwickeln wir ein Bewußtsein für Heilung. Beides ist identisch. Es ist für die Heilung in der Seele sehr wichtig, den Weg ganz genau zu studieren. Dies ist aber auch schwierig. Ein Studium der Gesetze ist ein metaphysisches Entwicklungswerk der Seele. Es dauert nicht nur einen Tag bis der Schüler die ersten Einsichten gewinnt, selbst wenn er schon sehr perfekte Vorstellungen besitzt, es dauert in der Regel, wenn der Suchende sich hier erste Anschauungen aneignet, meistens Jahre, bis erste Erfolge entstehen. Wir müssen also Jahre für das Studium rechnen, damit wir diese Inhalte differenzieren können und einen Sinn dafür bekommen, wohin diese Wesen wandern, wenn sie erlöst werden. Es ist jene Schrift von mir über »Die Heilkraft der Seele« eigentlich eine Geheimschrift, denn der Leser versteht sie ohne weiteres Studieren auf Anhieb nicht. Für dieses Thema sind allgemein im menschlichen Bewußtsein noch nicht die Begriffe und Erfahrungen ausgeprägt. Denn das forschende und sich beständig höher entwickelnde Bewußtsein muß sich zu einem Thema die Gedanken bilden, die Gedanken entwickeln, die Anschauung erringen, um dieses Wesensgeheimnis, das für die Heilung erzählt wird, zu verstehen. Aber in diesem Heft über »Die Heilkraft der Seele« wird der Weg der Seele erläutert und auch beschrieben, wohin die Wesen gehen. Das Wesensgesetz des seelischen Seins wird darin beschrieben. Ähnliches finden wir auch, wenn wir es lesen können, in den Skripten, in den heiligen Schriften aus den verschiedenen inspirativen Weissagungen. In der Bhagavad Gita wird uns ganz klassisch geschildert, wohin diese Wesen gehen. Es wird uns hier von der Lehre der Wiedergeburt erzählt. Diese Lehre drückt sich aus in den zwei Versen im achten Kapitel, wo es heißt: »agnir jyotir ahaḥ śuklaḥ ṣaṇmāsā uttarāyaṇam tatra prayātā gacchanti brahma brahmavido janāḥ«. (VIII, 24-25) Es sind damit vier Zeichen genannt, die auch Sinnbild sind für Feuer, Luft, Erde und Wasser, für diese an die vier Elemente gebundenen Wesen. Diese gebundenen Wesen werden durch den Yogin oder durch den Menschen, der an seiner Entwicklung arbeitet und zum Wissen aufsteigt, befreit. Im nächsten Vers heißt es dann: »dhūmo rātris tathā kṛṣnaḥ ṣaṇ-māsā dakṣiṇāyanam tatra cāndramasaṁ jyotir yogī prāpya nivartate«. Das sind wieder vier Wesen, jedoch für Rauch, Nacht, die Schwärze und die südliche Sonnenwende. Die Begriffsbezeichnung ist aus der großartigen Wesensschau des Rishis, des Sehers entstanden, der noch geschaut hat, daß mit all diesen Elementen etwas verbunden ist, das in die Schöpfung hineingeht und dort gebunden bleibt, bis der Mensch kommt und sie wieder erlöst. Und so wird uns in diesen beiden Versen erzählt, ob der Yogin diese Wesen erlöst oder ob sie wiederkehren müssen.

Die nördliche Sonnenwende ist nur eine Umschreibung für Wesensmächte, ebenso wie die südliche Sonnenwende andere Wesensmächte bezeichnet. Der Mensch in jenen früheren Zeiten sah diese Wesen noch in einem blassen Schimmer. Heute vergleichen und wissen wir: Mit der nördlichen Sonnenwende, in der wir jetzt gerade sind, ist eine andere Atmosphäre verbunden, als mit der südlichen Sonnenwende. Wir bemerken, wenn es Juli und August wird, wenn sich das Jahr wieder mehr zur Dunkelheit hinkehrt, eine andere Atmosphäre. Das ahnen wir noch in der Seele, aber wir sehen die Wesen nicht mehr. Mit der nördlichen Sonnenwende ist etwas Klareres, Befreiendes verbunden. Deshalb erscheint das Zeichen der nördlichen Sonnenwende und der südlichen. Mit der südlichen Sonnenwende ist ein gewisser Höhepunkt beschrieben, ein Überschreiten der Grenze in unserem Gemüt, das mehr ein sinnliches Feuer entfacht, während die nördliche Sonnenwende mehr ein reinigendes Wesenhaftes darstellt, ein klareres, ein lichteres. Früher sah das noch nicht so tief inkarnierte Bewußtsein die Wesen, die zur nördlichen Sonnenwende gehören und an den ganzen Umlauf der Sonne gebunden sind und hereinwirken auf die Erde. Und gleichzeitig sah es die Wesen, die zur südlichen Sonnenwende gehören, die mehr das sinnliche Feuer bringen, und so bezeichnet sie die Bhagavad Gita auch als die Nacht oder als das, was zum Schlafen hinführt. Trefflicherweise erscheint hier das Zeichen, das nicht Licht ist, sondern Rauch. Es erscheinen Rauch und Feuer, das brennende Feuer im ersten Vers und der Rauch im zweiten Vers, der mehr verschleiert. Es ist tatsächlich so, die südliche Sonnenwende verschleiert uns mehr in die Begierden hinein, während uns die nördliche mehr reinigt. Es gibt zwei unterschiedliche Wesenskräfte; die einen verschleiern uns mehr und die anderen öffnen uns eher für das klare Bewußtsein. Und es heißt dann: Der Yogin oder der, der nach geistiger Vollkommenheit strebt, kehrt auf dem ersten Pfad nicht mehr wieder. Und auf dem zweiten Pfad, dem Pfad mit Rauch und der südlichen Sonnenwende, mit Nacht und mit der dunkel werdenden Jahreshälfte, kehrt er wieder. Hier scheint das Licht des Mondes, während auf dem ersten Pfad unmittelbar das Licht der Sonne uneingeschränkt leuchtet.

Das sind lebendige Eindrücke, die die Menschen früher noch sahen und die mit Befreiung und mit Wiederkehr verbunden sind. Wir Menschen stehen als Individuen innerhalb des ganzen Wesensgebildes, innerhalb der kommenden Scharen von Wesen und wirken entweder bindend oder befreiend. Es heißt auch im nächsten, dem dritten Vers, im Zwiegespräch von Krishna zu Arjuna gesprochen: Der lichte und der dunkle Pfad sind wahrlich als der Welt ewige Pfade bekannt; auf dem einen geht der Mensch, um nicht wiederzukehren, während der andere zur Wiederkehr führt. »śuklakṛṣṇe gatī hy ete jagataḥ śāśvate mate ekayā yāty anāvṛttim anyayā' vartate punaḥ.« (VIII, 26) Wenn wir weiterhin über die Heilung aus der Seele sprechen und wenn wir auch das Reiki-Heilen ansprechen, dann versuchen wir diese Betrachtung klar zu übertragen, wie sie genau der Sache entspricht. Und wir erkennen somit, daß es zwei völlig unterschiedliche Pfade sind, die wir immerfort gegenwärtig finden. Trefflicherweise ist der eine Pfad des Reiki bekannt – er ist auch mit vielen anderen Methoden der Heilung verbunden – und ebenso gibt es den Pfad von Brahman, der ebenfalls mit Heilung verbunden ist. Das wollen wir nun genauer betrachten, und das wollen wir insgesamt stärker in das Bewußtsein eingliedern, damit wir eine größere Anschauung haben, was es mit unserem ganzen Dasein und mit der Aktivität in unserem Dasein auf sich hat.

II
Über das lebendige Denken »von oben nach unten« im Lichte der Sonne. Die Problematik der Sukzession

Während Ihr beispielsweise bei einem Seminar hier zuhorcht und euch Gedanken zu einer thematischen Sache bildet, Fragen und Interesse an dem Thema entwickelt, während Ihr versucht diese Gedanken zu einem Teil von euch werden zu lassen, nehmt Ihr neue Saatkräfte auf, die das ganze Leben zum Lebendigsein stärken. Durch dieses Aufnehmen von neuen Gedanken entsteht automatisch eine Heilwirkung. Diese Heilwirkungstendenz mag vielleicht nicht sogleich spürbar sein, weil die Gegenmächte immer gleich recht groß und resistent sind. Das tiefe Interesse, die Aufmerksamkeit, das Lebendigwerden der eigenen Anteilnahme, das Wollen zur Schau, zur Vision, der Wunsch nach Erkenntnis ist der wesentlichste Teil der Heilstherapie oder des Heilwerdens in der Seele. Je mehr das nach Wahrheit strebende Bewußtsein wirklich solche Gedanken, die aus Inspirationen, aus geistigen Einsichten gewonnen sind, aufnehmen lernt – wie zum Beispiel durch schöpferisches Entgegentreten und aktives Auseinandersetzen, praktisches Erlernen und herzensnahes Erfahren – um so mehr tritt ein natürliches Seelenwachstum ein. Innerhalb dieses Seelenwachstums sind in der Regel die einfachen gesundheitlichen Störungen wie Verdauungsbeschwerden, Muskelschmerzen oder Migräne, wenn die Kraft zur Aktivität gewonnen wird, sehr schnell als Bagatellstörungen beseitigt. Wichtig ist aber die aktive Hinwendung, die aktive, persönliche Ausrichtung zu den Worten. Das sind die neuen Möglichkeiten, die damit verbunden sind. Hierin liegt ein ganz wichtiger Teil der Heilwerdung. Es ist ein zuversichtlicher Lernprozeß, der uns durch das ganze Leben begleitet und der befreiend und erlösend auf seine ihm gemäße Weise wirkt.

Wollen wir uns jetzt weiter auseinandersetzen mit den Inhalten, die wir schon begonnen haben, von den Sanskritversen ausgehend, über das Licht, das Feuer, den Tag und die nördliche Sonnenwende wie auch über das breite, helle Licht der Sonne, das im Gegensatz zum Rauch, zur Nacht, zum dunklen Licht des Mondes und zur südlichen Sonnenwende steht. Mit diesen Bezeichnungen sind, wie wir gesagt haben, die vier Elemente in Verbindung. Wir haben die Erde, das Feuer, das Wasser und die Luft angesprochen. Feinstoffliche Kräfte stehen mit diesen Elementen in Verbindung. Betrachten wir nun die Eigenschaften, die unter dem Feuer stehen und die Eigenschaften, die unter dem Rauch genannt sind, dann kommen wir tatsächlich zu einer sehr signifikanten Einteilung, die uns im Leben immer wieder begegnet. Der Rauch und das Licht des Mondes ist genannt auf der einen Seite, während auf der anderen Seite die Erkenntnis von Brahman genannt ist, »brahma brahmavido janāḥ«. Und auf der Seite des Mondes heißt es: »tatra cāndramasaṁ jyotiḥ; cāndra« ist der Mond, das Licht des Mondes ist anwesend. Wir haben in den verschiedenen Heilswegen das Licht der Sonne, das eigentliche Licht und das Feuer, oder wir haben im Gegensatz hierzu das Licht des Mondes. Betrachten wir einmal unsere Gestirne. Die Sonne scheint unmittelbar auf die Erde. Der Mond scheint auch mit dem gleichen Licht der Sonne auf die Erde, aber mit einem Unterschied. Der Unterschied ist leicht feststellbar, denn der Mond reflektiert das Licht. Er bringt das Licht nicht selbst hervor. Damit ist der Mond der Planet der Reflektion, während die Sonne die eigentliche Quelle des Seins ist. Das ist ein Elementarwissen aus alten Zeiten, das die spirituellen Lehrer immer schon in den geistigen Schulen als Mysterienwissen weitergegeben haben. Sie sagten dem Schüler: Schaue hinaus, und du wirst das Licht der Sonne sehen. Und die Sonne wirft das Licht unmittelbar ohne Hindernis auf die Erde. Dieses Licht ist rein und hell und bringt Wärme. Und schaue weiterhin hinaus in das Universum. Du wirst das Licht des Mondes sehen, das in der Nacht scheint. Dieses Licht ist auch das Licht der Sonne, aber es hat einen anderen Charakter. Es reflektiert sich durch den Mondenplaneten, und es ist mehr ein fahles Licht, es ist nicht hell leuchtend, es ist schon abgelenkt. Dieses Licht bringt damit ein anderes Wesen, ein anderes Geschehen hervor. Das lernten die Schüler schon in allen Mysterienschulen als Elementarlektionen. Betrachten wir nun unser eigenes Inneres. Wir denken im Licht des Mondes und fühlen im Licht des Mondes. Wir denken und fühlen in einer mehr projizierenden und reflektierenden Art. Es ist dies eine Art, die sich aus den Organen reflektierend zur Welt in Beziehung bringt, während aber der eigentliche kosmisch-geistige Vorgang des Gedankens reiner Natur sein sollte. Er sollte sein wie das Licht der Sonne, nicht wie das Licht des Mondes. Das Element des Rauches, das im zweiten Vers beschrieben wird, ist bezeichnend für diese Eigenschaft, die im Gegensatz zum Sonnenlicht steht. Der Rauch hüllt ein, während »agní«, das Feuer, unmittelbar den hellen Schein und die Wärme selbst bringt, so wie die Sonne Wärme und Licht selbst hervorbringt. So ist das Mondenlicht ein fahles Licht, und der Rauch ist wieder Sinnbild für dieses Licht. Der Rauch hüllt uns ein, er bringt etwas Schläfriges, etwas Dämmerhaftes mit sich, während aber das Feuer das Zeichen von Unmittelbarkeit, Hitze und auch Befreiung im Sinnbild bringt.

Diese Zeichen können wir weiterhin lesen lernen innerhalb unseres Gedankenlebens, innerhalb unseres Empfindungslebens und innerhalb unserer ganzen Gemütsbewegung. Wir haben das Sonnige in uns, und wir haben gleichzeitig das Mondenhafte in uns. Sobald wir uns aber bewußt werden, werden wir uns in der Regel nur der Reflektionen bewußt, die in einem gewissen Gegensatz zu dem Sonnenhaften stehen, weil das Sonnenhafte wie durch einen Schleier, durch einen Nebel oder auch Rauch verhüllt ist. Den Gedanken selbst sehen wir deshalb noch nicht. Der Gedanke ist uns nicht bewußt, denn wir sind inmitten des Gedankens und inmitten des Gefühles gekleidet. Aus diesem Grunde dürfen wir sagen: Wir können eigentlich diese Ebene, die die heilige Gita als Brahman und als den Ursprungsort der eigentlichen Urbildekräfte und Urwesen bezeichnet, nicht erschauen. Denn den Gedanken und das Innere des Gedankens kennen wir nicht, während wir aber die Wirkungen und die verschiedenen Bewegungen der Gedanken im Sinnesschein erkennen. Es ist im Sinnbild der Meditation auch etwas sehr Schwieriges. Die eigentliche, schweigende

Ruhe im ewigen Geiste kennen wir nicht, während wir aber die verschiedenen Zustände als angenehm oder unangenehm kennengelernt haben. Sie werden durch den Mond verursacht als Sympathie und Antipathie. Ein leidliches Geschehen ist es heute, daß man Sympathie mit Meditation verwechselt und glaubt, wenn etwas Angenehmes, Erquickendes, etwas Sympathisches durch unser Bewußtsein hindurchfließt, daß dies dann Meditation und etwas von Gott Kommendes oder direkt vom Ursprung Kommendes sein muß, während wir zum Antipathischen vielleicht sicherer in Beziehung treten und sagen: Dieses kann nur von unten, von den Versuchungen, von den verführenden Mächten, von den häßlichen Wesen und den negativen Seiten unseres Daseins kommen. Jene Ebene aber, die in Wirklichkeit das Innere des Gedankens ist, und somit in Sanskrit als »jñāna«, das eigentliche Wissen, bezeichnet wird, kommt aus der Sonne, kommt aus dem eigentlichen Ursprungsort des Gedankens selbst. Dieses Wissen kennt das heutige Bewußtsein nicht mehr. Das ist unseren Sinnen verborgen, und es läßt sich über den Sinnesweg nicht finden. Wer aber dieses Wissen kennt, wie es im ersten Vers steht, der wird erlösend wirken, und er wird nicht mehr wiederkehren. Wer dieses Wissen aber nicht kennt, der wird sich im Lichte der Reflektion und des Mondenscheines bewegen und wiederkehren müssen.

Dies hat eine Bedeutung auf das Heilsgeschehen. Unser Inneres ist damit in Verbindung. Wir sind in unserer Kultur im Bewußtsein gekennzeichnet durch die Reflektionen im Denken, die in der Fortsetzung ein gewisses Gegenstück zu der Unmittelbarkeit des Gedankens bilden. Zum besseren Verständnis ist es günstig, wenn von mir darauf hingewiesen wird, daß es sich mit dem Inneren des Gedankens nicht um Zufallseingebungen und spontane Zufallseindrücke handelt, die wir während des Tages vielleicht vom Gefühl her empfangen. Das Innere des Gedankens ist unmittelbar die Erfahrung eines unsterblichen Geistes, unmittelbar die Erfahrung einer schweigenden Ebene, die existent ist inmitten der vielfältigen Bewegtheit. Es ist eine Erfahrung des Außerirdischen. Wir dürfen deshalb diese Erfahrung, die wir gewöhnlich machen als angenehme Eindrücke und Gefühle, nicht verwechseln mit der reinen Erfahrung von Brahman, dem Außerirdischen. Es entsteht sonst ein grobes Mißverhältnis und Mißverständnis. Es handelt sich also nicht um eine intuitive Ebene, die mit dem Geist des Feuers, mit dem Geist von »agní«, von »jyótis« und »aha« angesprochen ist, die in Brahman, dem ätherischen höchsten Sein gegründet ist. Es handelt sich also nicht um ein zufällig spontanes Denken, das im Gegensatz zu den Reflektionen und Projektionen steht, sondern es handelt sich tatsächlich um eine ganz andere Bewußtseinsdimension und Bewußtseinstiefe. Wir sind gekennzeichnet durch das verschleiernde Licht des Mondes, und unsere Kultur ist gekennzeichnet durch Reflektionen, durch Projektionen, durch die Organbindung, durch die Bindung des Gehirns und damit des Denkens an den Körper. Unser Denken ist entsprechend an das Gehirn gebunden und kann sich noch nicht aus dem Gedanken von oben nach unten frei und unabhängig vom Leib entfalten. Unser Denken ist nach der Art und der Qualität unseres Körpers geschaffen. Das ist etwas sehr Wichtiges zur Unterscheidung, damit wir nicht von einer fälschlichen Begriffsebene ausgehen.

Jetzt kommen wir zu einem recht interessanten Gedanken, der sich sogleich anschließt an das bisher Gesagte. Das ist die Ebene der Sukzession, die Übertragung einer geistigen Kraft von einem Lehrer zu einem Schüler oder von einem, der das Geheimnis der Einweihung kennt und es weitervermittelt an einen nächsten. Die Sukzession kennen wir auch von der katholischen Kirche her. In der katholischen Kirche ist dieses Wort bekannt. Der Bischof überträgt den Heiligen Geist und damit das Priesteramt auf den Priester. Und der Bischof ist wieder in der Weihe in einer Linie durch den Papst und die ganze Nachfolge eingebunden, so daß sich von einem Oberhaupt oder einem Oberhirten die Weihe auf den Priester, den Hirten überträgt. Das nennt man Sukzession. In dieser Sukzession wird nicht nur das Amt übertragen, sondern auch die geistige Kraft. Jedenfalls ist dies die grundlegende Idee, und so wird es auch im allgemeinen verstanden.

Blicken wir auf die verschiedenen Heilswege, auch auf die Yogawege, so ist die Sukzession nicht etwas Fremdes. Sie gibt es in allen Religionen. Im Buddhismus beispielsweise wird der Lehrer geweiht, im Hinduismus gibt es die Mantra-Einweihung vom Lehrer zum Schüler oder allgemein die Weihe und auch die Kraftübertragung zur Nachfolge. Im Reiki, der japanischen Form der Einweihung, bedeutet die Einweihung auch die entscheidende Öffnung für den Heilsstrom. Die universale Lebensenergie sollte von einem Meister auf den Schüler oder auf den, der die Behandlungen anwenden möchte, übertragen werden, so daß die Offenheit für den universalen Heilsstrom eintritt. Hier wird es nun interessant, diese Sukzession oder diese Kraftübertragung einmal genauer zu untersuchen und sie von einer geistigen Sichtweise näher zu begutachten, sie näher im eigentlichen Sinn zu einer Erkenntnis auszuformulieren. Für die Sukzession dürfen wir ein einfaches Bild anführen. Eine Kraft ist so lange eine frische Quelle, eine frische Energie, so lange sie lebendig aus dem Kosmos oder lebendig aus der Unmittelbarkeit der Reinheit fließt. Es ist wie ein frisches Bergwasser, das oben an der Quelle entspringt und rein ist und uns somit erquicken kann. Es kann uns den Durst löschen. Je weiter aber dieses Wasser herunterfließt, bis in die Bäche hinein, wo es sich immer weiter und breiter ansammelt und immer mehr Beimischungen erhält, um so mehr entstehen Unreinheiten. Und diese Unreinheiten können das Wasser soweit verderben, daß es kein Trinkwasser mehr ist. Dieses Problem haben wir überall, auf allen Wegen, sei es ein Yogaweg, sei es eine buddhistische Lehre, sei es die katholische Tradition beispielsweise im Spenden der Sakramente, oder sei es auch der Weg des Reiki. Wir haben eine Sukzession, in der eine Kraft übertragen wird auf den Schüler, beziehungsweise wird der Schüler oder der Einzuweihende vom Einweihenden für die universale Lebensenergie geöffnet. Die Sukzession, die Übertragung und Öffnung, besitzt bestimmte Möglichkeiten, und sie sollte im Lichte der seelischen Seite, der Evolution der Seele, des seelischen Wachstums verstanden werden.

Am Beispiel des Reiki seien hier erste Schwierigkeiten einer Sukzession aufgezeigt. Eine Sukzession ist an eine Vorbereitung gebunden. Wir haben in der Regel nur ein Wochenende zur Verfügung für die Kraftübertragung und das Offenwerden. Das entspricht, um es deutlich zu sagen, einem Weg der vollkommenen Abschwächung der eigentlichen selbstaktiven Kräfte. Dennoch aber scheint mit diesem Offenwerden für die universale Lebensenergie, die sich dann nach der Einweihung allmählich noch steigern sollte, etwas Bedeutendes in Verbindung zu sein, denn wenn auch die Heilerfolge mit Reiki vielleicht nicht großartig sind, so ist doch mit dem Reiki eine Veränderung für das physische und das psychische Leben bis zu einem gewissen Grad verbunden.

Es bleibt aber nun die Frage zu klären, wie das Gesamte geschieht und wie das im Verhältnis zum gesamten Seelenwesen und zur Seelenentwicklung steht. Noch einmal soll uns die Sukzession, die Kraftübertragung und das Ritual der Einweihung interessieren. Es ist recht interessant, wie eine solche Einweihung stattfindet. Mit einigen wenigen Belehrungen wird der Schüler bald zu dem Ritual der Einweihung hingeführt. Dieses Ritual geschieht meist bei Räucherstäbchen und Musik. Es soll gegen diese Dinge nichts gesagt werden, sie sind jedoch schon typisch dafür gewählt, daß es sich um ein passives Element handelt. Auch mit der Priesterweihe ist Ähnliches in Verbindung, wenn auch der Priester eine jahrelange theologische Vorbildung hat. Aber Ähnliches findet statt wie in einer Reiki-Einweihung, wenn auch von der äußeren Handhabung und von der äußeren Tradition ein vollkommener Unterschied besteht. Äußerlich gesehen gibt es überhaupt keine Gleichheit, aber von den inneren Prinzipien ist es eigentlich das Gleiche. Die Sukzession, die Übertragung einer magischen Kraft, einer göttlichen Kraft oder einer universalen Lebensenergie geschieht durch einen, der in der Kraft der Einweihung steht und durch die Hinwendung des Einzuweihenden. Es sollten dann diese Kräfte oder diese universale Lebensenergie genützt werden, nachdem die Einweihung vollzogen worden ist. Der Einzuweihende legt bald nach dem Ritual seinem Nächsten die Hände auf, wie er auch bei sich selbst die Hände auflegen kann. Ebenso kann diese universale Lebensenergie für Pflanzen und andere Objekte genutzt werden.

Die universale Lebensenergie ist ein Begriff für etwas von Gott Kommendes. Wie erlebt der Einzuweihende diese Einweihung? Er beschäftigt sich mit den Inhalten und bemerkt meist eine ganz subtile Veränderung. Diese Verwandlung, dieser feine Neubeginn ist sicher nicht groß und bedarf auch nichts Großartigem. Jetzt ist es das Entscheidende, diese Dinge zu nützen, weil sie sonst keine Wirkung hervorbringen. Ebenso gilt es, den Glauben zu nützen. Ohne Glauben und Vertrauen auf das Erhaltene wird keine Wirkung entstehen. Das ist ein natürliches Gesetz unseres Lebens. Der Behandelnde erlebt zunehmend mit größerer Routine, wenn er anderen die Hände auflegt, ein Durchströmen von oben, das im Scheitelpunkt am Kopf, dem »sahasrāra-cakra« eintritt und durch die Hände nach außen fließt. Er legt die Hände auf die kranke Stelle und spürt auch wie ein Fließen durch den Körper stattfindet. Subjektiv wird dies häufig etwa mit Wärme erlebt. Die Wärmeentwicklung zeigt sich dann an der betreffenden Stelle, und mit ihr ist normalerweise auch eine Heilwirkung verbunden, denn Wärme ist wieder das Element der Sonne. Dieses Element sollte auch gestärkt werden. Hier liegt jedoch tatsächlich ein Mißverständnis vor, das ich gerne im weiteren ansprechen möchte. Die Energie tritt über das »sahasrāra-cakra« ein, fließt durch den Körper und überträgt sich auf den anderen. Es ist wahrhaftig ein Energiestrom damit verbunden und ebenso eine Wärmeentwicklung. Und diese Dinge sind auch äußerst positiv zu werten. Sie haben nichts Negatives.

Nur besteht jetzt ein Irrtum im Gesamten. Wir können mit einer sogenannten Kirlian-Photographie feststellen, daß die Hände tatsächlich energetisch mehr aufgeladen sind und auch direkt ein Strömen stattfindet. Das ist real nachweisbar. Der Irrtum, der unweigerlich auftreten muß, weil die Sukzession bereits abgeschwächt ist und die Vorbereitung bei dem Einzuweihenden fehlt, besteht nun darin, daß wir nicht im Lichte der Sonne sind, sondern im Lichte des Mondes. Das ist eigentlich der entscheidende Punkt. Wir sind nicht in der Kraft des Bewußtseins, die Dinge zu steuern, und nicht in der Identität frei, die Bewegung zu schaffen, sondern wir sind passiv durchströmt, ohne die unmittelbare Kontrolle, Führung und Anteilnahme des Bewußtseins. Es ist ein Weg von unten nach oben, nicht von oben nach unten. Das müssen wir unbedingt berücksichtigen. Schaut das hellsichtige Auge die Wesen auf geistige Weise, schaut dieser geistige Sinn auf die feinstofflichen Ebenen, dann sieht er den hauptsächlichen Lebensstrom durch die Milz oder unteren Bauchorgane hineintreten, also von unten nach oben. Er tritt nicht durch den Scheitelpunkt ein, sondern er nimmt genau den umgekehrten Weg. Dennoch ist aber das Gegenteil nachweisbar in bestimmten Bildern. Und es ist ganz natürlich, daß dies nachweisbar ist, weil es im Glauben so geschult wird, und weil auch immer über den Scheitel die Wesen aus dem Kosmos zu einem gewissen Grad in uns hineinströmen. Bei jeder Form der Aktivität strömen über den Scheitel Energien in uns hinein und verbreiten sich über die Organe. Der Unterschied liegt nur in der Qualität der Energie und ihrer bindenden oder lösenden Kraft. Wenn der Heiler seine Methode mit der entsprechenden Ausrichtung und der Konzentration auf die Hände und den universalen Strom ausführt, aktiviert er sich, und es kommt ein stärkeres Strahlen zustande. Dieses Strahlen und diese Lebensenergie, und es ist wirklich Lebensenergie, sind aber noch gebunden an Fleisch und Blut, und an das, was unser Nervensystem von seiten der Reflektion darstellt. Es ist also nicht die göttliche Energie, sondern es ist die aktivierte Organenergie, die in den üblichen Heilsbehandlungen strahlt. Es ist eine aktivierte, verstärkte Energie, die wir durch unsere Tat entwickeln. Diese übertragen wir auf den anderen. Die göttliche Energie wirkt anders. Sie wirkt durch den Gedanken von oben nach unten und nicht vom Willen zum Gedanken oder zum Bewußtsein hin. Das wäre der Unterschied. Die göttliche Energie wirkt von oben nach unten und beginnt aus dem Gedanken heraus, sie beginnt aus der Erkenntnis, aus dem Lichte selbst, sie beginnt aus der Realisation des geistigen Lebens und setzt sich fort vom Gedanken zum Gefühl und vom Gefühl zum Willen, das heißt von oben herein in den Blutkreislauf und vom Blutkreislauf erst hinein in den Stoffwechsel. Somit haben wir eine umgekehrte Richtung. Der Weg aber aus dem Gedanken ist der schwierigere Weg, während der Weg aus der Lebensenergie, die noch an die Organe gebunden ist, der leichtere Weg ist. Beide Wege sind existent. Wie es in der Bhagavad Gita so schön und frei von Wertung erscheint: Diese sind als der Welt ewige Pfade bekannt, »jagataḥ śāśvate mate«. Das sind der Pfad der Sonne und der Pfad des Mondes.

Im Großen und Ganzen bringt eine jede Methode die Schwierigkeit einer Bindung, weil wir in diesen Strom eingebunden sind und unser Bewußtsein nicht konkret entfalten. Für die Bewußtseinsentwicklung wäre nun die Eigenerkenntnis und die Erkenntnis des anderen notwendig, ebenso die Erkenntnis der Seele und die Erkenntnis der Krankheit und die Erkenntnis des Zusammenhangs der Krankheit. Die Erkenntnis ist frei von einer Methode, deshalb war früher den Heilern jahrelange Ausbildung verordnet. Es ist Erkenntnis etwas anderes als intuitives Spüren. Das intuitive Spüren hat seinen Wert, aber die Erkenntnis ist mit einer Neuschöpfung des Bewußtseins verbunden, während das intuitive Spüren noch mit sehr wenig Bewußtseins- und Gedankenbildekraft in Verbindung steht. Das intuitive Spüren geschieht aus den Empfindungen und auch aus dem Willen heraus, während die Erkenntnis aus dem Gedanken heraus geschieht und vom Gedanken ausgehend erst die Empfindung schafft. Von der Empfindung aus nimmt sie den weiteren Weg in den Willen hinein. So haben wir beim intuitiven Spüren ein Glied, das wir auslassen, und das ist das Bewußtsein in der Gedankenentwicklung. Dieses fehlt in der Regel bei den Geistheilungen. So legen wir jemandem die Hände auf und besitzen den vortrefflichen Wunsch, ihm zu helfen. Und wir machen uns, weil wir die Einweihung empfangen haben, für diesen Lebensstrom durchlässig. Wenn wir sogar den zweiten Grad der Einweihung empfangen haben ist der Lebensstrom ziemlich stark geöffnet, und wir können mehr Energie übertragen. Der Behandelte spürt Wärme, und er kann vielleicht heil werden. Die Folge ist aber, daß die Wesen nicht ins Bewußtsein rücken und nicht erlöst werden, sondern nur einen anderen Weg gehen. Sie können so nicht erlöst werden. Die Erlösung bedarf der unmittelbaren Konfrontation mit ihrem Geheimnis und einer beständig sich fortsetzenden schöpferischen, transformierenden Gedankenbildung.

Beide Pfade sind tatsächlich der Welt ewige Pfade, »jagataḥ śāśvate mate«, und wir können frei darüber entscheiden, welchem wir den Vorzug geben.

Es ist aber wichtig für unsere Zeit, beide Pfade mehr und mehr zu erkennen und zu sehen, denn in dieser überkonfessionellen, weiten Vision wächst unsere Seele. In dieser Freiheit der Wahrnehmung wächst tatsächlich das, was das reine einzigartige Sein darstellt, das ewige Selbst, die Freiheit des Außerirdischen. Dieser Weg des Erkennens führt uns auch mit der Zeit zum Lichte, zu einem einzigartigen Licht, zu einem engelhaften Licht und somit zur Heimat in der Heimatlosigkeit des universalen Geistes. Dabei ist es aber immer eine relative Angelegenheit, wie weit der Körper gesund oder nicht gesund ist. Das ist wirklich relativ. Es ist leider heute so, daß die ängstliche Mentalität die körperlichen Dimensionen zu stark bewertet und dabei das innere Wesen der Sache, den Aufstieg in der Seele und die Schönheit des Lebens aus der Seele heraus vergessen lernt. Dabei bekommen Methoden und Wege eine solch unangemessen starke Betonung und einen unästhetischen Charakter. Wir müssen in der Zukunft wieder lernen, zu diesen freien und übergeordneten Gedanken aufzublicken, weil wir uns sonst immer tiefer an die Materie und an die Wesenhaftigkeit der Materie binden.

(Anmerkungen: Beide Energien, die lichthafte und die schattenhafte, werden in einem gesonderten Vortrag durch Yogaübungen demonstriert. Dieser Vortrag konnte aus technischen Gründen nicht abgedruckt werden.)

III
Die Einweihung des Dr. Usui durch eine buddhistische Seele und die Heilung durch Erkenntnis

Es ist in der beschließenden Folge in Hinblick auf das Reiki-Heilen interessant, den Ursprung des Reiki zu betrachten, und den Begründer des Reiki-Heilens einmal näher in das Gedankenlicht zu rücken. Der Name von Dr. Usui, der das Reiki begründet hat, ist vermutlich den meisten bekannt. Er war ein christlicher Professor, der sowohl mit den östlichen Religionen als auch mit dem Christentum vertraut war. Bedeutend ist es aber, daß er einen sehr starken Hang zu den östlichen Religionen hatte und der östlichen Tradition doch sehr stark zugeneigt war. Von verschiedenen Schriftinhalten wissen wir, daß er sich mit den Ergebnissen der Theorie nicht zufriedengab und mehr auf der Suche nach dem geistigen Geheimnis war, auf der Suche nach der realisierten Heilkraft. Er wollte diese Heilkraft nicht nur in Form von theoretischen Zeichen und in Form von den bisher überlieferten Schrifthintergründen entdecken, sondern tatsächlich die Kraft als das eigentliche Mysterium bei sich selbst entwickeln.

Es ist ja von diesen Heilszeichen in der Überlieferung die Rede. Wir wissen von den Heilszeichen durch die Evangelien, wir wissen von den verschiedenen Wunderheilungen, die bei Heiligen stattfanden und die zu ganz besonderen Begebenheiten immer wieder das Aufsehen der Menschen erregten. Diese Heilungen bedürfen aber immer des Hereinströmens einer höheren Kraft. Ohne diese höhere Kraft ist eine Heilung undenkbar. Das erklärt sich aus dem einfachen Zusammenhang, der mittlerweile aus den bisherigen Betrachtungen näher hervorgeht. Je schwächer unsere Seele wird, oder je mehr wir in der Materie verstrickt sind und uns im individuellen Sein verlieren, das heißt, das einzigartige Wesen des Selbstes verlieren, um so mehr kommen fremde Kräfte und ergreifen uns. Diese fremden Kräfte mögen vielleicht in unserem typischen Sinn und unserer gewohnten Vorstellung über Krankheit nicht krankmachend sein. Eine der größten Krankheiten in unserer Zeit ist aber der Materialismus. Wir beten das Wohlergehen im rein Irdischen an und sehen nicht mehr, daß das nur ein winziger Ausschnitt eines gesamten Lebens ist. Denn wenn wir von einer ungefähr gültigen Zahl ausgehen, so ist das Verhältnis des irdischen Seins zum geistigen Sein ein Vierzehntel. Nimmt man die Reinkarnationslehre hier hinzu, dann kommt die Seele etwa nach einem vierzehnfachen Aufenthalt in der geistigen Welt – dies ist unterschiedlich, in etwa trifft aber diese Zahl so zu – wieder in das irdische Sein. Nur kommt sie unter ganz anderen Bedingungen wieder. Wir beten die Materie an, und wir schaffen uns Sicherheiten in der Materie. Wir wollen Genugtuung finden in dieser Materie, und wir wollen vor allem die Materie als das höchste gültige Prinzip werten. Das Lebensnutzprinzip hat den ersten Vorrang und schirmt uns somit ab vor den eigentlichen Einsichten, vor den eigentlichen inneren geistigen Welten.

Eine tiefe Wahrheit ist es, daß wir dasjenige in der Seele sind, was wir nach außen geben. Wir sind nicht das, was wir bei uns konsumieren und aufnehmen können. Selbst wenn wir gute Bücher lesen, sie aber konsumierend aufnehmen, das heißt, wenn wir sie materialistisch für uns verwerten, sie zu einem reinen Zweckmittel schaffen, dann sind wir in der Seele noch nicht reicher geworden. Wir sind mit unserer Seele an dem Ort, an den wir uns mit unserer Aufmerksamkeit hinbewegen. Und unsere Seele ist das, was sie an Gedanken, Gefühlen und Empfindungen schafft. Wir sind das, was wir geben und nicht das, was wir nur aufnehmen. Beides wirkt zwar zusammen, aber unsere Seele bildet sich aus dem, was wir geben. Wir sehen diese Wahrheit auch im Geistigen begründet, in einer zweiten Sphäre des seelischen Seins im Geistigen, dort, wo das Bewußtsein einmal eine wichtige Station einnehmen muß nach dem Tode. In einer Ebene des geistigen Seins nach dem Tode vereinigen wir uns mit den Objekten, die wir als Ideale angestrebt haben. Das heißt jetzt ganz konkret in einem Beispiel gesprochen, wir sind in unserem irdischen Dasein und wir haben eine unendliche, unstillbare Sehnsucht nach einem Heiligen. Wir schätzen den Heiligen, wir denken an den Heiligen, wir fühlen für den Heiligen, wir verehren den Heiligen. Der Heilige ist das Objekt unserer Hingabe, er ist überhaupt das Objekt für unser ganzes Leben. Wir wollen diesem Heiligen nahekommen und wir sehen diesen Heiligen in der Mitte unseres Herzens. Je tiefer diese Gedanken wirklich in die Mitte des Herzens rücken, selbst wenn wir das im irdischen Leben nicht erreichen sollten, um so mehr ist es doch deutlich, daß wir uns im geistigen Sein mit diesem Ideal vereinen. Es ist also denkbar und real, daß wir im irdischen Sein diesen ersehnten Zielpunkt der Vereinigung mit dem Heiligen, mit dem Ideal nicht erreichen. Dann aber, wenn wir abscheiden, vereinigen wir uns mit dem Objekt unserer Verehrung, unserer Anbetung und Hingabe. Wir vereinigen uns mit dem Heiligen, wir werden eins mit ihm, wir werden in der Identität gleich. Deshalb ist es etwas ganz Besonderes, daß wir hohe und höchste Ideale pflegen lernen in unserem Dasein. Ebenso führen niedrige Ideale nach dem Tod zur Vereinigung mit dem niedrigen Ideal. Wir erreichen vielleicht im irdischen Dasein noch nicht unser Ideal, aber nach dem Abscheiden werden wir dasjenige einnehmen, was wir als Ideal in unserem Herzen gepflegt haben. Das ist eine tiefe geistige Wahrheit. Wir werden einmal zu dem Objekt unserer Verehrung. Verehrende Gefühle, verehrende Hingabe auszuprägen ist für unser Leben etwas sehr Wichtiges. Verehrung, Hingabe, innerste Liebe zu etwas Geistigem in der persönlichen Gestalt ist etwas Befremdendes und Gefährliches für unsere materialistische Zeit und unsere Kultur geworden. Unser heutiges Bewußtsein wagt gar nicht mehr verehrende Gefühle für ein hohes, persönliches Ideal aufzubauen. Das ist von großem Schaden für die ganze religiöse Situation und für die Gemeinschaftsbildung.

In Dr. Usui lebte der tiefe Hang nach dem Buddhistischen, weniger nach dem Christlichen, obwohl er ein christlicher Professor war. So streifte er auf seiner Suche die verschiedenen Klöster. Er ging durch Tibet, durch die verschiedenen buddhistischen Einrichtungen, lernte auch verschiedene Hintergründe und verschiedene Heilszeichen lesen, die ihm als Methode vermittelt wurden, so daß er die Zeichen dann schon besser kannte. Sie werden in den Einweihungsschulen weitergegeben. Ihm war aber doch die eigene Kraft und ihre selbsteigene Realisation im Inneren wichtig. So nahm er die Bürde der Suche noch einmal auf sich, um diesem Geheimnis vielleicht doch noch näherzukommen. Und es kam ihm auch tatsächlich näher, und er gründete daraus das gesamte Reiki-System. Viele wissen dies von den Schriften. Er ging zur Meditation auf einen heiligen Berg und meditierte dort einundzwanzig Tage. Am einundzwanzigsten Tag wird uns ein Erlebnis geschildert, das tatsächlich real eingetreten ist. Es war ein Erlebnis wie eine Art Vision oder ein Erleuchtungserlebnis von einem entzückenden und doch sehr ergreifenden Lichtwirken, das ihn unmittelbar beängstigte, aber doch im Herzen zutiefst betraf und faszinierte. Daraufhin wußte er auch bald vom Erfolg seiner Suche. Er ging dann wieder hinunter in das Kloster, von dem er ausgegangen war und bewirkte dort erste Heilungen, die als bemerkenswerte Heilungen in die Geschichte eingegangen sind. Er wirkte heilend durch seine Hände, und er wirkte heilend schon durch seine Anwesenheit. Für unsere Erkenntnissuche ist es interessant, was auf dem Berg vor sich gegangen ist. Dr. Usui fastete drei Wochen lang. Dieses Fasten bringt ja eine ganz andere Seelenstimmung und eine ganz andere Innerlichkeit mit sich. Seine Suche war nach wie vor, trotz des Fastens, in einem Ehrgeiz begriffen. Er wollte das Geheimnis sehen, er wollte diese geistige Dimension des Heilens erfahren. Das ist als etwas ganz Besonderes bemerkenswert. Er nahm auf diesem Berg in seinen einsamen Fastentagen, in seinen stillen Meditationen eine Seele auf, die, soweit man dies einteilen kann, zum buddhistischen Bereich gehört, die ein typischer Teil eines Bodhisattva ist. Solch eine hohe Seele aufzunehmen, erfordert aber die Ablösung von allen alten Mustern. Das Fasten war eine Form der Ablösung. Die Suche nach dem Geistigen war ebenfalls eine Form der Ablösung und auch die ständige Wiederholung, die ständige Hingabe an die Frage, was diese geistige Heilkraft ist, wurden ihm zu dem entscheidenden Schritt. Er verließ sein altes Dasein und nahm einen Teil aus einer hohen Seele auf, einer Bodhisattvaseele, einer buddhistischen Seele, die gleichzusetzen ist mit einem Archangeloi, also mit einer geistig ätherischen Kraft, einer reinen

Seelenkraft. Und er ging hinunter und war nach diesen Tagen nicht mehr der Gleiche. Eine neue Seele begleitete ihn, und diese Seele wirkte heilend. Sie strahlte unmittelbar aus auf die Umgebung. Das war das verlebendigte Zeichen, das er nun kennenlernte. Wir wissen, daß es verschiedene Seelen gibt. Die einen wirken tröstend, die anderen wirken heilend, wieder andere wirken erkenntnisfördernd, andere wirken wieder belebend, beschwingend für die Seligkeit des Daseins und fördern die Liebe und die Hingabe. Jede Seele hat einen anderen Auftrag. Diese Seele wirkte sehr stark heilend und brachte eine sehr deutliche Ausstrahlung und Schwingung mit sich. Dr. Usui ging hinunter und konnte durch seine Gegenwart heilen. Das ist die Verlebendigung und Realisation eines geistigen Zeichens.

Dr. Usui mußte im Laufe der Zeit feststellen, daß diese Kraft, die aus seiner Seele kam, erlösend wirkte, aber noch nicht den Fortschritt brachte in allumfassender Hinsicht. Denn damit war der Seelenweg noch nicht angesprochen, der Weg, wie der Schüler oder der Einzuweihende auf diesen Pfad der beständig fortschreitenden und reinigenden Entwicklung kommt. Somit mußten die Geheilten allmählich die alten Kräfte wieder heranziehen, weil sie ja keine Anweisungen im spirituellen Sadhana, keinen spirituellen Entwicklungsweg erhielten. Er formte dann aber verschiedene Leitsätze aus, die die Spiritualität noch stärker hineinbringen sollten. So entstand allmählich ein System des Heilens. Das System des Heilens war ursprünglich von einer buddhistischen Seele geleitet. Diese buddhistische Seele konnte sich aber nicht die ganze Zeit in Dr. Usui halten, sondern sie verließ, wie es oftmals das Gesetz ist, wieder langsam den Menschen. Es kamen dann auch in der ganzen weiteren Überlieferung und in der nachfolgenden Ausrichtung des Heilsweges ganz andere Breitenwirkungen, so daß der Weg mehr von der Einweihung eröffnet wurde und somit die Heilsenergie in unpersönlicher Weise als Reiki, als universale Lebensenergie übertragen wurde. Das bringt es mit sich, daß die eigentliche zentrale Seele, die einmal dort war, nicht mehr weiterfließen kann. Dies ist ein natürliches Entwicklungsgeschehen, denn eine Seele kann ohne eigene umfassende Reinigung des Inneren in diesem Sinn durch die Sukzession nicht übertragen werden. Es wurde von mir schon ausgeführt, daß der unentwegt Suchende die Seele entwickelt, wenn er der Seele entgegengehen lernt. Dr. Usui ging der Seele entgegen und erhielt am Höhepunkt seiner Initiation, seines Ablösungsprozesses vom Alten und seiner Neuwerdung diese buddhistische Seele. Somit ist wirklich Initiation damit verbunden gewesen. Das Ergebnis der Initiation ist Erlösung, Befreiung von Wesen. Dr. Usui wirkte so stark, daß das Wesen tatsächlich den Raum verließ.

Das eigentliche christliche Heilszeichen ist nun aber nicht vergleichbar mit dem Bodhisattva. Das christliche Zeichen der Heilung hat wieder eine andere Dimension. Die christliche Heilsmission will ich einmal schildern. Es ist ja gerade das Christentum eines der größten Mysterien überhaupt, das wir vorfinden. Und das, was die Theologie als Christentum normalerweise benennt, das ist nicht ein Christentum, und das, was die westliche Welt als Buddhismus benennt, das ist meistens auch kein Buddhismus. Die wirklichen Kräfte sind, wie so oft im Leben, verborgen. Und so ist auch das christliche Heilszeichen ein sehr verborgenes Zeichen, eine sehr schwer identifzierbare Wirklichkeit. Das Evangelium erzählt uns von dieser verborgenen Wirklichkeit, und in den Heiligengeschichten hat sich in der Geschichte diese eine Wirklichkeit oft auf seltsame und kaum erkennbare Weise wiederholt. Doch die Heilsmission des Christentums ist wahrhaftig sehr verborgen. Nehmen wir einmal an, wir sind hier in Österreich als Ausländer. Und wenn wir hier sind ohne eine Aufenthaltsgenehmigung zu haben, dann müssen wir Angst haben vor der Polizeikontrolle. Denn wenn wir in die Kontrolle fahren und die Polizei verlangt Ausweis und Papiere, dann kann es sein, daß wir heimgeschickt werden und dazu noch bestraft werden. In dieser Situation werden wir uns immer vor den Polizeikontrollen hüten. Und wenn eine Kontrolle ins Haus kommen sollte, dann werden wir uns eher auf dem Dachboden aufhalten. Wir werden uns immer an Plätzen aufhalten, wo möglichst wenig Kontrollen sind. Denn ab jenem Punkt, wo wir von der Autorität erkannt werden, müssen wir ausreisen. Die Autorität wird uns mit Sicherheit kein großes Wohlergehen entgegenbringen, sondern sie wird uns des Landes verweisen. Dieses Beispiel zeigt, wie es in etwa den Dämonen geht, denn der Dämon befindet sich, wie der Ausländer, im Lande. Und eines will er nicht, er will nicht erkannt werden. Denn wenn die Autorität ihn erkennt, dann muß er ausreisen. Ab diesem Punkt muß er das Land, also seine Heimat, seinen Körper, seine Familie, seinen Platz verlassen. Solange er nicht erkannt ist, muß er nicht ausreisen. Das ist ein ganz tiefes Gesetz. Wenn das Wesen erkannt wird, wird es erlöst. Wird es aber noch nicht erkannt, versteckt es sich und bleibt noch in der Bindung, in der Fixierung an das Gehirn oder andere Organe haften. Wesen sind überall. Auch wenn Wesen in einem Raum sind, an den Wänden kleben und sich in der Atmosphäre befinden, bleiben sie so lange, bis sie der

Mensch durch seine Erkenntnis und seine rechtschaffene Arbeit reinigt. Wenn sie aber erkannt werden, müssen sie ausreisen. Das heißt, sie gehen zurück in ihre ureigene Region, und diesen Prozeß nennt das esoterische Christentum Erlösung.

So war auch das Heilen von Jesus Christus. Es war durch unterschiedliche Aspekte getragen. Wir wissen, die Heilsgeschichte beginnt erst mit der Johannestaufe, im dreißigsten Lebensjahr Jesu Christi. Die Menschen, die damals Jesus gekannt haben, trauten ihren Augen fast nicht mehr, denn er war ein anderer nach der Taufe geworden. Es war der Christus geboren. Vorher war es Jesus der Zimmermann, der beliebt war, über Weisheit verfügte und überall Liebe verströmte. Doch nach der Johannestaufe hatten die Dämonen Angst vor ihm, denn sie wurden erkannt. Die Dämonen wagten ihm nicht mehr zu begegnen. Wenn wir über diesen Hintergrund meditieren, dann werden wir manche Geschichten im Evangelium lesen lernen. Denn die Dämonen beginnen, sich gegen die Begegnung mit der größeren Autorität zu wehren, sie beginnen sogar zu streiten. Sie wollen gar nicht in diese Konfrontation kommen. Es wird uns aber von heftigen Konfrontationen geschrieben. Zum Beispiel in der Geschichte vom Fallsüchtigen wirft der Dämon zuerst sein Opfer nieder. Der Dämon macht den Versuch, sich zu verstecken vor dem Erkanntwerden. Doch er wird von Jesus während des Gespräches mit dem Vater geschaut und dadurch erlöst. Es ist ein ganz tiefes Erkennen und Wahrnehmen, welche aus der Aktivität der Seele kommen, aus der unmittelbaren Erkenntnis, und die unmittelbare tiefste Einsichten in die menschlichen Zusammenhänge offenbaren. Und diese reiflichen und geistintensiven Erfahrungen wirken erlösend. Die Heilung stellt eine unglaubliche Anforderung an den Heiler dar, weil er dem Dämon ins Auge schauen muß. Der gewöhnliche Verstand kann sich gar nicht vorstellen, was der Heiler auf seinem Wege leisten mußte, ebenso wie viele Heilige, wenn sie den Dämonen ins Auge schauen mußten. Denn der Dämon beginnt sich mit seiner Angst und Resistenz zu wehren gegen seine Ausreise und beginnt alles nur Erdenkliche zu entwickeln, bis er schließlich seinen Kampf aufgibt und bis die geistige Erkenntnis und geistige Macht darüber siegt. So finden wir diese anspruchsvolle Heilsweise aus der personalen Dimension selbst kommend, die sich keiner Technik bedient, sondern aus dem Mysterium der Geistigkeit und ihrem zur Erde hingerichteten Wirkungsverlauf selbst kommt. Jesus Christus hatte also keine Hilfsmittel zur Verfügung. Das Handauflegen hatte, wie schon erwähnt, wenig Bedeutung, ebenso hat das Heilen mit Erde nicht so viel Bedeutung. Denn damit soll eher ein Mysterium des Zusammenhangs von Erde und Geist beschrieben werden, aber nicht, daß etwas Besonderes mit der Erde heiltechnisch angewandt wird.

Das Christliche wirkt ja geheimnisvoll, und es wirkt dort um so intensiver, je tiefer eine Konfrontation, je tiefer eine unmittelbare Erkenntnis, je tiefer eine unmittelbare personale Beziehung und Liebe ausgeprägt wird. Dort, wo tiefste personale Beziehung lebt, verbunden mit Reinheit und unendlicher Wahrheitssuche, lebt das Christentum. Das Christentum ist eine Religion der Gemeinschaft, während der Buddhismus stärker vom asketischen Zurückgezogensein geprägt ist, von Ablösung, von Askese, von einem mehr reinen Charakter des nicht so sehr in der Welt Verhaftetseins. Das Christliche dagegen sucht unmittelbar innerhalb der Begegnung die Konfrontation und geht hinein in die Erde. Das ist es auch, was Jesus Christus in seinem ganzen Weg gegeben hat mit der vollkommenen Aufopferung seines Lebens, das wieder zur Erlösung wird und als Erlösung, als der innere Christus in der Schöpfung weiterlebt. Die universale Heilsmission führte dazu, daß das ganze persönliche Leben hingeopfert wurde, um die Erlösung in die Erde hineinzubringen. Dies soll auch das Gleichnis der Erde symbolisieren. Die Erde heilt in Wirklichkeit, denn sie ist der verborgene Christus.

Wir haben das Gegenteil zu diesem christlichen Heilen: die Weltflucht, die Verneinung und das Fliehen in Ideen oder das Fliehen in irrationale Begierdemuster. Allzuleicht entwickeln wir eine Art Weltflucht oder Flucht in den psychischen Materialismus, und dies liegt eigentlich den vielen banalen Urteilen wie auch den Verurteilungen in politischer, religiöser und allgemein in gesellschaftlicher Sicht zugrunde. Wir verurteilen, weil wir die Kraft nicht haben zu einer wirklichen Christlichkeit oder, anders ausgedrückt, zu einem Anschauen der Realität, wie sie wirklich ist. Innerhalb den vielen Verurteilungen, die wir täglich leisten, müssen wir Angst vor der überkommenden Autorität des Geistes bekommen, und so fühlen wir uns im Lande wie Ausländer, die um ihre Heimat bangen müssen.

Wir prägen tatsächlich mit der Meditation und den Seelenübungen, mit dem Yoga im allgemeinen, ohne konfessionelle Bekenntnis die Kraft in der Seele aus, um mehr und mehr die innere Höhe und Tiefe und Realität, das innerste Geheimnis in unserer Umwelt zu erhellen. Deshalb sind die aufrichtige und mutige Konfrontation und das Aufeinander-Zugehen etwas sehr Wichtiges. Wir sollten uns nicht absondern von den anderen, sondern Interesse, Aufmerksamkeit, Achtung und Anschauung für die rätselhaften Fragen des Daseins entwickeln. Das ist in einem geistigen Schulungsweg eine für die heutige Zeit dringende Notwendigkeit. Die Entwicklung eines eigenständigen personalen und universalen Urteils ist im Schulungsweg hier auch so begründet. Wir entwickeln eine erste Aufmerksamkeit zu dem, was die Asana oder die veredelte personale und spiritualisierte Haltung ist. Wir entwickeln eine Aufmerksamkeit zu dem, was der künstlerische Teil des Daseins darstellt. Wir entwickeln Gedanken und bilden uns Ansichten über die für das weltliche Denken so unfaßbare geistige Inspiration. Dadurch konfrontieren wir uns. So hart der Weg auch manchmal ist, der immer Selbstüberwindung kostet und ein Übersteigen der alten und gewohnten Muster erfordert, so bringt er uns doch zum Aufstieg der Seele. Die altgewordenen Muster sind das, was wir wahrhaftig als Tod bezeichnen können. Jenes dagegen, was wir durch unsere eigene induktive und von innen heraus motivierte und getragene Aufmerksamkeit in die Seele hineinnehmen, was wir aus den rätselhaften Mysterien erkennen und was wir wieder aus dem Unfaßbaren erschauen lernen, was wir auch wieder dankbar aufnehmen lernen, das wird uns zum Leben. An diesem unsichtbaren Ort lebt unsere Seele.

Die Wirkung von materialistischen Religionsformen auf die Bewußtseinsbildung des Menschen

Trier, 19. September 1997

Das Thema für den heutigen Abend führt unsere Aufmerksamkeit in die direkte Mitte der ganz unsichtbaren und ungreifbaren religiösen Ausstrahlungen, die in einer gewissen Hinsicht immer geheimnisvoll und somit hinter den sichtbaren Sinnesäußerungen ihre Wirkung verströmen. In den religiösen Systemen wirken die verschiedensten Wesenskräfte, die in ihrer Summe eine Art charakteristische Energie oder, besser gesagt, sogar eine Magie beschreiben. Die Magie ist eine notwendige Wirkungsdimension in der Religion, denn erst durch diese geheimnisvolle, ungesehene geistige Energie geschehen die vielen Verwandlungen, Veränderungen und Transformierungen der Persönlichkeit. Eine Religion ohne jene magische Energie wäre keine wirkliche Religion, und sie wäre ohne Kraft und ohne Möglichkeit für einen inneren geistigen Aufstieg. In allen Religionsbemühungen existieren feinstoffliche, ungesehene Energien, die zu der sogenannten Transsubstantiation oder Wesensverwandlung, die bis hinein in die physische Körperlichkeit geht, führt. Religion wäre nur ein passives theologisches Konzept oder eine Ansammlung von theoretischen Notizen, wenn sie nicht durch diese geheimnisvollen magischen Energien, die aus einem heiligen oder zumindestens übersinnlichen Ursprung ausströmen und mit ihrer unterschiedlichen Wirkungssubstanz und -richtung die persönliche Natur des Menschseins verändern könnte. Die Magie ist jene geheimnisvolle, verzaubernde Kraft, die den Menschen bis hinein in die Körperlichkeit verwandeln kann.

Unsere Ausführungen sind für diesen Abend auf eine möglichst sorgfältige Darstellung der sogenannten weißen Magie und im Vergleich dazu der sogenannten schwarzen Magie ausgerichtet. Die weiße Magie scheint jene von Gott stammende, großartige, spirituelle Ausströmung zu sein, die das Leben erhält und die Seele in ihrem Ringen nach Wahrheit und Reinheit veredelt. Dieser weißen Magie steht das so schrecklich anmutende Hexengespenst der schwarzen Magie gegenüber, das für unsere Begrifflichkeit und Vorstellung einen derartig grob gearteten Widerspruch und eine schwer bewertbare und begreifbare Dimension des Geistes darstellt, so daß wir wohl diese Form der Energie sogleich als jenes Teufelswerk eines ungöttlichen Wesens darstellen. Die göttlichen oder ungöttlichen Energien sind aber in der Wirklichkeit einer höheren Realität nicht Polaritäten, sondern sie sind viel mehr Geistprinzipien, die sich in einer wechselweisen Ausströmung aus einer einzigen höheren Quelle offenbaren. Aus diesem Grunde dürfen wir in der Betrachtung der Magie nicht jenem Fehler des voreilig urteilenden Verstandes verfallen, der die weiße Magie mit der guten Charakterlichkeit und positiven Moralität bewertet und ihren Gegenspieler, die schwarze Magie, mit der negativen Moralität benennt. Die göttliche Energie, die sich in den verschiedenen Seinsprinzipien verkündet und eine unendliche Variabilität von zauberhaften Äußerungen besitzt, ist jenseits einer bewertbaren Moralität. Die moralischen Maßstäbe, die allzuleicht aus einem dualistischen Religionsverständnis zur Beurteilung der feinstofflichen Energien im Geiste angesetzt sind, sind hier für dieses Thema nicht verwendbar. Sowohl die schwarze Magie als auch die weiße Magie müssen wir aus ihrer ureigenen Quelle selbst deuten, und so müssen wir in der Betrachtung tiefer in die Religion hineinblicken als es die moralischen und dualen Theorien der allgemeinen Begrifflichkeit hergeben. Eine Magie läßt sich nur unmittelbar aus ihrer direkten Erfahrung und direkten Vision beschreiben, sie ist eine Äußerung oder eine metaphysische Offenbarung, in der das Bewußtsein und das verborgene Seelenleben webt und atmet. Mit der Deutung der Magie begeben wir uns auf das innere Feld der Seele, das durch den Körper hinauswirkt und doch gänzlich unabhängig von diesem Körper ist.

Würden wir für die Deutung der phänomenalen und souveränen Ausdrucksformen der schwarzen und weißen Magie nur einen Erkenntnismaßstab mit den Begriffen von Gut und Böse und somit mit einer dualistischen Einteilung vornehmen, würden wir die Mauer der Entzweiung, die ohnehin in der Welt groß geworden ist, unnötig weiter errichten. Wir würden das eine als ein Teufelswerk verdammen und würden uns wohl doch in einem recht eigentümlich versteckten Stolze auf das sogenannte gute Feld des Lebens schlagen, wir würden die Urteile stärken und dabei weder die Macht des Guten noch die Macht des Bösen als zugehörige und notwendige Seinsprinzipien einer göttlichen Schöpfung erkennen. Wir würden sogar jenen, die auf dem Leidensweg des scheinbar Bösen um ihr Recht ringen, allzuleicht einen arroganten Stempel aufdrücken und, wie es im moralisierenden Religionsverständnis ist, ihnen das Merkmal eines satanischen oder höllischen Prinzipes anlasten und sie aus einem wirklichen Mitgefühl und einem allumfassenden Segen des Geistseins ausschließen.

Die weiße Magie ist wie die Frühjahrssonne, die ein Blühen und Gedeihen bringt. Sie erhebt das Leben und führt zu einer Freude und Anmut, zu einer Seligkeit und Beglückung, zu Gesundheit und Stärkung der Wertgefühle. Die weiße Magie ist tatsächlich hell wie ein Feuer oder wie ein Licht und sie ist wie der beginnende Tag. Sie ist eine Energie, die von innen heraus das Wesen im positiven Sinne bereichert und zu Schönheit, zu einem Miteinander und zu einer Erhebung des Lebensgefühles beiträgt. Das Frühjahr mit der zunehmenden Sonne ist aber nur ein Teil eines ganzen Jahreslaufes. Auf das Frühjahr muß einmal der Herbst mit seiner trockenen und sterbenden Natur hinzukommen. Der Herbst ist wie der Tod. Das Leben weicht den welkenden und auflösenden Vorgängen, und das ganze Dasein nimmt den Weg zu einer Ruhe oder auch einer Mitte, die in ein schweigendes Inneres hineintendiert. So wie auf das Frühjahr der Sommer und der Herbst und auf den Herbst und Winter das wiedereinsetzende Frühjahr folgt, so müssen auf die wachsenden Lebensgefühle eines Werdens im persönlichen Sein auch einmal die ertötenden Auflösungsvorgänge mit ihren alternden oder zerstörenden Kräften einsetzen. Auch die schwarze Magie nimmt in ihrer versteckten Äußerung eine wichtige Bedeutung in der Schöpfung ein. Sie ist für die Entwicklung der Einzigartigkeit, jener Universalität und Ewigkeit des Geistes, der sich von innen sein eigenes Antlitz herausarbeitet, eine notwendige Voraussetzung. Die weiße und die schwarze Magie sind wie das aufsteigende und absteigende Leben, die aber in ihrer ganzheitlichen Summe durch ihre phänomenale und souveräne Wirkung ein vollkommen reines, außerirdisches und gottgewolltes Bewußtsein ausarbeiten. Sie sind wie zwei Diener für einen Herrn, die scheinbar ganz gegensätzliche Befugnisse besitzen und doch gerade durch ihre eigene spannungsgeladene Polarität das höchste Mysterium des Menschseins und Gottseins erheben.

Für unsere Darstellung sei aber erwähnenswert, daß, wie jedes Thema, auch dieses von verschiedenen Standpunkten aus eine Betrachtung erhalten kann. So wie wir einen Berg von Süden, Westen, Norden oder Osten anblicken können, so können wir auch dieses Thema über die Magie nur von einer Richtung betrachten. Der gegenwärtige moderne Verstand denkt heute sehr absolutistisch und definitiv und dadurch glaubt er sogleich an ein Weltbild mit ausschließendem Charakter. Diese Schilderungen mit den folgenden Beispielen dienen aber nicht zur Errichtung eines Weltbildes und sie sollten auch nicht als eine absolute Beschreibung betrachtet werden, die anderen Betrachtungsformen und anderen Begrifflichkeiten die Berechtigung abspricht. Die Bearbeitung eines Themas kann nie eine vollständige Lösung und eine allumfassende Begutachtung der Inhalte gewähren. Es wäre so, als ob ein Bergsteiger einen Berg gleichzeitig von allen Richtungen besteigen würde. Infolge des modernen Denkens unserer Zeit aber, das sehr leicht zu Verabsolutierungen, Ausgrenzungen, Bewertungen und Definitionen neigt, ist dieser Gedanke hier in einem öffentlichen Vortrage erwähnenswert. Der geistige Standpunkt vermag vielleicht über die gröberen Dimensionen der dualistischen Bewertungen leichter hinauszublicken, aber er stellt dennoch nicht eine absolute und ausschließliche Betrachtungsform dar, die für alle Wissenschaft, Philosophie und Theologie eine Gültigkeit hätte.

Die Magie ist eine innere, geheime Substanz, eine übersinnliche Energie, eine souveräne Macht, ein verborgener Wille, der unausweichlich auf alle Menschenherzen und sogar weiterhin auch auf die lebende und leblose Materie einwirkt. Der moderne Verstand würde vielleicht die Willensfreiheit mehr loben als sie es tatsächlich in ihrer Grundkonfiguration ermöglicht, und so würde dieser moderne Verstand sagen, daß der einzelne sich gegenüber schwarzer und gegenüber weißer Magie wehren kann. Die Betrachtung der Willensfreiheit ist sicherlich richtig und gut, und dennoch darf sie gegenüber den magischen Formen nicht als der führende oder leitende Maßstab bewertet werden. Die weiße Energie wird das Wesen erheben und die schwarze Energie wird das Wesen binden und erniedrigen. Die Energien in der übersinnlichen Welt sind ungreifbar und immanent und so können sie aus der herkömmlichen Willensfreiheit des Menschseins nicht leicht zurückgewiesen werden. Überall dort, wo die Kräfte der weißen Magie überwiegen, erheben sich die Herzen, und dies ist sogar dann der Fall, wenn sie noch gar nicht in der reiflichen Kraft einer eigenen Entscheidung stehen. Das Gegenteil ist aber ebenfalls im gleichen Sinne gültig. An all jenen Orten, wo das schwarze Magiertum überwiegt, erniedrigen sich die Herzen und verlieren ihre Anmut, Freude und Schönheit. Die Magie wirkt auf eine subtile Weise und entzieht sich damit den Zugriffen des Verstandes.

Manche Personen bezeichnen alle Befehle, Anweisungen, Reaktionen des Gemütes, Rituale und Zeremonien als eine gewisse Energieform und somit als eine Magie. Im weitesten Sinne sind in allen Handlungen, Gedanken und Werken feinstoffliche Wesenskräfte wirksam, die in ihrer dynamischen Gestaltung zu bestimmten Ergebnissen führen. Die Magie bezieht sich aber hier bei uns in der Begrifflichkeit nicht auf die herkömmlichen Verrichtungen, sondern auf die Taten der Religion, auf die Heilungen durch feinstoffliche Kraftübertragung, auf die vielen Äußerungen von verantwortungsvollen und in der Sukzession stehenden Priestern oder auf spirituelle Lehrer, die sich esoterischer Techniken bedienen oder allgemein aus der Esoterik ihr Wissen nehmen. Das heißt, daß wir die Aufmerksamkeit weniger auf die äußeren Merkmale richten, sondern auf die innere Bewegung der Seele und wie sie sich zur Gesamtheit des religiösen, politischen oder sozialen Lebens in Beziehung bringt. Die Magie wird somit erst dann zur Magie, wenn in die Tat oder in das Ritual jene verborgene übersinnliche Seelendimension hineingleitet und auf ungesehene Weise einen Zauber mit verwandelnder Kraft in die Herzen verströmt.

Die Begriffsbestimmung der Magie ist in diesem Vortrag nicht auf die so sehr schrecklich anmutenden nächtlichen Satanskulte mit Beschwörungen und Verwünschungen ausgerichtet, denn diese sind lediglich eine Randerscheinung über die die Zeitungen berichten, sie wohl in Sensationen hochspielen und das um Sicherheit bemühte Volk mit Angstmacherei verunsichern. Die Satanskulte sind tatsächlich existent und die Rituale, die in diesen nächtlichen Zeremonien bei Vollmond stattfinden, sind durchaus im oder am Rande der Kriminalität. Sie sind von einem ethisch-moralischen Standpunkt untragbar, und sie mögen auch eine gewisse verwünschende Einflußkraft auf manche Personen in die Geburt heben. Eine richtige Magie lebt aber in diesen schreckenserregenden Taten von Blutgetränken und Tierquälereien, Satansbeschwörungen, grauenvollen Maskenspielen und verrufenen Rauchhandlungen nicht. Sie sind wie eine fortgeschrittene Dekadenzerscheinung, die fast ähnlich wie manche Zweige der Drogensucht zu weiteren niedrigen Taten führt. Diese schwarzmagischen Satanskulte sind auch ein gewisser Spiegel einer Entwicklung, die in unserer Kultur mit ihren Erziehungsmodellen und extremen einseitigen und oftmals seelisch-kranken Formen ihren Ausgang nimmt.

Von diesen Kulten, die gerade in den letzten Jahren wieder vermehrt in den heimischen Ländern auftreten, sprechen die sensationsfreudigen Zeitungen. Von jener Magie aber, die aus einer materialistischen religiösen Praxis resultiert und die sich auf viel weitere und kollektive Weise über ganze Zonen hinaus verströmt, spricht nahezu niemand. Diese Magie aber ist weitaus tiefer, da sie ursächlicher das Menschsein erschüttern, besetzen und verwandeln kann und so auf weiten Strecken der menschlichen Entwicklung ein Leiden sät. Die schwarzmagischen Kulthandlungen, die scheinbar geradewegs offiziell oder auch verbotenerweise auftreten, sind nur eine letzte Station und Äußerung einer schon lange beginnenden, viel tiefer greifenden Magie.

Die folgenden Beispiele mögen zu einer ersten Vorstellung über das Wesen einer verborgenen Energie führen, die in der Seele lebt und die ungesehen und unerkannt vom menschlichen Willen ihr Werk verströmt. Ein positives Beispiel soll hier sogleich den Einstieg bilden. Das Werk von Rudolf Steiner ist allgemein unter seriösen und nach Wahrheit suchenden Menschen als eine großartige Sammlung von verfaßten geistigen Visionen bekannt. Dieses Gesamtwerk von dreihundertsechzig Bänden darf ohne jede Übertreibung als ein hervorragendes Beispiel für eine weiße Magie gelten. Rudolf Steiner gilt auch gerade für seine Anhänger und auch für viele andere Wissenschaftskreise als ein spiritueller Lehrer, der durch seine Worte eine weiße und erhebende Energie verströmt. Diese Tatsache kann wohl kaum einen wirklich berechtigten und seriös gewählten Einwand erhalten, selbst auch dann, wenn verschiedenen Eiferer und fanatische Verfechter von Ideologien ihn als Rassisten und dunklen Magier bezichtigen wollen. Das Werk von Rudolf Steiner beinhaltet eine faszinierende Sammlung von vielen Anweisungen zur Entwicklung von Methoden, dies auf pädagogischen, sozialen, wirtschaftlichen, religiösen, wissenschaftlich-medizinischen und künstlerischen Gebieten, die zu einer besseren Gesamtentwicklung und Gesamthygiene der seelischen Entwicklung beitragen sollen. Die Methodenbeschreibung und Methodendarstellung dürfte wohl auch das größte Anliegen in der praktischen Anthroposophie sein. Die Darstellung eines Weltbildes mag vielleicht in einer gewissen Weise durch die visionäre Erkenntnisschau in diesem Gesamtwerk herausblicken, aber dieses Weltbild besitzt nicht einen unbedingten, absoluten und dogmatischen Charakter. Das Weltbild von Rudolf Steiner ist das Ergebnis einer Erfahrungsschau und nicht einer endgültigen Festlegung, die für alle Zeiten und Zonen gültig wäre. Die Beschreibungen in der Anthroposophie besitzen einen dynamischen Charakter der reinen Erkenntniserfahrung und sind sowohl zur praktischen Weltformulierung ein unübersehbarer Beitrag wie auch ein Hauch für die Seele.

Wie aber lebt eine Magie in den Vorträgen und Büchern? Zu der Beantwortung dieser sehr wichtigen Frage soll unser Blick einmal ganz an der Methode vorbeigleiten und auf das Gewicht des Wortes ausgerichtet sein. So lange wir nur die geschilderte Methode und ihren praktischen Wert diskutieren, übersehen wir das tiefe spirituelle Anliegen aus den Worten Rudolf Steiners. Dieses spirituelle Anliegen ist nicht das Wort selbst oder die Art der Formulierung, es ist auch nicht die goldene Methode eines Erkenntnisweges, der vielen anderen Wegen gegenüber viele sichere Vorteile aufweist, sondern es ist das innere Gewicht, das auf imponderabile Weise in den einzelnen Formulierungen enthalten ist. In diesen Worten von Rudolf Steiner lebt die Erfahrung und mit dieser lebt eine feinste Substanz der Logik. Die hervorragende Energie in diesem so breit gewählten Werk leuchtet wie ein sehr bewegter Stern, der nicht besser beschreibbar ist als mit dem Begriff »Logik«.

Bitte beachten Sie den Unterschied. Wir blicken bei unserer Betrachtung nicht auf die sichtbaren Möglichkeiten, die die Anthroposophie in ihrer Begründung verspricht, sondern wir blicken ganz auf das ungesehene und unnennbare Seelenwesen, das sich in all den sehr unterschiedlich thematisierten Vorträgen befindet. Der Blick ist hier nur durch ein inneres Auge möglich, das ganz auf die innere Substanz oder auf das unwägbare Gewicht des Wortes ausgerichtet ist. In den Worten der Anthroposophie, vorzugsweise aus den Originalvorträgen von Rudolf Steiner, strahlt die feine weiße Magie in unsere Herzen und bewegt die Gedanken zu einer ganzheitlichen Logik.

Vielleicht würde hier der kritische Verstand jenen Einwand vorbringen, der die Logik auf eine etwas allgemeinere Stufe der gesamten Wissenschaft nivelliert. Der kritische Beobachter würde die Logik sogleich auch mit Aristoteles in Verbindung bringen, und er würde sagen, daß ja alle Mathematik, alle Wissenschaft und alle Forschungen dieser Welt unter die Rubrik einer Logik fallen. Dieser Einwand mag auch berechtigt sein, doch übersieht dieser die wichtigste Tatsache, die einer jeglichen Logik zugrunde liegen muß, und das ist ihre Verbindung zum Geiste Gottes oder zu dem, was wir mit dem Begriff als das ewige Selbst benennen. Die Logik, die heute in den Wissenschaften üblich ist, bezieht sich mehr auf die Sinneswelt und ihre meßbaren oder berechenbaren Gesetze und schließt noch das wichtigste Glied unseres Menschseins, und das ist das unsterbliche Leben und Heil der Seele, aus ihren Definitionen aus. Rudolf Steiner offenbarte ein Denken, das aus einem hohen Urgrund, den die Sanskritsprache als »manas« bezeichnet, entspringt, und das dem suchenden Herz durch eine ungesehene Magie entgegengleitet. In dem Werk von Rudolf Steiner lebt die Seele, die in allgemeiner Form mit dem Begriff Manas identisch ist. Diese Seele lebt aber ungesehen und in einer gewissen Weise unmanifestiert, so daß wir sie auf eine mehr unbewußte Weise durch das Lesen der Anthroposophie in uns aufnehmen.

Wohlgemerkt erscheint der Unterschied nun sehr deutlich: In den Originalschriften von Rudolf Steiner lebt diese geheimnisvolle Magie, die das Gedankenleben in die großartige ganzheitliche Logik emporheben kann. Sie lebt in diesem gesamten Werk und verströmt ihre Kraft auf ungesehene Weise. Es wird aus diesem genannten Grunde ein Unterschied sein, ob der Suchende nun die Originalschriften von Rudolf Steiner liest, oder ob er sich den Sekundärschriften hinwendet. Die Einzigartigkeit der Substanz in Manas, die sich mehr in der Nacht unserem Inneren annähert, strahlt in den originalen Worten der Anthroposophie.

Ein anderes Beispiel soll das Licht der Betrachtung nun etwas weiter in die schwer greifbare Form eines Ursprungsgebietes führen, von dem aus eine gegensätzliche oder zumindestens ganz andere Art der Energie ausstrahlt. Es gibt verschiedene Lehren auf dem Weltenplan, die sich in einer Art von Standortlosigkeit oder in einer Art Selbstlosigkeit ohne Selbst verkünden. Diese sogenannte Selbstlosigkeit ohne Selbst ist ganz besonders heute in unserer Zeit schon fast zu einem idealen religiösen und erstrebenswerten Ziel emporgeklettert. Die Gründe hierfür mögen sehr unterschiedlich sein und sie mögen vielleicht darin auch eine gewisse äußere Wurzel haben, weil sich die Philosophie von der Theologie getrennt hat. Ein Beispiel für diese Selbstlosigkeit ohne Selbst ist zwar nicht pauschal auf einen Punkt benennbar, doch finden wir sie vorwiegend an jenen Orten, an denen Kirchen ihre Reden und ihre Verkündigungen geben. Das Lesen im Zweiten Vatikanischen Konzil, das etwa um 1965 zu Ende gegangen ist, kann den sensiblen und gottsuchenden Betrachter nicht ohne schmerzliche Empfindung entlassen. Jener, der eine innere Erfahrung über die geheimnisvolle

Ich-Stellung, die sozusagen zwischen dem göttlichen Geiste und der Materie ihre Position nehmen muß, scheint hier gänzlich zu fehlen. Anstelle eines individuell geprägten, durch die vielen Erfahrungen geprüften, suchenden Herzens, erscheint hier in der Verfassung des Konzils schon eine gänzlich abgeschlossene und manifestierte Kirche, die den eigentlichen Werdegang der Erkenntnissuche weitgehendst ablöst. Schmerzlich erscheint weiterhin die synkretistische Vermischung von Worten des Evangeliums, die aus der Inspiration geboren sind, und Worten von Heiligen, die einen reinen Charakter tragen, mit jenen rein idealisierenden Hoffnungen des menschlichen Verstandes. Jener, der nach Spiritualität sucht und dabei noch nicht von einer schon in der Kraft eines Amtes stehenden Kirche ausgeht, sondern von einem ganz eigenständigen Bewußtsein beurteilt und sich selbst in seiner Unvollkommenheit und Hilfsbedürftigkeit sieht, kann dieses Konzil nicht mit offenen Armen aufnehmen. Er spürt eine Kirche, die keinen wirklichen Erfahrungsstandpunkt der Spiritualität besitzt. Dieser Eindruck wird vielleicht deutlicher, wenn die Aufmerksamkeit auf die wichtigste Seele erfolgt, die in der Kirche bis zum heutigen Tag sich noch mit leisen Atemzügen verkündet. Das ist die Seele von Augustinus, der tief gegründet nach Reinheit strebte und durch seine Mystik ein tiefer Christ war. Augustinus betrachtete aber das Erkenntnisringen der Gnostiker als Irrweg, und so schloß er es auch allgemein aus der Kirche aus. Die Mystik besitzt aber jenen Charakter, wenn sie einmal gegenüber der Erkenntnis verglichen wird, von Empfindung und »unbewußter« Bewußtheit. Augustinus war durch seine Mystik ein unbewußter Christ und ein bewußter Mann, der auf die Welt zuzuschreiten vermochte. Diese Mystik schimmert bis zum heutigen Tage noch immer durch die Dekrete und Diktionen, die die Bischöfe und Kirchenlehrer in der Synode verfaßt haben. Mit dem Zweiten Vatikanischen Konzil liegt der ganzen christlichen Welt ein Dokument vor den Augen, das eine bemühte und weite Toleranz zur Religion vorschlägt und doch keinen wirklichen Standpunkt in der Gründung einer innersten ganzheitlichen Erkenntnis aufweist. Die wirkliche Erkenntnis zu Jesus Christus fehlt. Würden wir verschiedene Punkte aus den Dekreten herausgreifen und sie einmal praktisch auf ihre ganzheitliche Logik untersuchen, so müßten wir zu der Feststellung gelangen, daß sie mit der Realität nichts zu tun haben. Diese Standortlosigkeit einer Kirche zeigt sich bis zum heutigen Tag, und sie führt die gesamte Bewegung auf unbewußte Weise in eine Art Weltlichkeit, die aber mit Spiritualität verwechselt wird.

Die aufkommende Magie in den Kirchenräumen könnte von weißer Natur sein, aber sie kann auch von schwarzer Natur sein. Ein Glaubenssystem wie die Kirche ist für die Zeit wie ein transparentes Gebäude, das in sich jene Kräfte und Wesenssubstantialität aufnimmt, die die Zeit bestimmen. Wir leben heute in einer sehr aggressiven, zynischen Zeit, die voller Hoffnungslosigkeit und Skepsis ist. Die Gemüter sind von Ängsten und Depressionen besetzt und ganze Scharen von Begierden fallen wie ein dunkler Regen auf Männer und Frauen. Es darf wohl hier in einem öffentlichen Vortrag einmal auf allgemeine Weise dieser ketzerische Standpunkt bezogen werden. Ein Glaubenssystem, das nicht mehr einen Halt im Wissen hat, neigt in einer Zeit der Desorientierung am meisten zu einer ungesehenen Schwarzmagie, die sich ungewollterweise durch die Sakramente und durch die mangelnde Beziehungslosigkeit in den Kirchen verkündet. Jener Priester, der sein Selbstbewußtsein mehr im Amte gründet und der nicht über eine Lauterkeit in der Seele, eine Erfahrung in der Unterscheidung zur hohen Natur des Heiligen besitzt, kann heute in dem Strom von aggressiven und rein materialistisch machenden Kräften nicht mehr ein heiliges Sakrament spenden. Ihn ergreift am leichtesten der Wesensstrom der Dunkelheit, und dieser verströmt sich durch ihn trotz mancher Bemühung und mancher sorgfältig gewählten Worte in der Predigt.

Ein kleiner anderer Vergleich kann einmal die Sphäre andeuten, die durch die ideologisierten Lehren, die meistens in Form eines institutionalisierten Glaubens ausgehen, entstehen. Hierzu darf einmal der Blick in das so weit abliegende fernöstliche Land Indien reisen. Die Eindrücke, die ein Besucher aus dem Abendland in dieser fremden Kultur und fremden Landschaft gewinnt, mögen sehr vielseitig und wahrhaftig bunt sein. Ganz besonders ist vielleicht manchen Herzen die Erinnerung der Farbe Indiens im Gemüt. Die Farbe leuchtet in diesem Land wahrhaftig anders als bei uns. Die Saris der Frauen glitzern trotz dem vielen Staub auf der Straße, die Blumen leuchten mit ihren Kelchen wie himmlische Blüten. Die Farbe ist, wie wir vielleicht wissen, der Ausdruck für ein Licht und sie ist eine Freude. Die Farbe selbst ist in Wirklichkeit Licht. Dieses Licht bildet eine große Sphäre und sie bildet gleichzeitig den feinsten Stoff für das Leben der Seele. Das Licht verkündet sich in dem Land Indien ganz anders als bei uns im Westen. Es lebt in diesem bunten Treiben auf den Straßen eine andere seelische Stimmung. Diese seelische Stimmung ist bis zu dem heutigen Tag noch einigermaßen spürbar erhalten und sie erscheint deshalb so angenehm, da die Menschen noch nicht von der Wesensmacht der Angst getrieben sind. Diese Wesensmacht der Angst äußert sich vor allem auch in einer Angst vor dem Tode, die der Inder noch nicht in dem Maße kennt wie der Europäer.

Was hat aber diese Feststellung über das Land Indien mit der Betrachtung der Magie und was hat ihr Verhältnis mit der Institutionierung zu tun? Die Institutionierung ist eine typische westliche Errungenschaft, die den Glauben nicht nur überliefern möchte, sondern sie ist auch bestrebt um eine Art Konservierung und Sicherstellung der Heiligkeit. Indien hatte zwar ein recht verhängnisvolles politisches Kastensystem, aber nie ein wirkliches Kirchensystem, ein Kongregationssystem oder eine allgemeingültige Autorität auf dem Gebiet der Religion hervorgebracht. Die Institutionierung ist, so wie sie gegenwärtig existiert, wohl der größte Widerspruch zu einem gelebten Glauben. Sie ist der Pharisäer Nummer zwei. Wir sehen die wahrhaftig sehr »gebrechlichen Werkzeuge des Heils« in vielverzweigten Formen, die wohl aus einem Stamm hervorgehen und sich in unendlichen Ästen von Sekten und Glaubensgemeinschaften widerspiegeln. Die Institutionierung dürfte auch wohl der hauptsächliche Grund für das Auftreten eines sogenannten Ketzertums sein. Der Ketzer ist jener, der eine andere Wahrheit proklamiert als die offizielle Meinung der Religion. Oft ist der Ketzer auch jener, der eine Wahrheit ausspricht, für die die Zeit und das allgemeine Denken noch nicht reif geworden sind. Eine Institutionierung scheint aber für die religiöse Überlieferung eine Notwendigkeit zu sein.

Derzeitig dürfte aber wohl die Institutionierung mehr wie ein Bunker funktionieren, und wie die Erfahrung auch zeigt, bilden die Kirchen, Gruppierungen, Gesellschaften und Verbände wohl doch häufig eine Mauer zwischen dem suchenden Menschen und dem erstrebenswerten Ideal. Es ist eine tiefe Wahrheit, daß eine Institution das Volk nicht in die Spiritualität führen kann. Die Kirche führte unsere Kultur zu einem großartigen Sozialsystem und sie führte allgemein den Geist der Menschheit zu einer Menschlichkeit. Jedes Jahrhundert gingen aus dem sehr umfassenden System der Kirchen großartige Menschen und Persönlichkeiten hervor. Genau gesprochen aber brachte nicht das System einer Kirche den Heiligen oder den großen Denker hervor, sondern es war eigentlich doch immer der reine individuelle Werdegang, der sich aus einem reinen individuellen Streben nach größerer Wahrheit entwickelte.

Die Anthroposophie ist heute institutioniert und sie trägt in dieser Form ebenso wie die Kirchen nur zu einer materiellen Bereicherung des Lebens bei. Jene Wahrheit über das spirituelle Werden innerhalb und außerhalb von Kirchen und Gemeinschaften ist ja wie ein verstecktes Spiel, es ist ein »līlā« des Lebens. Die Spiritualität arbeitet unter dem Deckmantel eines verschleierten Lichtes, das die wirkliche Freude der Farbe erstickt. Diesen Schleier des Lichtes, den der aufmerksame Betrachter hier in unseren Kulturzonen wahrnimmt, ist wahrhaftig wie eine Täuschung oder wie eine illusionierende Hülle, eine sogenannte Maya, die den wirklichen Gedanken und die wirkliche Einsicht nicht bis zur Oberfläche hindurchschimmern läßt. Innerhalb dieser Maya bewegen sich wohl oder übel unsere Augen und unsere Sinne und tasten sich von einem Halt zum nächsten. Die Institution als solche mag hier für viele Menschen eine Sicherheit und ein Selbstbewußtsein darstellen, und sie mag innerhalb des Schleiers einen scheinbaren Halt gewähren. Welchen Halt gewährt sie und welche Heimat liegt in ihr? Die Institution ist eine materielle Einrichtung, die in der Folge ihrer Wirkung nach außen zunächst auch nur eine materielle Art des Glaubens vermitteln kann. Ab jenem Punkt, ab dem das Bewußtsein einer Institution sich selbst mit Wahrheit schmückt, nimmt das Gebäude auch selbst die Heiligkeit und scheint wie ein personaler Vertreter zu werden. Die Heiligkeit entrückt mit Sicherheit aus diesem Gebäude und verläßt die Menschen. Die Heiligkeit ist an die Person gebunden, und wenn sie auch in die Umgebung hinüberstrahlen kann, so liegt sie dennoch in ihrer transzendenten Heimat im personalen Wesen selbst. Sie ist unabhängig von allen Methoden, von allen Übungen und von allen Ritualen, selbst dann, wenn sie nach besten Maßstäben inauguriert sind. Aus diesem Grunde finden wir ja das große Problem wohl in allen Einrichtungen, daß ihre Vertreter gerade jene Geister verfolgen oder zumindestens erniedrigen, die für sie am wichtigsten wären. Für die Kirche wäre nichts wichtiger als die Methode und der Geist der Erkenntnis, denn sie ist »unbewußt« im Christsein und bewußt im Weltensein. Für die Anthroposophie wäre nichts wichtiger als Hingabe, selbstloses Dienen und eine gewisse mystische Erfahrung, denn sie ist »bewußt« in ihrem Christussein und unbewußt in der Reinheit der Erfahrung.

Die Wahrheiten nehmen gerade jene Wege, denen scheinbar der Verstand am wenigsten folgen kann. Die Seele von Rudolf Steiner wird nicht mehr wiedergeboren werden und doch kommen Teile aus ihr immer wieder und wieder in die Inkarnation. Die Gesetze aber sind so weit verschleiert und oftmals so spielend, daß der begrenzte Verstand diesen gar nicht folgen kann. Innerhalb der Institutionierungen finden wir wohl die heftigsten Ausgrenzungen, und dies geradewegs auch jenen gegenüber, die von der geistigen Substanz die größte Nähe aufweisen. Ein Teil jener Seele von Rudolf Steiner wurde bereits wiedergeboren und dies gerade an jenem Ort, wo man ihn am wenigsten vermuten würde: Dies war in Pondicherry in dem Heiligen und Eingeweihten Sri Aurobindo, der eine Art Neohinduismus begründete und eine ganzheitliche Synthese in Theorie und Praxis für den Yoga auf neue Art entwarf. In diesen Menschen kam zur Zeit seines Wirkens in Pondicherry diese tiefe christliche Seele, die auch in Rudolf Steiner wirkte, zur Inkarnation. Der so sehr eifernde und verteidigende Verstand, der aber um seine Umzäunung und um sein eigenes Selbstbewußtsein beängstigt ist, kann eine solche Wahrheit nicht annehmen. Obgleich diese Wahrheit vielleicht niemals auf herkömmliche Weise erschaut werden kann, so ist es dennoch ein groteskes Spiel, wenn ein Anhänger von Sri Aurobindo Rudolf Steiner in ein minderwertiges Licht rückt und die Antwort des anthroposophischen Journalismus im Gegenfeldzug stattfindet. Sri Aurobindo wurde damit als die Apotheose Luzifers dargestellt. Dieses Beispiel verdeutlicht wie die institutionelle Ausgrenzung und die institutionelle Abwehr des scheinbar Andersartigen auch zu einer verstärkten materialistischen und entgeistigten Atmosphäre in den eigenen Reihen führen muß. Institutionen verteilen deshalb meist mehr die für uns vielleicht harmlos sich anfühlende Magie des Materialismus als Geistigkeit.

Ein ganz anderes Beispiel, das in der Erörterung und Beschreibung über die Magie leichter nachvollziehbar ist, sind die großen Kunstwerke und insbesondere jene Werke, in welche die Spiritualität einer hohen Seele hineingeflossen ist. Das Werk von Raffael, der zur Renaissancezeit lebte, dürfte hier das trefflichste Beispiel aufzeigen. Die Seele von Raffael ist eine prophetische Seele, die den Geist Christi verkündet. In den Bildern lebt der Ausdruck einer Liebe, die nicht von dieser Erde ist und die dennoch in einer Art Einheit oder vollkommenen Harmonie die Figuren, Tönungen und Kompositionen offenbart. Die Bilder sind wahrhaftig eine Prophetie des Christentums, die eine feinste Magie und Liebe enthalten. Sie wirken auf das Herz erhebend und auf den ästhetischen Sinn befeuernd. Sie wirken beruhigend und gleichzeitig lichtbringend. Die Bilder von Raffael beschreiben in ihren Farben eine Welt der Vergangenheit und doch eine Welt der Zukunft, die durch den veredelten genialen künstlerischen Sinn ein Geeintsein in einer innersten Empfindung zum Ausdruck bringt. Diese Magie ist typisch für die heilige Welt der »Buddhi« oder der weisen Empfindung im Innersten der Seele.

Wieder ein anderes Beispiel führt uns mit den Gedanken in die Welt der ertötenden schwarzen Magie, die sich in einer Organbindung und schmerzlichen Versuchung zeigt. Dieses Beispiel sei einmal in Bezug zu den Heilungen aufgezeigt, die nicht durch die Seele und ihren Aufstieg zu Gott, sondern lediglich durch gewisse Charismen und gewisse Formen der passiven Überantwortung des Lebens an ein Ideal entstehen. Die Heilungen sind beispielhaft für viele sogenannte charismatische Kreise oder auch für entsprechende christliche Gruppierungen, die meist das Evangelium nach einem recht eigennützigen Zweck wörtlich auslegen. Diese Heilungen geschehen meist nach einem recht ähnlichen Muster, das in den Mittelpunkt die Überantwortung an den Geist Christi voraussetzt. Wie eine Heilung eintritt, kann nun mit einigen wenigen Begriffen eine kleine Skizze erhalten. In diesen Kreisen sind sehr unangenehme Kräfte spürbar, die das Nervensystem reizen und die die Gemüter im allgemeinen recht missionarisch und emotional ansprechen. Die Menschen scheinen dort auch wie von einer Sphäre des Schlafes umkleidet. Während einem Heilungsritual sind diese reizenden Kräfte, die wie ein Schlaf die einzelnen Häupter umkleiden, ganz besonders intensiv spürbar. Hier strömt wahrhaftig eine fast unübersehbare Art der Magie, die in ihrer Natur wohl doch in den meisten Fällen immer dunkler Art ist. Die Heilungen treten ein durch die passive Selbstüberantwortung, die wie ein Sich-Fallenlassen aus der bekannten Welt in eine Idee oder Wunschwelt anmutet. Jener Kranke, der bei einem Heilsgottesdienst von einem schweren Leiden befreit wird, spürt ein erstaunlich vitales Wohlbefinden und fühlt sich wie in ein neues Leben hineinversetzt. Eine Überprüfung über die Richtigkeit einer Heilung und über die Wirksamkeit des Heiligen Geistes scheint die Betroffenen gar nicht zu interessieren. Die Ergebnisse sind manchmal so großartig, daß sie keinen Zweifel aufkommen lassen. Gerade aber hierin liegt die Verführung, die eine schwerwiegende Folge für die persönliche Entwicklung mit sich führt. Der Kranke erkennt den Gott nicht, dem er sich anvertraut, und so nimmt er Kräfte auf sich, die ihn in der Seele und im Selbstsein narkotisieren. Die Narkose wirkt aber in diesem Sinne lösend auf das Leiden und bringt eine Art neue Harmonie und Vitalisierung in die Körperwelt. Vielleicht wissen wir von der schmerzstillenden oder befreienden Wirkung wie auch von der entkrampfenden Wirkung narkotisierender Mittel. Jene Wesen, die an den gegenwärtigen so erfolgreichen Heilsgottesdiensten arbeiten, sind nach meiner Beobachtung und Erfahrung, so weit diese reicht, eine reine Schwarzmagie im bedrohlichen Maße. Die Menschen, die in diese Rituale eine Hoffnung setzen, müssen einmal in ein längeres Leiden fallen. Die eigentliche Fortsetzung jener schwarzen Magie, die in diesen scheinbar christlichen Bewegungen stattfinden, werfen aber auch auf das ganze kollektive Befinden unseres Menschseins eine dunkle Seite. Hier entsteht ein Wirkungsmechanismus, der für andere Menschen auf relativ breiter Ebene gesellschaftlich zersetzend wirkt. Dieser Wirkungsmechanismus stört das Leib-Seele-Verhältnis und führt viele Menschen in eine erhöhte Nervenspannung bis hin zu schweren Depressionen und Nervenleiden. Es ist eine Paradoxie, die sich hier auf dem physischen Plan verkündet. Einige Menschen, die einmal krank waren, gewinnen die Gesundheit auf der Erde, sie inkarnieren sich mehr in ihre Körperlichkeit und fallen damit wie in einer Art Schlaf tiefer in die Versuchung und strahlen weiterhin durch ihre Anwesenheit die Mächte einer Magie auf andere über, die entweder von ihrer dunklen Wesenshälfte mitgerissen werden, oder sie machen andere im Nervensystem krank.

(Anmerkung: Es wird die lösende und erbauende Wesensseite anhand einer Yogaübung demonstriert und im Vergleich hierzu die narkotisierende, bindende Tendenz gegenübergestellt.)

Für die Betrachtung der Magie sind wir jetzt von den einfacheren Verhältnissen ausgegangen und haben dabei die Wirkung von Schriften und Institutionen begutachtet. Nun wollen wir die Wirkung betrachten, die direkterweise von Menschen, die über die Kraft der Magie verfügen, ausgeht. Hierzu darf ein Beispiel, das vielleicht in diesen mehr anthroposophischen Kreisen unbekannt ist, wohl nicht unerwähnt bleiben. Der anthroposophische Verstand mag mit der nun folgenden Betrachtung erhebliche Schwierigkeiten haben. Verlassen wir unsere westliche Kultur und reisen wir noch einmal hinüber nach Indien, in das Land, in dem ein gewisses Magiertum mit verschiedenen Wundertaten wie Materialisationen oder Energieübertragungen etwas ganz Normales darstellen. Der Name Sri Bhagavan Sathya Sai Baba, der übersetzt so viel heißt wie »Herr, Wahrheit, Vater und Mutter«, ist vielleicht vom Hörensagen so manchem Gemüte bekannt geworden. Dieser schon ältere Mann in Puttaparthi gibt den sogenannten Darshan für seine Schüler und Devotees. Der Darshan ist die Gottesschau, die unmittelbar in der Begegnung mit seiner Person stattfindet. Der sehr selbstbewußte und kritische Denker würde aus dem westlich geprägten religiösen Verständnis hier wohl einige Einwände vorbringen. »Was muß sich dort ein Mensch als Gott zur Schau stellen? Welch eine aufgeblasene und dekadente Guru-Religion existiert in diesem Lande?« Auch der theologische Betrachter kann auf diese Vorstellung wohl nur mit einem bloßen Entsetzen reagieren. Für den Inder und für den, der den indischen Heiligen kennt, bildet der Darshan aber eine der wertvollsten Stunden seines Lebens.

Was geschieht bei einem Darshan mit Sathya Sai Baba? Über die örtlichen und komfortablen Verhältnisse, die in dem Ashram in Puttaparthi und im Tempelgebäude, wo der Darshan stattfindet, vorherrschen, kann der Besucher sicherlich geteilter Meinung sein. Es ist eine nicht leichte Vorstellung, wenn auf einem etwa fünfhundert Quadratmeter großen Platz mehrere tausend Devotees aus allen Nationen der Welt versammelt sind. Die Wartezeiten sind ebenfalls den indischen Verhältnissen entsprechend angemessen und betragen für einen Darshan etwa zwei bis drei Stunden. Die Devotees können meist nur für einige Minuten ihren Heiligen sehen. Sathya Sai Baba beginnt seine Darshan-Runde zuerst bei den Frauen und wandert entlang an den vordersten Reihen einer riesigen Menschenmenge und entschwindet sogleich auch wieder hinein in das Innere des Tempelgebäudes. Wer kein religiöses Fühlen und kein inneres Herz für das Heilige besitzt, muß über eine derartige Zeremonie, die täglich zweimal in Puttaparthi stattfindet, wohl vollkommen empört sein. Gerade der westliche Denker, der sein eigenes Ich so sehr in den Mittelpunkt der Schöpfung rückt, wird in dem indischen Darshan, der auch immer eine gewisse Geduldsprobe und somit eine strapaziöse Hingabebereitschaft im einfachen Sinne schon einmal voraussetzt, ablehnend sein. Jener aber, der einen tiefen Sinn für die heilige Gegenwart, die sich nur in der personalen Gestalt offenkundig ausdrücken kann, besitzt, erlebt wohl den Darshan von Sathya Sai Baba als einen der tiefsten Augenblicke seines Lebens. Durch die Gegenwart dieses im Höchsten verwirklichten Menschen strahlt auf die Gruppe der gesamten Devotees eine intensive magische Kundalinikraft, die wohl jeden, der eine Zeitlang diese Darshans besucht, zutiefst zu verändern vermag. Dies ist ein Beispiel einer Magie, die aus Atma wirkt und die von einer Person auf andere hinübergreift.

Vielleicht verstehen wir anhand dieser kurzen Schilderung, warum eine solche Person wie Sathya Sai Baba im Westen kaum angenommen werden kann und warum sein Lebenswerk und seine Ausstrahlung mit den nur erdenklichsten Beleidigungen und Beschuldigungen belastet wird.

Die Wirkungen, die aus Lügen und intrigenhaften Machtspielen entstehen, sollten hier noch als ein letztes Beispiel eine Erwähnung finden, da sie derzeitig eine sehr breite Ausstrahlung einnehmen. Die Lüge, die Beleidigung, die Verleumdung oder die typische Erniedrigung von anderen führt das eigene Leben in das Verlies der Einsamkeit. Diese Einsamkeit bleibt aber so lange unbewußt, wie die Machtspiele als Kompensationsmechanismen aufrecht erhalten werden. Eine Lüge erfordert, wie wir wissen, eine zweite Lüge, und sie führt zu einem Spiel der Macht. Die Macht aber bewirkt eine nervliche Belastung der Umgebung. Die Lüge scheint heute ganz besonders wieder eine Rechtfertigung zu erlangen mit jenem Wahlspruch, der dem Materialismus sehr eigentümlich ist: Der Zweck heiligt die Mittel. Eine Einrichtung klagt die anderen an. In Deutschland ist die schlimmste derzeitige Politik die Sektenverfolgung. Das Wort »christlich« muß heute innerhalb irrationaler Parteikämpfe zur Rechtfertigung von mehr medialen Gewalttaten bürgen.

Es wäre weiser, wenn auf manipulative Vorträge mit Hetzereien, reinen Klassifizierungen, inhaltslosen Beschuldigungen, angstbetäubenden Projektionen und versteckten Parteibildungen, die zur Bestärkung der eigenen Meinung dienen, niemand mehr hingehen würde. Die schwarze Magie hätte dann bald ihre größten »Intendanten« verloren.

In der Einleitung sind wir auf die Notwendigkeit von schwarzer und weißer Magie zu sprechen gekommen. Sie sind wie ein Frühjahr und wie ein Herbst, die sich vielleicht in einer gewissen Weise die Waage halten müssen und dennoch immer wieder von einer extremeren Seite ihre Gestalt anbieten. Es ist heute eine doch schon nicht mehr ganz fremde Ahnung über das Wirken des sogenannten Tieres, das in der Johannes-Apokalypse mit zwei Hörnern benannt wird. Dieses Tier gibt der schwarzen Magie gerade jetzt in unserer Zeit eine hervorragende Berechtigung und stürzt gleichzeitig Tausende von Gemütern in einen narkotischen Schlaf gegenüber der Wirklichkeit. »Wer kann mit diesem Tier kämpfen?«, heißt es in der Johannes-Apokalypse, »Wer in das Gefängnis gehen muß, muß in das Gefängnis gehen, und wer mit dem

Schwert getötet werden muß, muß mit dem Schwert getötet werden.« Diese Sätze beschreiben die Auswegslosigkeit, in der die Menschheit scheinbar ausgeliefert sein muß gegenüber jenen dramatischen, zersetzenden magischen Kräften. Das Heilige scheint heute vollständig aus der Erde entschwunden zu sein. Wir können aber die Magie und das Wirken des Tieres am leichtesten verstehen und vielleicht sogar zu einem gewissen Grade als eine instrumentale Notwendigkeit zur Entwicklung bejahen, wenn wir uns der Entwicklung und ihren eigenen Gesetzen bewußt werden. Eine Entwicklung erfordert eine Ablösung. Es dürfte wohl keine Entwicklung der Seele und des Geistes geben ohne eine Art Reinigung, die erst das Niveau und die Bereitschaft zu einem Neuanfang eröffnet. Das Alte ist zu einem Sterben verurteilt und das Neue bedarf eines geeigneten Nährbodens und geeigneter schattenfreier Verhältnisse, damit es im rechten Lichte des einzigartigen Seins gedeihen kann. Was wäre für die Weltenschöpfung gegeben, wenn sie aus einem immerwährenden Frühjahr bestehen würde, das selbst vor den Kulminationspunkten des Sommers nicht aufhören würde? Der Herbst und das Tötende sind notwendige Forderungen, die zu der Ganzheitlichkeit und Harmonie der Schöpfung beitragen. Das Ziel der Entwicklung liegt nicht in der materiellen Vollkommenheit und auch nicht in einem psychisch erdachten Ideal einer vollkommenen Gesellschaft in sozialer, moralischer und kultureller Hinsicht; das Ideal, das sich aus der Schöpfung herausarbeitet, ist das transzendente Antlitz Jesu Christi, und dieses Antlitz dürfen wir nicht mit einer begrenzten Idee oder menschlichen Wunschvorstellung verwechseln. Der Weg der Entwicklung ist ein einsamer, heiliger und scheinbar paradoxer Weg, der sich nur durch sich selbst von innen heraus verstehen kann. Der Weg der Seele ist ein Mysterium und die Religion, die diesen Weg verkündet, ist auf ihre Grenze in der Erkenntnis angewiesen. Das Tier, das gegenwärtig die Gemüter magisch besetzt und wahrhaftig eine dämonische Atmosphäre wie in einem Regen ergießt, bringt eine Zerstörung und eine Auflösung von feststehenden Strukturen und bewirkt im Individuum eine erdrückende Schwächung. Das Zeichen des Tieres dürfte vielleicht eine der größten Herausforderungen für die ganze Menschheit darstellen und deshalb scheint dieses Geschehen in sich selbst zur Harmonie und Liebe der Schöpfung widersprüchlich zu sein. Wer die geistigen Welten aber kennt und in diese Dimensionen hineinblicken kann, die in Sanskrit »kāmaloka«, »yatuloka«, »asuraloka« genannt werden, weiß, wie diese schmerzlichen Auflösungsprozesse eine Art Vorwegnahme eines späteren geistigen Prozesses sind. Wie ist dies zu verstehen?

In älteren Zeiten wußte die Menschheit von der Bedeutung des Tieropfers, und vor noch nicht langer Zeit war auch der Gedanke des menschlichen Opfers noch ein Bestandteil des religiösen Glaubens. Vielleicht wußten sogar die Väter noch von der heilsamen und reinigenden Bedeutung einer Opferdarbringung oder auch von einer Bußübung, die mit einem gewissen Verzicht und somit mit einer persönlichen Aufopferung einhergeht. Die Opferdarbringung führt das menschliche Herz zur Gemeinschaftsbildung und zur Nähe in die Schöpfung. Ein Opfer führt gleichzeitig, wenn die Darbringung im richtigen Sinne geschieht, zu einer Erlösung von Seelen und Wesen, die in dem sogenannten Fegefeuer oder dem »kāmaloka« leiden. Das »kāmaloka« oder das Begierdeleben ist mit unserer Seelenstimmung sehr nahe verwandt und wir nehmen selbst dieses Begierdeleben immer mehr in unsere Organe hinein, wenn wir keine reinen Handlungen und Werke verrichten. Egoistische Taten, selbstbezogene Gedanken, enge und kleinliche Forderungen an die Welt und habgierige Wünsche ziehen die Sphäre des »kāmaloka« und auch die anderen Sphären von »yatuloka« und »asuraloka« in die unmittelbare spürbare Atmosphäre, so daß ein dämonisches Verströmen innerhalb der menschlichen Verhältnisse stattfindet. Das gegenwärtige Bewußtsein ist bereits schon so sehr an diese zersetzenden Mächte aus der astralen Sphäre gewöhnt, und deshalb bemerken heute die wenigsten Gemüter diese Zeichen der Zeit. Wir haben einen Punkt der Auflösung und des Neuanfanges erreicht und deshalb kommt die Welt des Todes, die eine Welt der scheinbaren Hölle ist, immer mehr auf uns hernieder. Jene Personen, die eine tiefe Religiosität und Opferbereitschaft in ihrem Gemüte tragen, leiden unter nervlicher Erschöpfung. Eine mentale und sogar spirituelle Arbeit ist heute schwerer möglich als früher. Der Himmel des »kamaloka« und die Mächte des vitalen »asura«-Himmels (»asura« bedeutet »nicht der Sonne entsprechend« und beschreibt eine potentiell mächtige Kraft) neigen sich tief hernieder. Die Folgen dieser Mächte aus einem magischen Himmel sind erhebliche und kaum vorstellbare Auflösungsvorgänge, die die Kultur an den Rand ihrer vollständigen Erschöpfung treiben und viele Gemeinschaften zerstören.

Die gegenwärtige Situation erscheint zumindestens im Moment als sehr hoffnungslos und eine depressive Allgemeinstimmung kann nicht geleugnet werden. Es wird aber doch schon bald eine Zeit kommen, die eine ganz realistische Perspektive schenkt. Vieles wird der Auflösung verfallen und vielfach groß, ja, kaum vorstellbar werden die Leiden von Menschen und

Menschengruppen. Gleichzeitig aber tritt nach und nach in einigen Jahren wieder eine größere Entspannung ein und in etwa einem Zeitraum von fünf bis sieben Jahren, ganz vorsichtig in die Perspektive genommen, denn die Zeiten können sich erheblich verschieben, dürfte dem Individuum mehr Raum für Entfaltung offenstehen. Es wird die Zeit kommen, in der dem Menschen die Religion und seine Gesinnung nicht mehr übel ausgelegt wird. Religiöse Institutionen haben jetzt den schwersten Stand, denn sie müssen durch den Tod hindurchgehen und das Mysterium unter Leiden bewältigen. Sie werden in der Zukunft nicht mehr jene Form, die man heute als absolutistisch kennt, aufweisen, und deshalb wird der Ketzer auch leichter Ketzer sein dürfen. Die zwanghafte Forderung nach Freiheit, die heute das Individuum stellt, wird es zumindestens anderen einräumen. Wie ist es heute? Wer kann seinen Bruder gewähren lassen? Das Gewährenlassen wird nach vorsichtiger Zukunftsvision als ein Teil des Herzens im Menschen erwachsen, und so wird der ehrgeizige deutsche Geist doch allgemein einen großen Fortschritt in seiner Seele entwickeln.

(Anmerkung: Dieser Vortrag wurde infolge mangelnder Bandaufzeichnung im nachhinein durch Diktat vervollständigt.)

Hinweis zu den Vorträgen mit religiösen Inhalten

Die gesamten Ausführungen, die sehr oft biblischen Hintergrund aufweisen, sind nicht von der Exegese abgeleitet, sondern entstammen aus einer weiten inspirativen Gedankenvision, die die Schöpfung im Lichte eines einzigartigen, nichtdualen Geistes betrachtet, in der das sogenannte Böse oder Ungöttliche ebenfalls wie das Gute eine Ausströmung des Einen und Erhabenen Gottes ist. Das bei uns im Westen übliche Weltbild der Theologie, das an die jüdisch-christlichen Überlieferungen gebunden ist, wird hier durch einen überkonfessionellen Standpunkt und durch Elemente aus der Advaita-Lehre des Yoga ganz neu in einer sehr differenzierten und sehr weit gewählten Anschauung vorgestellt. Für den theologisch geschulten Verstand mag dieser Betrachtungsaspekt vielleicht etwas befremdend und manchmal sogar schmerzlich klingen. Mit der Annäherung zum Christentum aus der Advaita-Lehre handelt es sich nicht um eine vorschnelle Verwässerung und Ablösung der traditionellen Werte, auch nicht um einen Synkretismus oder um eine pantheistische Auflösung des Weltbildes in eine rein kosmisch abstrakte Vorstellung, sondern um eine reale Auseinandersetzung, die sich in der Praxis sehr förderlich und fruchtbar erweist.

Der Begriff »Glaube« wird in allen Vorträgen nicht auf die Einhaltung der Vorgaben einer Institution reduziert und er wird auch nicht aus der Ausschließlichkeit eines Bekenntnisses definiert, sondern mehr wie es in den Lehren des Yoga üblich ist, als »śraddhā«, als ein umfassendes, individuelles und ganzheitliches Ausgerichtetsein auf die transzendente Wirklichkeit Gottes mit ihrem selbstschöpferischen Geist gesehen. Glaube ist an die wachsende Realisierung der universalen Möglichkeiten des Geistes gebunden, und dieser Geist ist in letzter Konsequenz ein Gnadenwirken, der sich aber nicht in einer Trennung zu der individuellen Seele und ihrem Ringen nach Vollkommenheit ausdrücken kann. Aus dieser Sicht eines beständig wachsenden und eines in dynamischer Wirkung befindlichen Glaubens, der gleichzeitig die Kraft der inneren Seele darstellt und eine höchste Wagnis in eine andere Realität beinhaltet, versteht sich auch leichter der Unterschied zu den bei uns doch häufig üblichen Definitionen des Glaubens: Das Wort »Glaube« bedeutet nach der israelitisch-jüdischen Tradition »emuna«, das so viel wie »Festigkeit«, »Treue«, »Vertrauen« und »Aushalten« bedeutet. Diese aus der Wurzel »aman« (»fest«) abgeleitete Bedeutung führt wohl sehr leicht in eine statische Festlegung des Glaubensbegriffes. Im Vergleich ist der Glaubensbegriff in Sanskrit aus der Wurzel »dha« abgeleitet und will auf die Rolle des »Platzierens« hinweisen. Das Individuum nimmt nicht nur in der Treue, im Ausharren und im sicheren Vertrauen auf die Festigkeit des Wortes eine Botschaft des Geistes an, sondern entwickelt sich weiterhin mit der größtmöglichen Erkenntniskraft und einer individuell gewählten Hingabe an die übergeordnete Gottheit und verlagert im Sinne des dynamisch wachsenden Geistes das Bewußtsein immer wieder neu und auf reinere Weise an den Ort einer idealen Realität, die das irdische Begriffsvermögen übersteigt.

Weitere Titel von Heinz Grill:

Harmonie im Atmen
Vertiefung des Yoga-Übungsweges
150 Seiten · DM 22,–

Die Seelendimension des Yoga
Praktische Grundlagen zu einer neuen Yogalehre
150 Seiten · DM 22,–

Das Hohelied der Asanas
Die Bedeutung und Ausführung fortgeschrittener Asanas
175 Seiten · DM 22,–

Die Entwicklung eines schöpferischen Denkens und Empfindens
Am Beispiel der Anatomie und Physiologie des Körpers
340 Seiten · DM 32,–

Yoga und Christentum
Grundlagen zu einer christlichen Meditations- und Yogapraxis
224 Seiten · DM 38,–

Ernährung und die gebende Kraft des Menschen
Die geistige Bedeutung der Nahrungsmittel
112 Seiten · DM 22,–

Die geistige Individuation innerhalb der Polaritäten von Gut und Böse
Das Bewußtsein an der Schwelle zur geistigen Welt
144 Seiten · DM 22,–

Die Offenbarung nach Johannes
Vorträge über das geheimnisvolle Dokument
120 Seiten · DM 22,–

Die sieben Lebensjahrsiebte, die sieben Energiezentren und die Geburt aus Geist und Wasser
172 Seiten · DM 22,–

Die Vergeistigung des Leibes
Ein künstlerisch-spiritueller Weg mit Yoga
224 Seiten · DM 38,–

Die Angst als eine jenseitige Krankheit
Praktische und spirituelle Grundlagen aus dem Yoga
zur Überwindung von Depressionen und Ängsten
146 Seiten · DM 32,–

Die Kirche und ihr geistiger Weltenzusammenhang
56 Seiten · DM 15,–

Lebensgang und Lebensauftrag für Religion und Kirche
Eine autobiographische Skizze
56 Seiten · DM 15,–

Die Heilkraft der Seele und das Wesen des selbstlosen Dienens
60 Seiten · DM 15,–

Erkenntnisgrundlagen zur Bhagavad Gita
Der östliche Pfad des Yoga und
der westliche Pfad der Nachfolge Christi
148 Seiten · DM 22,–

Die Wirksamkeit des Heiligen Geistes in Sakrament und Wort
Ein ökumenischer Beitrag
80 Seiten · DM 15,–

Erziehung und Selbsterziehung
Die Seele als schöpferisches Geheimnis
der werdenden Persönlichkeit
116 Seiten · DM 22,–